Marco Gerhards

Die Atemformen beim Menschen

Mit 111 Wahrnehmungsübungen

Ryvellus
bei Neue Erde

Zur Sprache:
In der deutschen Sprache dominiert die männliche Geschlechtsform (der Atmende, der Sportler, der Kranke etc.). Auch in diesem Buch wird auf eine moderne, geschlechterkorrekte Bezeichnung verzichtet (der/die Atmende, der/die Sportler/in etc.). Dies stellt keine Form der Bevorzugung dar. Wie im weiteren Verlauf des Buches zu erfahren ist, würde eine dominante weibliche Geschlechtsform eher den natürlichen Vorgaben entsprechen; aufgrund der modernen Sprachgewohnheiten wird in diesem Buch darauf verzichtet, ausschließlich deshalb, um den Lesefluss nicht zu stören.

Bücher haben feste Preise.
1. Auflage 2016

Marco Gerhards
Die Atemformen beim Menschen

Titelseite:
Grafik und Gestaltung: Dragon Design, Wendland/Elbe

Satz und Gestaltung:
Dragon Design, Wendland/Elbe
Gesetzt aus der Sabon und der Univers

Gesamtherstellung:
Appel & Klinger, Schneckenlohe
Printed in Germany

ISBN 978-3-89060-698-9

Ryvellus ist ein Imprint bei Neue Erde.

Neue Erde GmbH
Cecilienstr. 29 · 66111 Saarbrücken
Deutschland · Planet Erde
www.neue-erde.de

FSC www.fsc.org
MIX
Papier aus verantwortungsvollen Quellen
FSC® C100257

Inhalt

Einleitung

Auf den folgenden Seiten werden Sie viele praktische Übungen finden, die den Inhalt dieses Buches über Ihren Körper begreifbar werden lassen. Probieren Sie es aus. Wir fangen gleich an:

Atmen Sie tief ein. Ganz tieeeeeef einatmen! Weiten Sie den Brustkorb, holen Sie alles in sich hinein, saugen Sie sich voll mit frischer Luft. Wenn Sie sich wie ein Ballon aufgepumpt fühlen, lassen Sie den Atem ohne Ihr Zutun wieder gehen.

Wiederholen Sie diesen Ablauf mehrere Male und machen Sie eine Pause, bevor Sie zum zweiten Teil gehen.

Atmen Sie jetzt langsam und lang aus. Ganz lange ausatmen! Geben Sie mit kraftvoller Ruhe den Atem ab, drücken Sie die überschüssige Luft aus Ihrem Körper, pusten Sie das Verbrauchte weg. Wenn Sie sich entleert fühlen, lassen Sie den Atem von selbst wiederkommen, bevor Sie von neuem lange und kraftvoll ausatmen.

Wiederholen Sie auch dies mehrere Male.

Es kann sein, dass Sie eine der beiden Übungen als einfacher oder schwerer, angenehmer oder unangenehmer, natürlicher oder widernatürlicher empfinden. Um diese unterschiedlichen Wahrnehmungen soll es im Folgenden gehen: um die Qualitäten der Atmung, um das Ein und Aus.

Einatmen und Ausatmen sind die Grundlage der belebten Welt. Sie sorgen für die Aufnahme von Sauerstoff und die Abgabe von Kohlendioxid und gewährleisten den Energieprozess im Zellinneren der Organismen – ohne diesen Mechanismus wäre das Überleben nicht möglich.

So kommt der Atmung in der allgemeinen Wahrnehmung sowie in den Wissenschaften eine Sonderrolle zu, die damit zu erklären ist, dass sie bewusst wahrgenommen und gesteuert werden kann. Während die Versorgungsabläufe der inneren Organe, Nerven oder Abwehrzellen ohne menschliches Zutun und in der Regel auch ohne unser konkretes Wissen funktionieren – was nicht heißt, dass man sie mit Hilfe äußerer Faktoren wie Ernährung, Lebensweise oder Verhalten nicht beeinflussen kann –, bietet der Atem dem Menschen die Möglichkeit, ihn aktiv zu gestalten. Er ist das Bindeglied zur äußeren Welt und tritt erst mit der Geburt in Kraft, zu einem Zeitpunkt, an dem alle anderen biologischen Vitalfunktionen im Mutterleib bereits entwickelt wurden. Erst die Atmung ermöglicht den Austausch mit der Welt, das Teilhaben, das Dasein. Atmen heißt, selbständig zu leben.

Die Anpassung der Atmung an die Anforderungen der Umwelt geschieht meist unwillkürlich, also »von selbst«. Da sie jedoch auch willentlich zu beeinflussen ist, kann man sie auch stören; ein Verhalten, das beim modernen Menschen häufig zu beobachten ist.

Alle Tiere, die atmen, müssen die Möglichkeit haben, das Atmen an die Forderungen der Umwelt anzupassen. Dabei stellen sich Rhythmus, Frequenz und Volumen von selbst ein – in einem Verhältnis, das in jeder Situation einzigartig und ihr optimal angepasst ist. Beim Menschen kann diese flexible Anpassungsgabe von Spannungen überlagert werden, die nicht nur die Atmung, sondern auch Muskulatur und Nervensystem betrifft. Dass diese Störungen auftreten können, ändert jedoch nichts daran, dass die Anpassung des Atems an die Umwelt in der Natur als erste notwendige Stütze des Lebens vorgesehen ist. Auf jede Anforderung des Lebens gibt es eine entsprechende Antwort. *Actio gleich Reactio* lautet eines der wichtigsten Gesetze der klassischen Newtonschen Physik – jeder Impuls erzeugt eine entsprechende Antwort.

Auf den Atem übertragen, gibt es zunächst zwei Möglichkeiten, das Wechselspiel von Aktion und Reaktion zu erfahren: aktiv ein- und passiv auszuatmen oder passiv ein- und aktiv auszuatmen. Beide Formen ermöglichen ein optimales Gleichgewicht zwischen Aktivität und Passivität. Im Tierreich treten beide Formen auf, besonders in Situationen, die erhöhte Anforderungen stellen. Ein atmender Mensch benutzt in der Regel sein Atemleben lang nur eine der beiden Atemformen. Er ist entweder aktiver Ein- oder aktiver Ausatmer.

Solcherlei Aussagen verwirren, bestürzen und rufen Kritiker auf den Plan. Wie kann es sein, dass es zwei Atemformen gibt, die die Atmung unterschiedlich regeln? Atmen die Menschen nicht alle gleich? Gibt es in der Biologie nicht entsprechende Formulierungen und Gesetze, die besagen, dass es so etwas gar nicht geben kann?

Es gibt mathematische und reproduzierbare Formeln, nach denen alle Tiere – Menschen eingeschlossen – annähernd gleich ein- und ausatmen. Das biochemische Gleichgewicht der messbaren Wirklichkeit lässt in solchen Fällen keine dominante oder typische Atemform zu.

Aus anthropologischer Sicht kann der Atem nicht nur biochemisch, sondern auch biomechanisch, verhaltensbiologisch oder soziologisch betrachtet werden. Die Anthropologie kann sich auf alle Teilaspekte der Wissenschaften beziehen, ohne sie als eigenständige Disziplinen, die sich voneinander trennen lassen, anzusehen. Das Ganze ist in der Natur nicht nur aus seinen Bestandteilen zusammengesetzt – es ist Leben.

Die Atmung ist einerseits ein beschreibbarer Mechanismus und andererseits ein Spiegel des Lebens selbst: Sie fließt und springt, sie hüpft und bleibt stehen, läuft weiter und wird ruhig. Die Atmung ist immer anders und unberechenbar, und doch lässt sich mit ihr in zwei Formen rechnen – je nachdem, ob man die verstärkte Ein- oder Ausatmung bevorzugt.

Die Anregungen zu dieser Beobachtung stammen in erster Linie aus der Natur selbst und in zweiter Linie aus der Pionierarbeit einiger weniger Praktiker, die diesen speziellen Lebensvorgang beobachtet und beschrieben haben. Dieses Buch widmet sich der Frage, wie sich die Atemformen unter anthropologischen Bedingungen darstellen, anhand welcher Kriterien man sie erkennen und erleben kann und welche Folgen sich daraus für die Lebensführung ergeben. Sie sind herzlich eingeladen, dabei Ihre Wahrnehmung zu erweitern und Ihre persönliche Atemform kennenzulernen.

Untersuchungsgegenstand – die Atemform

Für viele Menschen, die das erste Mal mit ihrer Atemform in Berührung kommen, sind das Wissen darum und die Folgen für die Praxis eine Offenbarung – eine Offenbarung ihrer persönlichen Konstitution und eine Möglichkeit, sich so zu bewegen, zu verhalten und zu sein, wie die Atemform es ihnen anbietet.

Persönliche Erkenntnisse gibt es auch in anderen Bereichen. Wer das erste Mal im Rahmen einer Meditation innerlich still wird, dem kann sich ein neues Verständnis der Welt ebenso offenbaren wie demjenigen, der anfängt, seine Nahrung bewusst und den natürlichen Angeboten entsprechend aufzunehmen und zu verarbeiten. Beide Beispiele setzen eine aktives Handeln voraus (Meditieren, Essen) und beeinflussen das Verhalten des Menschen vor allem in dieser speziellen Situation.

Die Atmung betrifft jederzeit alle Lebensvorgänge, nicht nur das Verhalten oder eine Einstellung in bestimmten Momenten. Dementsprechend führt das Wissen um die eigene Atempräferenz häufig zu einem generellen Bewusstsein von Leben und Bewegung. Eine erste Übung soll die Wahrnehmung für diese Vorgänge wecken.

Stellen oder setzen Sie sich so hin, dass der aufgerichtete Rumpf leicht nach vorne geneigt ist, und halten Sie den Kopf in einer verlängerten Linie des Nackens. Ziehen Sie dafür das Kinn leicht zur Brust und stellen Sie sich einen Faden an Ihrem Scheitelpunkt vor, der Ihre Halswirbelsäule gerade nach oben in die Länge zieht. Lassen Sie Ihre Augen – der Körperposition entsprechend – ein wenig unter die gedachte Horizontlinie vor Ihnen blicken. Gehen Sie dann mit Ihrer Wahrnehmung in den verlängerten Nacken, in die sich nach oben und unten weitende Halswirbelsäule. Spüren Sie die Muskeln auf der Rückseite, die sich dort verlängern?

Unterstützen Sie das Gefühl des langen Nackens, indem Sie mit dem Kinn zur Brustwirbelsäule streben und die vorderen Halsmuskeln verkürzen. Wie fühlt sich der lange Nacken an?

Wenn Sie genug erfahren haben, kehren Sie die Verhältnisse um: Lehnen Sie jetzt den aufgerichteten Rumpf ein ganz klein wenig im gedachten Raum hinter Ihnen an und beginnen Sie, mit dem Hinterkopf zu spielen. Legen Sie ihn in den Nacken oder werfen Sie ihn nach hinten, so dass Kehle und Hals überstreckt werden. Machen Sie schnelle und langsame, ruckartige und rhythmische Bewegungen mit dem Kopf nach hinten. Wenn Sie wollen, schütteln Sie ihn kräftig. Achten Sie bei allen spielerischen Bewegungen darauf, nicht über die neutrale Stellung nach vorne hinauszukommen. In der neutralen Stellung – wieder der Position folgend – blicken Ihre Augen ein wenig über die gedachte Horizontlinie vor Ihnen. Sorgen Sie dafür, dass der Hals weit bleibt, während sich der Nacken nach Belieben verkürzt und dynamisch in Aktion tritt. Wie fühlt sich das an?

Reagieren Sie anders auf einen statischen, langen Nacken als auf einen dynamischen, verkürzten? Ist eine Form angenehmer?

Vielleicht spüren Sie eine deutliche oder vage Tendenz, vielleicht kommt Ihnen auch beides gleich vor. Erwarten Sie gerade zu Beginn keine klaren

Ergebnisse, sondern machen Sie sich lediglich warm, um Ihre Sinne zu schärfen.

Vielleicht haben Sie in einer dieser Übungen, nämlich in der, den Nacken lang zu machen, einen medizinischen Hinweis wiedererkannt. Vielleicht haben Sie schon einmal Yoga oder eine andere bewusste Körperschulung praktiziert, oder Sie sind Laien- oder Berufstänzer oder haben diesen Hinweis ganz einfach schon einmal in Gesundheitsratgebern gelesen. Vielleicht wenden Sie ihn bereits automatisch an, weil es für Sie das Normalste der Welt ist, den Nacken lang und stabil zu halten.

Vielleicht haben Sie aber auch erkannt, dass dieser gutgemeinte, von medizinischen Experten geprüfte und gelehrte Hinweis für Sie kontraproduktiv ist, dass die angestrebte Stabilität zur Belastung, die Verlängerung zur Verengung und Verspannung in dem so sensiblen Bereich des Nackens führt und dass dieser Ratschlag nicht Ihrem Naturell entspricht und Sie damit Ihrer Veranlagung zuwider handeln. Sie fühlen sich vielleicht fremd und nicht richtig in Ihrem Körper. Sie kommen, obwohl Sie Ihrem Körper doch eigentlich mit Hilfe dieser medizinischen Stütze etwas Gutes tun wollen, nicht bei sich an.

Sich von gutgemeinten, aber in dem Fall hinderlichen Gesundheitsratschlägen zu lösen, ist ein Weg, wieder zu sich zu kommen – in die eigene Atemform und in den Körper. Dieses Ankommen, dieses So-sein-Dürfen, wie man es als richtig erspürt, ist das, was viele, die sich mit den Erkenntnissen der Atemformen bereits auseinandergesetzt haben, eine Offenbarung nennen. Sie stellen fest, was sie brauchen und was nicht. Sie stellen fest, dass ihnen das eine besser bekommt: wenn sie aktiv tief einatmen und passiv ausatmen oder wenn sie passiv einatmen und kräftig ausatmen. Sie begreifen das nicht als Mechanismus, der von außen vorgegeben ist, sondern als Notwendigkeit, die von innen gelebt werden will.

Um den Untersuchungsgegenstand »Atemform« als Anthropologe zu beurteilen, bedarf es in der Regel der Feldarbeit. Man beobachtet und analysiert soziale Systeme oder Individuen, um daraus gültige Schlussfolgerungen ziehen zu können. Diese bieten ein entsprechendes Arbeitsfeld, das nach zuvor formulierten Fragen untersucht werden kann und aus deren Ergebnissen relevante Schlüsse gezogen werden können.

Die Feldforschung der Atemformen betrifft alle Atmer, und für diese allgemeingültige Schlussfolgerungen zu ziehen, ist nicht möglich. Der

Atem als Forschungsfeld lässt sich zunächst nur erfahren. Die Ergebnisse kann man nicht in einer Tabelle lesen oder in einem Diagramm darstellen, sondern nur im eigenen Erleben prüfen. Auch in der angewandten Bewegungswissenschaft und in vielen Bereichen der Medizin muss trotz modernster apparativer Möglichkeiten mit Annahmen und Erfahrungen gearbeitet werden, was weniger dem Vorgehen der Forscher als der Komplexität der Natur geschuldet ist. Aufgrund der lebendigen Wirklichkeit können bedeutende Wissenschaften – wie die Biologie oder die Medizin – nur annähernd beschrieben werden. Man denke an populäre Krankheiten wie Rheumatismus oder Krebs, deren Ursache nicht geklärt ist und die mit den Methoden, die zur Klärung herangezogen werden, wahrscheinlich auch gar nicht erklärt werden können.

Ein besonders markantes Beispiel ist das Wachstum von Muskulatur im sportlichen Training. Hier weiß die Wissenschaft schon lange, warum dieser Vorgang abläuft, nämlich weil organische Reize die Funktion eines Organs verbessern; sie weiß jedoch nicht genau, *wie* er funktioniert. Muskelzellen werden dicker – aber liegt es daran, dass sich die Zellen vermehren oder vergrößern? Oder beides? Die Antwort auf diese Frage ist seit Jahren ungelöst, weil man während des Vorgangs – auf der mikroskopischen Ebene in der Muskelzelle – nicht in den lebendigen Organismus hineinschauen kann. Dennoch ist das Ergebnis – die kräftigeren Muskeln – bekannt und wird in den Trainingswissenschaften durch spezifische Aufbaureize geschult. Man muss also nicht alle Vorgänge genau beschreiben können, um in der Anwendung gute Ergebnisse zu bekommen.

Stellen Sie sich vor, jemand stellt Ihnen eine Frage, die Sie mit absoluter Gewissheit bejahen können (beispielsweise fragt er nach Ihrem Namen: »Sie sind XXX?« Ob Sie die Antwort nun verbal begleiten, indem Sie »Ja« sagen oder nicht; Sie werden normalerweise als Zeichen der Bestätigung mit dem Kopf nicken. Schauen Sie sich Ihr Nicken genauer an und nehmen Sie wahr, in welche Richtung – also nach oben oder unten – die Nickbewegung Ihres Kopfes beginnt.

Probieren Sie es noch einmal aus und verstärken Sie die innere Überzeugung, dass Sie diese Frage bejahen können. Wohin zielt der erste Impuls des Kopfes? Nach oben oder unten?

In den meisten Fällen können Sie das Ergebnis dieser Übung mit dem der vorangegangen zusammensetzen: Haben Sie beim Nicken des Kopfes zuerst die Bewegung nach oben gemacht, kann es gut sein, dass Ihnen auch der flexible Nacken besser gefiel als der statische. Umgekehrt können Sie den langen Nacken mit der Nickbewegung nach unten zusammenbringen.

Diese Eindeutigkeit trifft aber nur dann zu, wenn die Nickbewegung ein aktiver Impuls in die Richtung und kein Ausholen gewesen ist. Was ist damit gemeint?

Wiederholen Sie das deutlich bejahende Nicken und achten Sie dieses Mal darauf, ob die erste Bewegungsrichtung vielleicht ein Ausholen für die Gegenrichtung ist. Nicken Sie kurz nach oben an, um dann länger und stärker das Kinn nach unten zu drücken? Oder holen Sie nur ein wenig nach unten aus, um dann den Kopf nach hinten zu werfen?

Oder entspricht der erste Impuls einer Richtung auch einer generellen Tendenz?

Ganz gleich, ob Ihre erste Richtung mit Ihrer generellen Tendenz übereinstimmt oder Sie sich nur über das Ausholen Ihrer generellen Tendenz bewusst werden; Sie können jetzt die Frage beantworten, in welche Richtung es Sie zieht. Bringen Sie diese generelle Tendenz in Übereinklang mit der Übung des Nackens. Vielleicht werden Sie eine Entsprechung finden, die einer in Ihnen veranlagten biologischen Bedingung Rechnung trägt. Sie folgen Ihrem Atem.

Genauso gut kann es zwischen der Hauptrichtung des Nickens und der Ausrichtung des Nackens aber auch keine Übereinstimmung geben, was Sie nicht beunruhigen, sondern nur aufmerksamer machen soll für das, was damit in Zusammenhang steht.

Stellen Sie sich vor, Sie fahren mit Ihrem Kleinwagen auf der Autobahn und überholen in verengten Fahrspuren an einer Baustelle einen breiten Lastwagen. Egal, wie erfahren Sie mit Ihrem Auto sind, wird die Enge ein Unwohlsein hervorrufen. Bei hoher Geschwindigkeit neben dem breiten, schweren Lkw vorbeizuziehen ist – biologisch – eine Herausforderung, die Ihrem Körper erhöhte Aufmerksamkeit abverlangt. Stellen Sie sich vor, dass Sie, während des Überholvorgangs intensiv einatmen. Wie fühlt sich das Überholen an, wie gut können Sie dabei in Ihrer Mitte bleiben und ruhig halten, so dass der Vorgang einigermaßen mühelos ablaufen kann?

Machen Sie die gleiche Übung noch einmal. Nur stellen Sie sich jetzt vor, dass Sie bei dem Überholvorgang intensiv ausatmen. Gelingt es jetzt leichter oder schwerer? Welche Atmung ist in diesem Moment für Sie die passende?

Wenn Sie bei den Übungen unterschiedliche Erfahrungen machen, wächst nicht nur das Gefühl für Ihre Neigung, sondern auch das Verständnis für die aus Ihrer Sicht andere Atemform. Was für den einen Menschen natürlich scheint, ist für den anderen hinderlich. »Was soll ich denn sonst machen, als ein- oder auszuatmen«, werden sich manche zu recht fragen. Derjenige, der die Ausatmung als Kraftreserve nutzt, kann nicht nachempfinden, was in einer fordernden Situation ein vollgepumpter Brustkorb soll. Derjenige, der die Einatmung nutzt, wundert sich hingegen über den Druck der Ausatemmuskeln, die ihm seine Weite nehmen. Arbeitet der Mensch mit seiner Willenskraft gegen seine Veranlagung an, bauen sich automatisch Verspannungen auf, gegen die er sich zur Wehr setzt.

Sollten Sie bei der letzten Übung zu dem Ergebnis gekommen sein, dass Sie nur dann vorbeifahren können, wenn Sie den Atem anhalten, dann deutet das zunächst darauf hin, dass Sie sich der Atmung als Reserve nicht zu bedienen wissen. Dieses Verhalten lässt sich erklären und auch verändern, da sich die Atmung als rhythmische Stütze jeder Situation des Lebens anpassen will.

Forschungsstand – Wer kennt die Atemformen?

Ein Dutzend Referenzwerke, die allesamt auf dem deutschsprachigen Markt erschienen sind, behandeln bislang die Atemformen. International sind uns zur Zeit keine Schriften bekannt, die dieses Thema aufgreifen. Das heißt nicht, dass es sie nicht gibt. Vielleicht behandeln sie den gleichen Sachverhalt, ohne sich explizit auf das Thema Atemformen zu beziehen. Dieser Umstand verdeutlicht, dass es hier eine Forschungslücke gibt, die die vorliegende Untersuchung zu füllen beabsichtigt.

Die Schriften des deutschsprachigen Marktes, die bislang veröffentlicht wurden, beziehen sich alle auf die Beschreibungen des Musikpädagogen Erich Wilk, der die beiden Atemformen im Rahmen einer Typologie in einer kleinen Schrift im Jahre 1949 als erster vorgestellt hat. Das Unverständnis und die Ablehnung der Fachwelt hielten ihn davon ab, weitere Erkenntnisse zu veröffentlichen. Aufgrund des persönlichen Austauschs mit der Ärztefamilie Hagena sind Wilks Ideen überliefert worden.

1990 veröffentlichten Charlotte und Christian Hagena in Anlehnung an die Vorstellungen Erich Wilks das erste einer Reihe von Büchern. Bis heute konzentriert sich das Wissen um die Atemformen in der Familie Hagena. Sie vermitteln die grundlegende Erklärungen in Workshops und Ausbildungen oder durch ihre Schriften. Hier ist ausschließlich von Atemtypen die Rede, welche eine individuelle Konkretisierung der Atemformen darstellen.

Auf dieser Grundlage integrierten einige Schüler diese Atemtypen in ihr jeweiliges Spezialgebiet und veröffentlichten eigenständige Überlegungen. Den Anfang machten Mitte der 1990er Jahre die dem Atem so naheliegenden Unterweisungen in der Sprach-, Gesangs- und Musikschulung. Hier sind die Schriften von Romeo Alavi Kia und Brigitte Seidler-Winkler zu nennen, die bis in wissenschaftliche Kreise hinein Verbreitung gefunden haben. Da der richtige Atemeinsatz bei einem professionellen Musiker über Erfolg und Misserfolg, über lustvolle Profession oder enttäuschendes Versagen entscheidet, ist dieser Bereich derzeit der einzige, in dem das Wissen um die Atemformen einen gewissen Umfang erreicht hat.

Genauso naheliegend, aber weniger verbreitet wie in der Sprach- und Stimmschulung, ist der Einsatz in den Bewegungswissenschaften. Der Qigong-Meister Frieder Anders präsentiert seit einigen Jahren die Symbiose von Atemtypen und traditioneller fernöstlicher Bewegungskunst. Das Autorenduo Anna Trökes und Margarete Seyd hat 2011 für die Yogapraxis ein entsprechendes Werk auf den Markt gebracht. Dieses Buch ist hervorzuheben, da es sehr genau die anatomischen Folgen der Atemformen beschreibt und dem Anwender anhand einer erstklassigen Bebilderung ein reichhaltiges Vorbild schenkt.

Diese genannten und wenige andere Titel sind im Anhang als Quellen verzeichnet. Sie sind die Inspirationen für viele der im Folgenden formulierten Erklärungen, Übungen und Ideen und sollen hier mit Dankbarkeit gewürdigt werden. Bei den jeweiligen Zitaten oder Anlehnungen im Verlauf des Buches wird in der Regel darauf verzichtet.

Die Quellen richten sich in erster Linie an den Anwender – den Sänger, den Sportler, den Kranken und so weiter – und vermitteln erlebte, nicht bewiesene Erkenntnisse. In diesem Buch soll eine Brücke zwischen der praktischen Erfahrung und einer erklärbaren, biologischen Anthropologie geschlagen werden. Dabei ist die erste Quelle des Anthropologen der Mensch selbst, der lebendige Praktiker, der sich an seinem Atem orientieren kann.

Suchen Sie nach einem Versteck. Ausgehend von dem Punkt, an dem Sie sich gerade befinden, betrachten Sie eine Tür oder ein Möbelstück, wohinter Sie jetzt gerade nicht gucken können, wohin Sie aber gehen könnten. Dort ist Ihr Versteck.

Stellen Sie sich jetzt vor, an jener Stelle läge gut sichtbar ein wertvoller Gegenstand (etwa ein Bündel Geldscheine, Diamanten oder etwas anderes, das Sie in höchste Verzückung und Erregung versetzt).

Einen gut sichtbaren Effekt auf die Atmung erreichen Sie, wenn Sie nun tatsächlich hingehen – ohne die Erwartung, dort etwas zu finden – und in dem Moment, in dem Sie am Versteck ankommen, wieder Ihre Vorstellung aktivieren.

Wiederholen Sie es, wenn Sie den Atem nicht gut wahrnehmen können, und stellen Sie sicher, dass Sie um eine Ecke biegen, durch eine Tür gehen oder etwas Vergleichbares tun und dahinter eine kolossale Überraschung auf Sie wartet.

Wie geht Ihr Atem mit dieser Sensation um, wie atmen Sie bei einer Überraschung? Atmen Sie erst einmal aus oder ein, um das, was sich da vor Ihnen auftut, zu verarbeiten?

Oder halten Sie den Atem an? Was wäre dann die bessere Alternative? Ein- oder ausatmen?

Aufbau des Buches

Die folgenden zwei Kapitel – »Physiologische Grundlagen« und »Praktische Auswirkungen« – sollen der Einführung und erfahrbaren Wirklichkeit dienen. Sie bilden den ersten Teil dieses Buches, der es ermöglicht, die Atemformen in die persönliche Praxis zu integrieren und deren Auswirkungen nachzuvollziehen.

In den physiologischen Grundlagen der Atmung wird geprüft, was Biologie und Medizin zur Atemform sagen und wie man diese dort integrieren kann. Darauf aufbauend werden die anatomischen und biochemischen Folgen beschrieben, die sich aus der jeweiligen Atempräferenz ergeben.

Der zweite Teil des Buches – die Kapitel »Theoretische Zusammenhänge« und »Perspektiven« – beschäftigt sich mit den Wechselwirkungen auf die Umwelt, die sich aus den Atemformen ergeben, und den Ursachen ihres Zustandekommens. In diesen Kapiteln wird die individuelle Erfahrung weiterhin über den eigenen Körper ermöglicht, sie dringt aber darüber hinaus auch in tiefe und für manche Leser vielleicht ungewohnte Ebenen der geistigen Beschreibung. Diese sind für die grundsätzliche Erfahrung der Atemformen nicht notwendig; der Blick auf das tiefere Verständnis um Ursachen und Hintergründe ist dann hilfreich, wenn Sie Ihre Atemform nicht nur er-leben, sondern auch leben wollen. Dass dieser Unterschied zwischen er-leben und leben in der menschlichen Wahrnehmung möglich sein kann, offenbart unter anderem die Geschichte der Literatur zum Thema Atemformen.

Erst 1949 kam jemand auf die Idee, die Atemformen als individuelle Eigenheiten systematisch zu beschreiben. Als Folge eines modernen Körperbildes, in dem die Erfahrung vom Verständnis getrennt werden kann, ist der Zugang zum Körper ein ganz anderer als vor einigen Hundert Jahren. Dadurch ist man quasi gezwungen, Dinge zu entdecken, die früher selbstverständlich waren. Die Übungen sind dabei ein wesentlicher Teil dieses Buches und sollen helfen, die Erklärungen über den Körper zu begreifen.

Setzen Sie sich an einen Tisch und legen Sie Ihre flachen Hände auf den Rand des Tisches. Probieren Sie folgende zwei Möglichkeiten aus und erspüren Sie, welche von beiden Ihnen ein größeres Wohlbefinden schenkt, bei welcher Sie das Gefühl haben, besser atmen und kraftvoller handeln zu können.

Möglichkeit eins: Sie drücken die Hände auf den Tisch und üben einen Zug zu sich heran aus, jedoch ohne die Hände von der Stelle zu bewegen. Dabei atmen Sie tief ein und erleben die Weite in Ihrem Brustkorb.

Möglichkeit zwei: Sie drücken die Hände auf den Tisch und üben einen Schub oder Druck von sich weg aus, jedoch ohne die Hände von der Stelle zu bewegen. Dabei atmen Sie langsam und kraftvoll aus und verengen Ihren Bauchraum.

Probieren Sie auch einmal das Einatmen und. Ausatmen in der jeweils gegenteiligen Position.

Fangen Sie an, Ihre Vorlieben zu erkennen? Sind Sie unsicher oder spüren Sie keinen Unterschied? Welche Erfahrung Sie auch gemacht haben, sie wird verständlich und klarer, wenn Sie sich den weiteren Kapiteln widmen.

Physiologische Grundlagen

Wenn man sich der Atmung als Lebensvorgang wissenschaftlich annähert, sollte man trotz aller mechanischen und chemischen Realitäten, die dabei zutage treten, im Hinterkopf behalten, dass mit der Atmung auch universale Fragen und Beschreibungen einhergehen.[1] Es geht um das Annehmen und Abgeben, das Einlassen und Ausstoßen, das Ernähren und Verbrauchen. Dies sind nicht nur biologisch beschreibbare Vorgänge, sondern zuvorderst lebensbildende Maßnahmen, die Organismen erfahren und erhalten. Wenn neben Sauerstoff nicht auch Lebendigkeit in die Körper eindringt, sind sie Maschinen und keine Lebewesen.

Die Atmung der Tiere

Die verschiedenen Atemformen im Tierreich sind evolutionäre Vorläufer der menschlichen Atmung und bieten eine Möglichkeit, die biologischen Voraussetzungen, die für die menschliche Art bedeutend gewesen sind, zu verstehen. Generell wird in der Biologie zwischen einer äußeren Atmung (der Gaswechsel oder die Respiration), also der Aufnahme von Sauerstoff und der Abgabe von Kohlendioxid, sowie einer inneren Atmung (Zellatmung), also der Verarbeitung des Sauerstoffs in der Zelle, unterschieden. Die innere Atmung setzt, vereinfacht gesagt, die äußere Atmung im Kleinen fort. In beiden Fällen handelt es sich um grundlegende Stoffwechselvorgänge, die zum Energiegewinn des Organismus notwendig sind.

Die Atmungsintensität eines Tieres hängt stets von verschiedenen inneren und äußeren Faktoren wie Lebensraum, Lebensweise, Aktivität, Größe, Temperatur und Entwicklungszustand ab. Das heißt, Atmung ist jederzeit wandelbar, und kein Atemzug gleicht in der Natur dem anderen.

Im Tierreich sind unterschiedliche Einrichtungen entwickelt worden, die dem Zuführen von Sauerstoff und dem Abtransport von Kohlendioxid dienen. Spezialisierte Atemorgane, verbunden mit einer bestimmten Antriebsvorrichtung wie dem Herzen, sind in späteren Stadien der Evolution von großer Bedeutung; zu Beginn der Entwicklung findet Atmung ausschließlich über die Diffusion von Sauerstoff direkt in den Zellen statt. Bei den kleinsten und ältesten Lebewesen, die allesamt das Wasser bewohnen (marine Einzeller, Hohltiere, Würmer, Moostierchen u. a.), bedarf es nur der Kontaktaufnahme zu einem Sauerstoffträger. Im Kleinen lässt sich dieses Diffusionsprinzip auch beim Säugetier beobachten, denn die Vorgänge der inneren Atmung funktionieren nach diesem ursprünglichen Prinzip.

Je größer und facettenreicher die Wasseratmer werden, umso komplizierter gestaltet sich die Atmung, und umso mehr Anpassungen müssen getroffen werden. Spezialisierte Organe übernehmen dann die Aufgabe, den Sauerstoff aufzunehmen und zu transportieren. Neben den Kiemen der Fische werden auch die Haut, die Mundhöhle, der Darm oder die Schwimmblase zum Atmen benutzt. Auch Lungen sind im Verlauf der Entwicklung schon bei Wasserlebewesen und nicht erst bei denen an Land zu finden.

Der in der Evolution bedeutende Übergang vom Wasser auf das Land lässt die Atmung und ihre Organe aufgrund der veränderten Umgebung den gleichen Zyklus noch einmal wiederholen. Die zum Teil schon spezifisch ausgebildeten Strukturen, die oben genannt worden sind, haben zunächst keine Verwendung. Das Leben selbst muss den Anpassungsprozess wieder auf der untersten Stufe beginnen. So besteht die einfachste Form der Luftatmung wieder in einer Diffusion und ist bei Fadenwürmern und kleinen Insekten zu beobachten. Bei größeren Landtieren entwickeln sich ähnlich wie bei Wassertieren spezifische Atmungsorgane – die Lungen –, die dabei unterschiedliche Formen der Ventilation ausbilden.

Amphibien vollziehen eine Kehlatmung, bei der die Luft durch Gaumen- und Schluckbewegungen in die Lunge gepresst wird. Diese Form des Luftschluckens ist derjenigen der Lungenfische sehr ähnlich und wird als die ursprünglichste spezialisierte Form der Landatmung angesehen. Die Reptilienatmung kann als Übergang zwischen reiner Kehl- und Lungenatmung verstanden werden, da sie Elemente beider Mechanismen beinhaltet. Die reine Saugventilation (Vögel, Säugetiere) schließlich zeichnet sich durch den starken Einsatz einer Atemmuskulatur aus. Während des

Ansaugens der Luft wird bei diesen Tierarten ein Unterdruck durch die Vergrößerung des Lungenvolumens erzeugt. Dies kann durch Brustatmung (costale Atmung oder Costalatmung) mit einer Hebung der Rippenbögen oder durch Bauchatmung (Zwerchfellatmung, abdominale Atmung) mit einem Absenken des in den Bauchraum hereinragenden Zwerchfells geschehen. Diese zwei Atemformen sind die biologische Grundlage der Säugerlunge und bilden die physiologische Voraussetzung der Atemtypen. Probieren Sie es aus.

Erfahren Sie zunächst die Brustatmung:

Stellen Sie sich bei der Einatmung vor, wie die Luft in den sich immer mehr weitenden Brustkorb dringt, auch in den Bereich über den Schlüsselbeinen zu den Lungenspitzen. Halten Sie ohne Anstrengung den Bauch zusammen und den unteren Teil des Rumpfes fixiert, und atmen Sie so ein, dass sich der Brustkorb, nicht aber der Bauch ausdehnt. Legen Sie zur Kontrolle Ihre Hände auf die Brust und achten Sie darauf, dass sich mit jeder Ein- und Ausatmung der Brustkorb hebt und wieder senkt – wie weit ist egal.

Nach einigen Atemzügen wechseln Sie zur Bauchatmung:

Lassen Sie bewusst das Zwerchfell absinken und nehmen wahr, wie Ihr Bauch sich weitet und wieder zusammenzieht. Der Brustkorb bleibt dabei möglichst ruhig und stabilisiert den sich bewegenden unteren Raum. Legen Sie auch hier zur Kontrolle die Hände auf den Bauch und achten darauf, dass sich mit jeder Ein- und Ausatmung der Bauch weitet und verengt.

Wechseln Sie, wenn möglich, zwischen diesen beiden Formen, bis Ihnen klar wird, dass Sie bewusst entscheiden können, ob sich die Brust oder der Bauch bei der Einatmung weitet.

Bei der Übung ist es unerheblich, ob die Ein- oder Ausatmung passiv oder aktiv erfolgt; aber vielleicht können Sie feststellen, dass es bei einer Form leichter ist, die Atmung aktiv mit Hilfe der Einatemmuskulatur und bei der anderen besser, sie mit Hilfe der Ausatemmuskeln zu unterstützen. Beobachten Sie, probieren Sie aus, seien Sie neugierig und kreativ, ohne dabei Ihre natürliche Bewegungsqualität zu verlieren.

Wenden Sie bewusst keine sogenannte Vollatmung an, die in manchen Bewegungs- und Atemschulen gelehrt wird. Hierbei werden, zumeist nacheinander, beide Bereiche erweitert und deren Körperräume ausgenutzt. Sie ist im Rahmen einer bewussten Körperkontrolle interessant, in der Natur selbst findet sich in der Regel die Präferenz für eine der beiden Möglichkeiten. Diese gibt der Atmung ihre Form.

Atmung nicht-tierischer Lebewesen

Nicht zu vergessen ist unter dem Gesichtspunkt einer grundsätzlichen Atemnotwendigkeit, dass auch Pflanzen atmen. Das Besondere an ihnen ist, dass sie nicht nur Sauerstoff für ihre eigenen Aufbau- und Umbauprozesse verbrauchen, sondern auch welchen produzieren. Dieser berühmte und lebensentscheidende Prozess, der für alle tierischen Organismen die Nahrungsenergie produziert, wird Fotosynthese genannt. Die Lichtphotonen der Sonne sind dabei die Lebensnahrung der Pflanzen, weshalb die Fotosynthese bisweilen auch Lichtatmung genannt wird. Das Sonnenlicht mit seinen täglichen und jährlichen Rhythmen sorgt bei den Pflanzen für variablere Anpassungsvorgänge als bei Tieren, sodass sie gleichzeitig in unterschiedlichen Zyklen (bspw. täglich und jährlich) atmen können.

Ähnlich wie bei Tieren gibt es unterschiedliche Evolutionsstadien der verschiedenen Pflanzenklassen, die heute nebeneinander wirksam sind. Sauerstoff wird bei einzelligen Algen und niederen Pflanzen ähnlich wie bei den Urtieren über einfache Diffusion aufgenommen. Bei Moosen und Farnen treten spezielle Organe auf, die Spaltöffnungen oder Stomata, die auch bei weiter entwickelten Pflanzen den Atemvorgang regulieren. Diese Spalten sorgen je nach Bedarf für den optimalen Stoffwechsel. Hat eine Pflanze wenig Wasser, verengt sie den Raum; steht sie prall im Saft, öffnet sie sich. So können sich die Organismen flexibel an verändernde Umweltbedingungen anpassen, um den Zugang von Sauerstoff zu den einzelnen Pflanzenteilen zu gewährleisten.

In einem grundlegenden Sinne lässt sich auch eine Atmung von Mineralien beschreiben, zwar ohne Atemorgane und Sauerstoffdiffusion, dafür aber mit einem Abstoßen und Annehmen der umgebenden Luftteilchen. Jede Materie organisiert das Zusammenspiel zweier sich widerstrebender Kräfte, die bei Mineralien nicht in Form eines Ein-Ausatem-Rhythmus, sondern mittels unterschiedlicher Anziehungskräfte ihren Ausdruck finden. Ein Stein wird die ihn umgebenden gleichartigen Teile der Luft an sich saugen und die gegenteiligen abstoßen – es ist eine andere, ihm eigene Form von Inhalation und Respiration. Während bei Pflanzen und Tieren die chemische Zersetzung erst im Körper erfolgt, geschieht sie beim Stein schon auf seiner Oberfläche. Es bilden sich Krusten, eigene Gesteine oder unterschiedliche Pflanzenarten.

Die Atmung als Rhythmus verstanden, der anzieht und abstößt, lässt sich wissenschaftlich auf jedes Atom übertragen. Die Atmung – Aufnahme und Abgabe – ist lebensspendende Konstante aller Wesen. Sie leben, weil sie atmen.

Atemsteuerung

Die koordinierten Atembewegungen der Tiere (und so auch der Menschen) werden in einem Nervennetzwerk im Stammhirn reguliert. Die sogenannte *Formatio reticularis* stellt sicher, dass wir nie aufhören zu atmen, indem sie den Sauerstoffbedarf entsprechend den Anforderungen (bei Erregung, erhöhter Mobilität usw.) zur Verfügung stellt.

Wenn Sie sich beispielsweise instinktiv dehnen, recken und strecken, sorgt dieses Nervennetzwerk dafür, dass mehr Sauerstoff in den geweiteten Atemraum eindringen kann. Der gleiche autonome Mechanismus tritt auch in Kraft, wenn Sie sich innerlich in diese Richtung bewegen, das heißt, wenn Gefühle oder Gedanken in Ihnen nach Weite und Raum streben.

Die neuronale Atemkontrolle dient nicht nur der Aufnahme von Sauerstoff, sondern auch der Abgabe von Ausscheidungsstoffen. Siebzig Prozent aller Ausscheidungen werden beim Menschen über die Atmung vollzogen, erst dann folgen Schwitzen, Darmentleerung und Wasserlassen.

Die Atemkapazität der menschlichen Lunge ist durch verschiedene gemittelte Kenngrößen charakterisiert: Unter Ruhebedingungen erfolgen pro Minute etwa 15 Atemzüge, über die beim Erwachsenen durchschnittlich acht Liter Luft aufgenommen werden, was eine tägliche Zirkulation von 10.000 Litern zur Folge hat. Alle drei Paramater – Atemzugvolumen, Atemminutenvolumen und Atemtagesvolumen werden von den Atemformen beeinflusst. Verstärkte Einatmung vermehrt die aufgenommene Luft (Einatmungsreservevolumen), verstärkte Ausatmung vermehrt die abgegebene Luft (Ausatmungsreservevolumen). Wie groß die Ausschöpfung des

Reservevolumens auch ist, es bleibt nach maximaler Ausatmung immer noch Luft in der Lunge zurück. Dieses »Residualvolumen« (Luftreserve) dient als Luftpuffer gegenüber zu starken Partialdruckschwankungen der Atemgase und entweicht erst bei einem Lungenkollaps.

Die Summe von Atemzug-, Einatmungsreserve- und Ausatmungsreservevolumen ergibt die maximal bewegbare Lungenluftmenge, die sogenannte Vitalkapazität. Zusammen mit dem Residualvolumen ergibt sich die Totalkapazität der Atmung, die beim Menschen durchschnittlich zwischen vier und sechs Litern beträgt. Diese mathematischen Mittelwerte haben im Gegensatz zu den Formen, in denen sie sich bilden, in der Natur nur bedingt ihre Berechtigung, da der Atemfluss jederzeit unterschiedlich und einzigartig ist.

Anatomie der menschlichen Atmung

Der anatomische Apparat des Menschen ermöglicht die Atmung vom ersten Schrei bei der Geburt bis zum letzten Atemzug. Der Weg, den die Atemluft dabei im Körper nimmt, beginnt über das Einströmen in die Nase oder den Mund. Im Ruhezustand ist es für den Körper sinnvoller, wenn die Nase bei dieser Aufgabe führend ist – vorausgesetzt, sie ist nicht verstopft. In diesem Fall sowie bei erhöhter Lebensdynamik wird der Mund hinzugenommen, um den Lufttransport sicherzustellen.

Bei der Nasenatmung wird die Luft zu Beginn ihrer Reise durch Flimmerhärchen und Schleimhäute gereinigt, befeuchtet und vorgewärmt. Sie erreicht über den Rachenraum, vorbei an Kehlkopf und Stimmlippen, die Luftröhre, wo sie noch einmal gereinigt wird. Etwa auf Höhe des fünften Brustwirbels gabelt sich die Luftröhre in die beiden Hauptäste der Bronchien, die sich baumartig in den linken und rechten Lungenflügel verzweigen. Das Röhrensystem der Bronchien ist mit seinen immer feiner werdenden Verästelungen,dafür zuständig, die Lunge möglichst optimal und in allen Teilen mit der Atemluft zu versorgen. Am Ende des Weges stehen die Bronchiolen, die in die Lungenbläschen (Alveolen) einmünden. In diesen findet der tatsächliche Gasaustausch statt.

Durch die dünne Membran der Lungenbläschen wird der Sauerstoff in den Blutkreislauf abgegeben, der ihn dann in die Zellen des Körpers transportiert. Vehikel für den Sauerstoff ist das Protein Hämoglobin in den roten Blutkörperchen (*Erythrozyten*). Bei der Zellatmung nimmt das Blut das Stoffwechselendprodukt Kohlendioxid auf und transportiert es zu den Lungenbläschen, die nicht nur aufnehmen können, sondern auch abgeben müssen. Um den menschlichen Körper auch bei größter Anstrengung optimal zu versorgen, bedarf es einer entsprechend großen Zahl dieser Lungenbläschen. Insgesamt sind es rund 300 Millionen, deren Membranschichten ausgebreitet eine Fläche von über 100 Quadratmetern ergeben.

Die menschlichen Lungen – als typische Säugetierlungen – bestehen aus einem rechten und einem linken Lungenflügel. Jeder Lungenflügel wird durch Furchen in sogenannte Lungenlappen unterteilt. Der rechte Lungenflügel teilt sich dabei in drei, der linke Lungenflügel in zwei Lappen auf. Die Lungenflügel liegen in der Brusthöhle und überragen mit ihren Spitzen um etwa ein bis zwei Zentimeter die Schlüsselbeine. Nach unten liegt die Lunge dem Zwerchfell auf, dessen Lage variabel ist und von der Atemstellung und der Körperlage abhängt. Grob lässt sich sagen, dass in einer Atemruhestellung die Lungenränder auf der Bauchseite in Höhe der 6. Rippe, seitlich in Höhe der 8. Rippe und auf der Rückenseite in Höhe der 10. Rippe zu liegen kommen. Dieser Unterschied ergibt sich

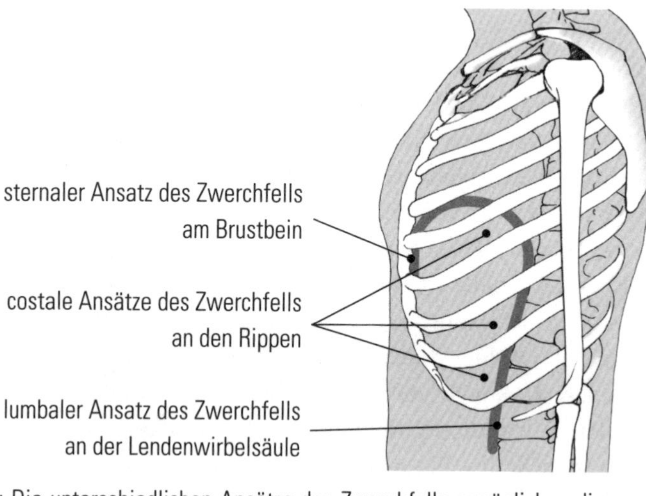

Abb. 1: Die unterschiedlichen Ansätze des Zwerchfells ermöglichen die zwei typischen Atemräume. Brustatmung bei fixiertem Lumbal- und unterem Costalansatz; Bauchatmung bei fixiertem Sternal- und oberem Costalansatz.

aus einer schrägen Zwerchfellansatzlinie, die für die unterschiedlichen Atemmechanismen von besonderer Bedeutung ist, weil sie verschiedenen Kontraktionsmöglichkeiten Raum bietet.

Die linke Lunge ist allgemein kleiner, weil ihr das Herz zum größten Teil aufliegt, was indirekt zur Folge hat, dass die rechte Lunge in der Regel besser belüftet wird und anfälliger für die Aufnahme von Fremdkörpern ist. Für alle Lungentiere ist es unabdingbar, dieses empfindliche Organ zu schützen und zu gewährleisten, dass es auch in Extremsituationen funktionieren kann. Der Brustkorb ist der knöcherne Wächter, der nicht nur die Aufgabe hat, die Lungen und das Herz vor Gewalteinflüssen (in mechanischem Sinne) zu schützen, sondern auch die Möglichkeit besitzt, dem Lungenvolumen Raum zu geben. Dazu benötigt der Atmende die Hilfe verschiedener Muskeln (häufig als Atem- und Atemhilfsmuskulatur bezeichnet), wobei jener Muskel herausragt, der die Brusthöhle nach unten abschließt: das *Diaphragma* oder Zwerchfell. Als wichtigster Atemmuskel hat das Zwerchfell deshalb besondere Beachtung verdient.

Das Zwerchfell

Das Zwerchfell ist eine drei bis fünf Millimeter dicke Muskelsehnenplatte, die den Bauchraum (*Abdomen*) vom Brustraum (*Thorax*) trennt und in dieser Form eine Besonderheit von Säugetieren ist. Bei der Verkürzung der Muskelfasern des Zwerchfells wird das Volumen im Bereich der Atemorgane vergrößert, weil die anliegenden Organe durch das Zwerchfell nach unten in den Bauchraum gedrückt werden. Der dadurch entstehende Unterdruck lässt Luft in die Lungen strömen und ermöglicht das Einatmen. Die Verlängerung des Zwerchfells hingegen löst durch das Zusammenpressen der Lunge das Ausatmen aus.

Als Atemmuskel ist das Zwerchfell automatisch auch bei allen Lautäußerungen involviert, besonders das Lachen wird vom Zwerchfell unterstützt (Zwerchfellattacke). Eine weitere wichtige Funktion erfüllt dieser Muskel bei der sogenannten »Bauchpresse«, die bei vielen autonom ablaufenden Prozessen wie Niesen, Husten, Erbrechen, aber auch beim Stuhlgang oder dem Geburtsvorgang notwendig ist. Hierbei erzeugt das Zwerchfell mit Hilfe der Rumpfmuskulatur einen verengenden Druck, der den Bauch zusammenzieht und für die genannten Aktionen zur Stabilisierung notwendig ist.

Das Zwerchfell weist anatomisch die Form einer kuppelförmigen Platte auf, die von einer Bindegewebsschicht umhüllt ist und durch die – da sie den gesamten Raum in der Breite des Rumpfes einnimmt – alle wichtigen Versorgungssysteme (wie die Hauptschlagader, Speiseröhre und Hauptvenen) laufen. Im Bauchraum wird es zusätzlich vom Bauchfell, im Thoraxbereich vom Brustfell bedeckt.

Schaut man sich die Zwerchfellplatte genau an, sieht man eine sehnige Grundsubstanz, die von quergestreiften muskulären Kuppeln bedeckt ist und ihre Ansätze an der Lendenwirbelsäule, am Brustbein und an den sechs unteren Rippen finden. Diese drei schräg verlaufenden Ansatzpunkte werden anatomisch als *Pars lumbalis* (Lende), *Pars sternalis* (Brustbein) und *Pars costalis* (Rippen) bezeichnet und ermöglichen je nach Zusammenspiel die Nutzung der verschiedenen Atemräume, die Sie schon kennengelernt haben. Mit dieser erweiterten anatomischen Kenntnis kann man die vorige Übung wiederholen.

Atmen Sie wieder bewusst, in angenehmem Tempo und mit entsprechenden Pausen wechselweise in eine Brust- oder Bauchweitung und erlauben Sie sich weiterhin, diesen Vorgang aktiv oder passiv mit Hilfe der Muskulatur zu begleiten.

Werden Sie sich bewusst, dass während der Brustatmung der Ansatz des Zwerchfells an der Lendenwirbelsäule fixiert wird, während sich die Ansätze an den Rippen und an der Brust bewegen und so die Weitung des Brustkorbs ermöglichen.

Wenn Sie nach einer Weile der Brustatmung zur Bauchatmung wechseln, stellen Sie sich vor, wie der Ansatz des Zwerchfells am Brustbein stabilisiert wird, sich dafür aber die Ansätze an den Rippen und an der Lendenwirbelsäule deutlich bewegen, um den Bauchraum zu weiten.

Sie müssen bei dieser Übung nichts anderes tun als bei der vorherigen, außer sich der verschiedenen Aktivitäten der Zwerchfellanteile bewusst zu werden. Die Rippenanteile des Zwerchfells sind in der Regel immer aktiv, für die anderen beiden Teile – Brustbein und Lendenwirbelsäule – gilt je nach Atmung: Einer stützt, der andere bewegt; ein Teil bleibt statisch, einer agiert dynamisch.

Das Zwerchfell ist im Gegensatz zur Skelettmuskulatur im menschlichen Empfinden kinästhetisch (in der Körperwahrnehmung) unterrepräsentiert. Auch mit einer geschulten Wahrnehmung können Sie seine Kontraktion nicht so spüren, wie die der Oberarm- oder Beinmuskeln. Das, was Sie spüren können, sind die Auswirkungen der verschiedenen Muskelstellungen, die sich in Bauch- oder Brustweitung zeigen.

Wenn gesagt wird, der eine Teil des Zwerchfells bleibt statisch, der andere agiert dynamisch, ist dies als Annäherung – wiewohl als deutliche – zu verstehen und nicht als Entweder/Oder. Der stabilisierende Anteil ist in geringem Maße dynamisch, der dynamische Anteil ist teilweise auch stabilisierend. Brust und Bauch beteiligen sich immer zusammen an der Atmung, allerdings in einer individuell unterschiedlichen Gewichtung.

Beim Rippenanteil des Zwerchfells ist darüber hinaus noch eine Konkretisierung notwendig, denn er zieht schräg und weitflächig über die unteren sechs Rippen und ist daher besonders komplex und vielschichtig steuerbar. Bei der Brustatmung sind zumeist die hinteren und unteren Anteile mehr fixiert, während es bei der Bauchatmung die oberen und vorderen sind.

Führt man obige Übung aus, greift man bewusst in die normalerweise unwillkürlich arbeitende Zwerchfellmuskulatur ein. Auch wenn Sie sich nicht sicher sind, wo genau die Muskeln ansetzen, noch wie sie sich anfühlen, können Sie die verschiedenen Ansatzpunkte ansteuern. In der Natur besteht dafür insofern keine Veranlassung, als die Zwerchfellbewegung vom Impuls des Tieres abhängig ist, das nicht sein Zwerchfell oder die einzelnen Anteile aktivieren will, sondern eine Handlung einleitet. Und diese Handlung besteht nicht darin, aktiv den Bauch oder die Brust auszuweiten, sondern automatisch eine der beiden Möglichkeiten vom Nervensystem wählen zu lassen, um für die Anforderung der Umwelt gewappnet zu sein. Diese Wahl erfolgt im Tier nur im Sinne des notwendigen Ausdrucks, so dass jede Bewegung vom Atem im Sinne der für die Handlung notwendigen Energie begleitet wird. So ist es beim Menschen, der nicht gerade die obige Übung macht, normalerweise auch. Um diesen Zusammenhang besser zu verstehen, ist folgende Übung hilfreich:

Schauen Sie einem Säugetier beim Atmen zu. Fangen Sie nicht mit einem Menschen an, sondern wenden Sie sich aufmerksam einem Tier in Ihrer Umgebung zu. Hunde oder Katzen eignen sich aufgrund ihrer menschenähnlichen Atemfrequenz und der Annäherungsmöglichkeiten optimal. Huftiere sind aufgrund ihrer geringeren Dynamik und Kleintiere aufgrund der hohen Atemfrequenz anspruchsvoller in der Wahrnehmung, aber nicht weniger interessant. Probieren Sie aus, wer Ihnen als Beobachtungsoption liegt (und dient) und stellen Sie fest, wie das Tier atmet. Beobachten Sie die Frequenz, den Rhythmus und den sich daraus ergebenden Gesamtfluss.

Achten Sie dann verstärkt auf die Länge von Ein- und Ausatmung und auf Aktivität und Passivität der jeweiligen Phasen. Bringen Sie die Bewegungen des Brustkorbs und des Bauches des Beobachtungsobjekts mit den damit zusammenhängenden Zwerchfellanteilen in Verbindung.

Beobachten Sie die Tiere auch in vergleichbaren Momenten, in denen Sie sich selbst schon beobachtet haben, also etwa beim Überholen eines Lkw.

Das macht ein Tier natürlich nicht! Aber Sie wissen sicher bereits, was gemeint ist: besondere Herausforderungen, auf die es zu reagieren gilt, zum Beispiel Geräusche, Gerüche, stressige Handlungen und Situationen. Mit welcher Atmung und in welcher Form reagiert das Tier auf besondere Anforderungen der Umwelt?

Wenden Sie die Übung dann auf andere Tiere der gleichen Art, Tiere anderer Arten und natürlich auch auf den Menschen an. Vergleichen Sie abschließend den menschlichen Atem mit dem der verschiedenen Tiere.

Wahrscheinlich werden Sie bei dieser Übung mehrere Erkenntnisse zugleich haben. Besonders auffällig sind die Unterschiede zwischen Mensch und Tier beim Atemfluss. Das Bemerkenswerteste beim Menschen ist eine angehaltene Atmung in bestimmten Situationen, was Sie beim Tier so nicht finden.[2] Diese Lebensqualität, die man biologisch auch als Optimalversorgung bezeichnen kann, macht Tiere so interessant für den menschlichen Betrachter – die Offenbarung eines fließenden, in sich ruhenden und harmonischen Atems. Das gleiche gilt für Babys und kleine Kinder, die es ebenfalls ermöglichen, etwas wahrzunehmen, was über die eigentliche Aufgabe dieser Übung – die individuellen Unterschiede der Atmungen – hinausgeht. Egal, ob das Beobachtungsobjekt harmonisch geatmet hat oder nicht, haben Sie darüber hinaus besondere Eigenheiten erkennen können, vielleicht, dass der eine viel stärker den Brustkorb hebt als der andere oder dass der eine schneller und kürzer und der andere länger und langsamer ausatmet. Wenn Sie keine Unterschiede bemerken konnten, dann warten im Folgenden weitere Gelegenheiten, um den Fluss eines individuellen Atmens wahrnehmen zu können.

Medizinische Sichtweise der Atemformen

In der modernen Medizin kennt man seit langem verschiedene Atemformen. Sie werden in den Lehrbüchern häufig als »Atemtypen« bezeichnet und entsprechend ihrer anatomischen Lage als *costale* und *abdominale* Atmung (auch als Brust- oder Bauchatmung) klassifiziert. In neuerer Literatur wird diese alte Einteilung noch einmal differenziert. Da spricht man von einer *sternalen*, *sternocostalen*, *costodiaphragmalen* und *abdominalen (oder diaphragmalen)* Atmung – eine Strukturierung, die der oben beschriebenen Zwerchfellanteile zugrunde liegt. Auch in der Veterinärmedizin sind Atemtypen bekannt; hier kann man ebenfalls den *costalen* und *abdominalen* Typus eines Tieres beobachten.[3]

Auch wenn diese Formen bekannt sind, geht man davon aus, dass sich die unterschiedlichen Atemformen im Mittel einander angleichen und verstärkte Abweichungen in der Regel pathologischer Natur sind.

So wird der medizinische Atemtyp heutzutage als abhängig vom physiologischen Zustand (Alter mit eingeschränkter Thoraxbeweglichkeit, Schwangerschaft mit verstärkter Costalatmung usw.) und von einer unerklärlichen persönlichen Neigung verstanden.

In älteren und teilweise auch noch in modernen Schriften hat man versucht, die Atemformen geschlechtsspezifisch zuzuordnen, indem behauptet wurde, Frauen hätten überwiegend eine Brustatmung, Männer eine Bauchatmung. Dieser Glaube ist mittlerweile größtenteils abgelegt worden, weil sich gezeigt hat, dass die – zum Teil schon sehr alten – Beobachtungen an Frauen auf deren einschnürende Kleidung zurückzuführen waren. Vergleichsuntersuchungen in anderen Kulturkreisen ergaben, dass dort Frauen, die weite oder lockere Kleidung bevorzugten, nicht die typische Brustatmung zeigten.

Tendenziell – allerdings ohne einheitliche Lehrmeinung – lässt sich beobachten, dass die Bauchatmung als vermeintlich gesündere Atemform gefördert wird. Dementsprechend wird die Brustatmung bisweilen auch als paradoxe oder pseudoparadoxe Atmung bezeichnet und für die Durchlüftung der Lungen als nicht ausreichend angesehen. Zu erklären ist diese propagierte, gesundheitsfördernde Wirkung der Bauchatmung auf zwei Weisen: Erstens wird davon ausgegangen, dass durch Bauchatmung mehr

Luft aufgenommen werden kann. Das können Sie selbst noch einmal bei der Übung überprüfen, indem Sie mehrmals zwischen beiden Atemformen wechseln. Der deutliche Austritt des Bauches verfälscht vielleicht die Wahrnehmung; wenn Sie sich aber völlig auf die innere Resonanz Ihrer Atemräume ausrichten, können Sie erspüren, dass im Brustbereich mehr Weitung möglich ist. Die Fixierung der oberen Zwerchfellanteile bei der Bauchatmung lässt nicht mehr Luft zu, sondern verhindert stattdessen eine besonders große Aufnahme.

Zweitens wird argumentiert, dass die Bauchatmung den Nervenstrang des Parasympathikus verstärkt aktiviert, der, vereinfacht gesagt, für die vegetative Organisation der Entspannung zuständig ist. Hier wird in den Lehrbüchern auf ältere Menschen und Säuglinge verwiesen, die diese Form der Atmung vermeintlich bevorzugen. Bei beiden Personengruppen lässt sich dies allerdings aufgrund der physiologischen Bedingungen erklären. Bei Säuglingen und Kleinkindern stehen die Rippen noch verstärkt in der Horizontalen, weshalb der äußere Eindruck einer bevorzugten Bauchatmung entsteht; bei älteren Menschen dominiert die Bauchatmung häufig aufgrund der Lebensweise, die die Beweglichkeit des Brustkorbs eingeschränkt hat. Ein interessantes Untersuchungsthema wäre, ob die einseitige Auffassung (»Bauchatmung ist besser als Brustatmung«) auch von Kulturen, die nicht von Stress geprägt sind, geteilt wird.

Als Beispiel für eine mögliche moderne Sichtweise hier ein Zitat aus einem Internetlexikon, das in der Regel wissenschaftliche Disziplinen, in denen es verstärkt um Berechnung geht, lehrgetreu wiedergibt. »Die Bauchatmung (Abdominalatmung) oder auch Zwerchfellatmung (Diaphragmalatmung) ist eine normale, ruhige Atmungsform. Den eher durch Bewegungen des Brustkorbes dominierten Atmungstyp nennt man Brustatmung. Die Bauchatmung wird unbewusst eingesetzt, wenn der menschliche Körper entspannt ist, beispielsweise beim Sitzen oder Schlafen, sowie von Kleinkindern und alten Menschen. Bewusst wird die Bauchatmung von guten Sängern und Blasmusikern zur Atemstütze sowie als wichtiger Bestandteil in vielen asiatischen Kampfkünsten eingesetzt. Dadurch, dass nur ein geringer Anteil der Atemmuskulatur aktiv ist, wird weniger Energie verbraucht als bei der Brustatmung. Der Blutdruck wird gesenkt und die Verdauung durch die Massage der Eingeweide gefördert. Außerdem wird durch den Unterdruck im Bauchraum der venöse Rückstrom gefördert, da sich dieses Druckgefälle bis auf die untere Hohlvene, welche in den rechten Vorhof des Herzens mündet, fortsetzt.«

Aus Sicht der modernen Medizin, die ausgehend von ihren Grundannahmen keine Rücksicht auf typologische Auswirkungen nehmen kann und sich primär der Biochemie und darin eines berechenbaren Modells bedient, ist dies eine nachvollziehbare Erklärung. Anthropologisch können diese Grundannahmen erweitert werden. Dazu dient zunächst die Biomechanik, die über die Atemformen die Möglichkeit eröffnet, Lebewesen von einem umfassenderen Blickwinkel aus zu verstehen.

Punctum fixum – Punctum mobile

Diese zwei lateinischen Begriffe stammen aus der Biomechanik und beschreiben eine interessante Möglichkeit, die sich bei tierischer Muskelarbeit auftut. Sie bezeichnen, welcher Teil des knöchernen Apparates von einem Muskel fixiert und welcher bewegt wird. Welcher nun der fixierte und welcher der bewegliche Anteil ist, steht per se nicht fest, sondern ändert sich je nach Körperbewegung. Dafür als Beispiel der *Musculus quadriceps femoris*, der große Kniestrecker auf der Vorderseite des Oberschenkels.

Der Quadriceps verläuft vom Becken über Hüft- und Kniegelenk bis zur Vorderseite des Unterschenkels und kontrahiert, wenn Sie das gebeugte Knie strecken. Strecken Sie im Sitzen den Unterschenkel nach vorne, so dass sich das Bein in der Luft vor Ihnen ausstreckt.

Stellen Sie dann den Unterschenkel wieder auf den Boden und wiederholen den Vorgang einige Male.

Nehmen Sie wahr, dass bei der Streckbewegung der fixierende Teil (das *Punctum fixum*) vom Muskel am Becken und der bewegliche Teil am Unterschenkel liegt.

Wenn Sie im Folgenden aus dem Sitzen aufstehen, so ist der Unterschenkel der fixierende Teil und das Becken der bewegliche.

Probieren Sie beide Varianten aus und realisieren Sie, dass der Oberschenkelmuskel in beiden Fällen die gleiche Arbeit verrichtet, er nur jeweils einen anderen Fixationsansatz erfährt. (Greifen Sie zur Kontrolle in den hart werdenden Muskelbauch, am besten etwas oberhalb des Knies.)

Diese Kenntnis spielt in den Bewegungs- und Trainingswissenschaften seit langer Zeit eine bedeutende Rolle und wird in verschiedenen therapeutischen und rehabilitativen Maßnahmen der Körperarbeit eingesetzt. Die Lage des Körpers entscheidet also über die Wirkweisen.

Genauso kann man sich auch die Möglichkeiten des Zwerchfells vorstellen. *Punctum fixum* und *mobile* können, wie Sie schon festgestellt haben, verschieden sein, wodurch sich die unterschiedlichen Atemformen ergeben. Durch die vielfältigen Ansätze des Zwerchfells entstehen die entsprechenden Möglichkeiten, die hier vereinfacht formuliert als Bauch- oder Brustatmung bezeichnet wurden.

Man kann noch einen Schritt weitergehen und sich das Wirken des Zwerchfells wie folgt vorstellen: Wenn Sie die Bauchatmung ausführen, ist der obere Teil des Rumpfes (der Brustkorb) das stabilisierende Zentrum, wenn Sie die Brustatmung ausführen, der untere Teil des Rumpfes (Bauch). Sie fixieren oben und sind unten beweglich oder umgekehrt. Diese zwei biomechanischen Vorgaben bestimmen die Atmung und legen fest, welcher Teil beweglich und welcher stabilisierend ist.

Aktive und passive Atmung

Bislang wurde nur mit den Atemräumen und den Möglichkeiten der fixierenden und beweglichen Zwerchfellanteile gearbeitet. Aktivität oder Passivität wurden dabei bewusst außen vor gelassen. In diesem Abschnitt geht es um die Unterschiede einer aktiv oder passiv geführten Atmung, die zunächst an einem anderen Körperteil verdeutlicht werden sollen. Man könnte meinen, wenn Muskeln sich zusammenziehen, liegt immer eine aktive Handlung vor. Das dem nicht so ist, soll folgende Übung veranschaulichen:

Heben Sie Ihre Schultern hoch bzw. ziehen Sie sie nach oben, so dass sie bis an die Ohren ragen.

Für den Weg zurück nach unten gibt es zwei Möglichkeiten: Entweder lassen Sie die Schultern fallen oder aber ziehen sie aktiv und in einem moderaten Tempo wieder nach unten. Probieren Sie beide Optionen aus.

Bei der Übung geht es nicht darum, zu spüren, ob die hochgezogenen Schultern Ihr Wohlbefinden beeinträchtigen –das tun sie in den meisten Fällen –, sondern darum, wahrzunehmen, dass Muskelkontraktion unterschiedlich innerviert werden kann. Der Hauptmuskel für das Sinken der Schultern ist der absteigende Teil des Trapezmuskels. In beiden Fällen (passiv fallenlassen oder aktiv herunterführen) zieht er sich zusammen, und die biochemischen Prozesse einer Muskelkontraktion werden ausgelöst (ATP als Energieüberträger in den Muskelzellen, das Ineinandergleiten der Zellfilamente etc.). Im ersten Fall allerdings ist die Kontraktion durch die Schwerkraft begünstigt, die die Schultern von selbst nach unten in Position bringen kann. Im zweiten Fall arbeiten Sie gegen die Schwerkraft, um das Absinken im eigenen Tempo vorzunehmen. Dies kann man als passive und aktive Führung der Muskulatur bezeichnen. Die passive Führung bedarf einer externen Kraft (Schwerkraft, Boden, Partner usw.), die aktive Führung wird von der willkürlichen Muskelkontrolle bestimmt.

Bezogen auf die Atmung ist die externe Kraft der Unter- oder Überdruck in Ihrem Brustkorb, der dazu führt, dass die Atmung von selbst geschehen kann. Das ist lebensnotwendig, denn Menschen können sich nicht ständig auf die Atemmuskeln konzentrieren. Also übernimmt das die Biomechanik der Natur. Sie sorgt dafür, dass Lebewesen keine unnötige Energie verbrauchen und dass zu jedem Zeitpunkt die Versorgung gewährleistet ist. Im Falle der Schulterübung kümmern Sie sich in der Regel nicht um das Herabsenken, wenn Sie diese zuvor aufgrund einer belastenden Situation unbewusst, aber dennoch aktiv nach oben gezogen haben. Um das Fallen brauchen Sie sich keine weiteren Gedanken mehr zu machen.

Bei der Atmung ist es ähnlich wie bei allen anderen Lebensprozessen, sie geschieht im Wechselspiel von Anspannung und Entspannung. Wer versucht, das Wechselspiel aufzuheben, indem er beispielsweise immer aktiv oder immer passiv ist, wird früher oder später (bei der Atmung sehr früh) kapitulieren, denn nur der Ausgleich erzeugt die Lebendigkeit des Rhythmus. Was bedeutet nun aktive oder passive Atmung?

Lassen Sie zunächst den Atem kommen. Ziehen Sie ihn nicht ein, sondern lassen ihn mit Hilfe des Unterdrucks, der in Ihrem Inneren entsteht, von selbst einströmen. Dabei ist es jetzt egal, ob Sie in Brust oder Bauch oder beide zusammen atmen; es geht nur um die vermiedene Anstrengung dabei.

Setzen Sie die Passivität auch beim Ausatmen fort. Lassen Sie es also wieder geschehen, statt einzugreifen.

Stellen Sie sich vor, dass Sie nichts tun müssen, um zu atmen, dass es mit Ihnen geschieht. Erleben Sie, was es heißt, von den Kräften der Natur »beatmet« zu werden.

Jetzt beobachten Sie, während Sie so passiv wie möglich atmen, ob eine der beiden Atemphasen Sie dazu anregt, aktiv einzugreifen. Haben Sie das Gefühl, bei einer passiven Einatmung nicht genug Luft zu bekommen? Stört es Sie (Ihren Körper, Ihre Lebendigkeit), wenn Sie die Luft nicht aktiv einsaugen können? Oder missfällt Ihnen die Vorgehensweise, nicht aktiv die verbrauchte Luft ausstoßen zu können? Fehlt Ihnen der Druck, den Sie mit Hilfe der Ausatmung ablassen können? Beobachten Sie und gehen Sie dann konkret dazu über, beide Varianten auszuprobieren.

Beginnen Sie damit, aktiv ein- (mit Hilfe Ihrer Atemmuskulatur) und passiv auszuatmen und wechseln Sie nach einer Weile in die Form der passiven Ein- und der aktiven Ausatmung.

Nehmen Sie wahr, ob Ihnen eine Form besser gefällt.

Vielleicht wird sich das mit dem ergänzen, was Sie bei einer rein passiven Atemweise schon gespürt haben.

Nehmen Sie abschließend auch die vollständig aktive Atmung – aber vorsichtig – hinzu. Das heißt, atmen Sie bewusst und aktiv ein und aktiv auch wieder aus.

Es kann gut sein, dass Ihnen die letzte Technik am wenigsten behagt. Sie wird in der Medizin als Hyperventilation bezeichnet und ist das von der Natur deutlichste Alarmsignal, dass der Atemvorgang sich, wenn Sie so weitermachen, erschöpfen wird. Bewusst nutzt man diese »Erschöpfung« zu therapeutischen Zwecken (etwa beim holotropen Atmen oder in manchen Yogatechniken), aber normalerweise bedarf es eines Zusammenspiels beider Kräfte, eines Miteinanders von Aktivität und Passivität, von Anspannung und Entspannung, um dem Leben gerecht zu werden. Eine rein passive Atmung, wie zu Beginn der Übung, ist ebenfalls nicht vorgesehen – das haben Sie wahrscheinlich wahrnehmen können, weil Sie bei einem Teil das Gefühl hatten, gerne mitgestalten zu wollen.

Im Gegensatz zur Medizin geht die Beschreibung der Atemformen in diesem Buch davon aus, dass meist eine Richtung führend ist, entweder die Ein- oder die Ausatmung. Einen Mischtyp oder eine dritte Atmung kennt die Natur nicht – es bedarf immer einer Führung und eines sich Gehenlassens, ansonsten erschöpfen Sie sich.

Diese Führungsqualität ist vor der Geburt nicht nötig, denn der Embryo wird von der Mutter ausreichend mit Nährstoffen versorgt. Erst mit dem ersten Atemzug wird das Atemzentrum vollständig aktiviert, und das Wechselspiel von Aktiv und Passiv, von Führen und Gehenlassen, wird zum Teil des menschlichen Daseins.

Dennoch kann es sein, dass Sie bei der Übung nicht sofort die aktive und passive Phase haben zuordnen oder erspüren können, und vielleicht haben Sie auch das Bedürfnis, Widerspruch einzulegen. Denn wie soll im Schlaf ein Teil der Atmung aktiv erfolgen? Sie schlafen doch, Sie lassen doch alles gehen. Das ist von einem Standpunkt der willkürlichen Kontrolle zutreffend. Nichtsdestotrotz wird auch im Schlaf dieses Muster erkennbar bleiben.

Beobachten Sie einen Menschen beim Schlafen. Kinder, nicht nur weil sie länger schlafen, sondern weil sie auch natürlicher atmen, sind am besten zu beobachten, es geht selbstverständlich aber auch mit Erwachsenen.

Die Übung ist einigen vorherigen ähnlich, nur geht es in diesem Fall nicht um den Ort der Atmung oder den Gesamtfluss, sondern um die aktiven und passiven Phasen. Welche Phase führt den Atem des Schlafenden, welche lässt er gehen?

Können Sie die führenden Muskelaktivitäten des Atmenden sehen? Oder hören Sie sie?

Die aktive Einatmung wird von einem Schlürfen oder Einsaugen begleitet, die aktive Ausatmung von einem Schnaufen oder Schnauben. Wenn Sie sich schon einmal gefragt haben, warum sich das Schnarchen Ihrer Mitmenschen unterschiedlich anhört, haben Sie hier eine Erklärung: Die aktive Einatmung schlürft, röchelt, zieht, während die aktive Ausatmung schnaubt, pustet und schiebt.

Beobachten Sie, lauschen Sie und stellen Sie fest, welche Phase bei dem Schlafenden führend ist.

Diese Übung ist – zumindest in der Beobachtung anderer Menschen – der verlässlichste Anzeiger, um die Atemform zu bestimmen. Im Schlaf kommt der naturgegebene Rhythmus zum Tragen, wenn auch bei jedem unterschiedlich. In den meisten Fällen ist die aktive Atemphase diejenige, die Sie deutlicher sehen und hören. In bestimmten Situationen kann sich dies (auch im Schlaf) umkehren, so dass man die passive Phase der Atmung deutlicher hört oder sieht. Im letzten Kapitel wird auf diese speziellen Fälle noch einmal eingegangen, ebenso wie auf die Schlafenden, bei denen zunächst keine deutliche Führungsposition einer der beiden Atemphasen zu erkennen ist. In der Regel aber sind die Schlafgeräusche eindeutig und ein sicheres Anzeichen für die Präferenz des jeweiligen Individuums.

Zustande kommen diese beiden Phasen mit Hilfe von Muskeln, die mal mehr und mal weniger aktiviert werden. Das Zwerchfell ist für den Raum, in dem die Atmung erfolgt, maßgebend, die sogenannte Atemhilfsmuskulatur für Aktivität und Passivität.

Atemhilfsmuskeln

Die medizinische Aufteilung in reine Atemmuskeln und Atemhilfsmuskeln ist willkürlich und unscharf, da sie dem Rhythmus der Atmung wenig Beachtung schenkt. In den meisten Fällen wird neben dem Zwerchfell auch die Zwischenrippenmuskulatur als primäre Atemmuskulatur, in manchen Fällen aber auch als Atemhilfsmuskulatur bezeichnet. Im Folgenden wird deshalb die Zwischenrippenmuskualtur als erste und wichtigste der Atemhilfsmuskeln bezeichnet, da sie bei jeder Atemform involviert ist.

Das Zwerchfell bleibt in seiner Bedeutung in beiden Phasen führend. Für die Einatmung lassen sich folgende Muskeln nennen, die die Atembewegung ermöglichen: zunächst die schon erwähnten Zwischenrippenmuskeln, und zwar die äußeren (*intercostales externi*), die die Rippen heben. Die weiteren, die hebende Bewegung von Rippen und Brustkorb unterstützenden Muskeln sind: *levoteres costarum, sternocleidomastoideus, scaleni, serratus posterior superior, serratus anterior, pectorales, ercetor spinae*. Dies sind die Einatemmuskeln und mehr oder weniger (je nach Natürlichkeit des Atmenden) beim Einatmen involviert – egal ob passiv oder aktiv.

Erinnern Sie sich an die Schulterübung, so wird Ihnen klar, dass man diese Muskeln mit Hilfe des Unterdrucks von selber arbeiten lassen oder aber sie aktiv führen kann – auch im Schlaf. Die Benennung der Muskeln ist für die Praxis nicht unbedingt relevant, für manche Anwender aber kann es bedeutend sein, zu wissen, welche Muskeln tagtäglich und stetig aufgrund der eigenen Atemform aktiviert werden und welche nur passiv einbezogen sind. Diese großen Auswirkungen auf Körperarbeit und Bewegungsmöglichkeiten werden später ausführlich behandelt.

Nun zu den Ausatemmuskeln: Auch hier sind es primär die Zwischenrippenmuskeln, jetzt aber die inneren (*intercostales externi*), die die Rückstellkräfte der Lunge beim Ausatmen unterstützen. Weitere Ausatemmuskeln, die die Rippen senken und den Bauchraum verengen, sind *subcostales, seratus posterior inferior, transversus thoracis, latissmus dorsi, quadratus lumborum.*

Die Muskeln der äußeren Bauchwand (im Volksmund als Bauchmuskeln bezeichnet) haben dagegen nur bei der Bauchpresse eine Bedeutung. Sie haben primär eine stabilisierende Funktion (für die Haltung des Rumpfes und die Struktur der inneren Organe) und sind nur in den speziellen Fällen des Hustens, Niesens, Stuhlgangs und dergleichen für den großen Druckaufbau im Rumpf verantwortlich. Sie sind demzufolge keine klassischen Atemhilfsmuskeln. Jedoch werden sie in manchen modernen medizinischen Lehrbüchern als solche bezeichnet, was anatomisch nicht korrekt ist und Rückschlüsse darauf erlaubt, wie wenig Beachtung der Atmung im Sinne einer physiologisch umfassenden Betrachtung geschenkt wird.

Vorsichtig sollte man grundsätzlich sein, wenn es heißt, bestimmte Muskeln sind für diese und jene Bewegung verantwortlich. Die Muskulatur als solche kann man als ein einziges und in sich geschlossenes Organsystem verstehen, und es ist nicht übertrieben, sondern physiologisch richtig, wenn man behauptet, dass jede Bewegung, auch die des kleinen Fingers, das ganze Muskelsystem aktiviert. Nur fehlen den meisten in der Regel die biomechanischen und biochemischen Sensoren, um dies wahrzunehmen. Das ist auch nicht nötig, da die Natur die damit verbundenen Ausgleichsprozesse selber einleitet. Die obengenannten Hilfsmuskeln für Ein- und Ausatmung sind ihrer funktionellen Wirkung nach korrekt, nur eben mit der Einschränkung, dass es sich um vereinfachte und keine absoluten Aussagen bezüglich des Muskelsystems handelt.

Eine Übung, die Sie bereits kennen, ist optimal dazu geeignet, die Atemhilfsmuskeln wahrzunehmen, ohne diese im einzelnen benennen oder verorten zu müssen.

Setzen Sie sich an einen Tisch und legen wieder Ihre flachen Hände mit der Innenseite vor sich auf den Tisch.

Als erstes drücken Sie die Hände auf den Tisch und üben Sie einen Zug in Richtung Tischkante auf sie aus (allerdings ohne sie dabei zu bewegen). Dabei aktivieren Sie – Sie müssen diese Muskeln nicht bewusst ansteuern – die Rippenheber und die anderen Hilfsmuskeln, die für die Einatmung hilfreich sind. Atmen Sie jedes Mal, wenn Sie auf die Hände einen Zug zu sich hin ausüben, aktiv ein und lassen Sie die Hände bei der passiven Ausatmung wieder los. Diese Übung unterstützt denjenigen optimal, der aktiv einatmen möchte, weil er den dafür notwendigen Hilfsmuskeln die besten Ansatzpunkte bietet.

Nach einer Pause drehen Sie das Spiel um. Drücken Sie jetzt die Hände auf den Tisch und üben Sie (ohne sie dabei zu bewegen) einen Druck aus von sich weg in Richtung Tischmitte. Die damit verbundene Haltung unterstützt die Verengungsmuskeln im Bauchraum und unterstützt optimal die Ausatmung. Versuchen Sie nun also, beim Einatmen die Hände zu lösen und den Atem passiv kommen zu lassen und beim Ausatmen die Hände wegzuschieben und dies mit einer aktiven Muskelführung zu begleiten.

Merken Sie, was Ihnen besser bekommt, wo Sie sich zuhause fühlen?

Hiermit haben Sie die ursprüngliche Übung der Eigenwahrnehmung auf ein Verständnis der arbeitenden Muskulatur ausgeweitet, ohne dass Ihnen bewusst geworden ist, welche Muskeln konkret aktiviert sind. Dies im Rahmen einer mathematischen Gegenüberstellung zu versuchen, ist im übrigen auch nicht möglich. Selbst wenn man konstatiert, dass es Bauch- und Brustatmer und somit verstärkte Aus- oder Einatemmuskeln gibt, sind diese in jedem Individuum unterschiedlich ausgeprägt. Es gibt also nicht die klassische Brust- oder Bauchatmung, sondern nur die Präferenz für eine von beiden mit einer immer individuell ausgerichteten Mechanik. Die Hilfsmuskeln sind je nach Lebewesen unterschiedlich stark involviert und folgen dabei einem individuellen Schema. Das heißt nicht, dass es die Atemformen nicht gibt, sondern nur, dass diese, wenn sie sich ausprägen, von einem individuellen Einsatz der Hilfsmuskulatur arrangiert werden.

Atempausen

Ein dritter Punkt, der die Atemformen auszeichnet, soll vorgestellt werden, um den Kreislauf der Atmung und der Selbstwahrnehmung abzurunden. Sie haben bis jetzt die Atemräume und die aktiven und passiven Phasen kennengelernt, was noch fehlt sind die mal kleinen, mal größeren Atempausen, die am Ende einer Ein- und einer Ausatmung entstehen. Im vom Sanskrit ins Deutsche übersetzten Yogaschriften wird passenderweise von der Atemfülle nach der Einatmung und Atemleere nach der Ausatmung gesprochen.

Wozu überhaupt die Pausen? Genügt es nicht einfach ein- und auszuatmen? Als Beispiel bietet sich der Lauf der Sonne an, wenn er zweimal im Jahr seine Richtung umkehrt. Zur Winter- und zur Sommersonnenwende steht die Sonne an ihrem Höchst- bzw. Tiefpunkt, und dem Betrachter kommt es vor, als bliebe die Sonne dort für einige Tage quasi stehen. Dieses Prinzip lässt sich auf viele Lebensbereiche ausweiten. Wenn jemand ohne Punkt und Komma spricht, können Sie ihm ab einem bestimmten Punkt nicht mehr folgen. Er lässt nicht, was für die Kommunikation unentbehrlich ist, die Sätze ausklingen. Diese Phase des Ausklingens oder Ausschwingens mag nur kurz und unmerklich sein, sie ist aber notwendig und naturgegeben. Beobachten Sie es selbst.

Wenn Sie wollen, können Sie bei dieser Übung schon Ihre Fähigkeiten aus den vorangegangenen mit einbeziehen; es ist aber genau so gut möglich, alles bisherige Wissen beiseite zu lassen und sich der Übung unvoreingenommen anzunähern.

Als erstes beobachten Sie wieder Ihren Atem und versuchen, die Pausen oder Übergänge von einem ins andere wahrzunehmen. Erwarten Sie keine sekundenlangen Intervalle, sondern nur kurze Momente des Innehaltens: wie die Ruhe nach dem Donner, bevor der nächste folgt.

Versuchen Sie als erstes wahrzunehmen, welchen der beiden Übergänge Sie besser annehmen und wahrnehmen können. Denken Sie noch einmal daran, dass die Pause nach der Einatmung als Atemfülle und die nach der Ausatmung als Atemleere bezeichnet wird. Was spricht Sie eher an?

Nun greifen Sie aktiv in das Geschehen ein und verlängern die jeweiligen Pausen. Beginnen Sie mit der Atemfülle und halten Sie bewusst den Atem nach der Einatmung an, erst einmal nur wenige Sekunden.

Wenn Sie wollen, probieren Sie es länger, bis zu zwanzig Sekunden. Haben Sie schon bald das Gefühl, es nicht mehr auszuhalten, bis Sie endlich wieder Luft ausstoßen können? Oder fühlen Sie sich mit den vollgepumpten Lungen wohl?

Dann kehren Sie die Übung nach einer Weile um und verlängern (zuerst nur wenige Sekunden und dann bis zu zwanzig Sekunden) die Atemleere nach der

Ausatmung. Wie ist jetzt Ihr Empfinden? Lechzen Sie nach Luft und wollen endlich wieder einatmen oder mögen Sie es, in der Leere zu verweilen?

Probieren Sie dies mehrere Male im eigenen Tempo und ohne übermäßige Anstrengung und falschen Ehrgeiz aus.

Diese Übung ist im Gegensatz zu den vorherigen anspruchsvoller, was weniger mit einer fehlenden Natürlichkeit als mit einer kulturellen Ausrichtung zu tun hat. Zum einen kann die Atemleere auch dominant ausatmenden Menschen bisweilen schwer fallen, weil sie als Erfahrung der Leere und des Nichts-Habens gegen die Gewohnheiten einer Leitungsgesellschaft spricht. Darüber hinaus kann die Anregung, die Pause bis zu zwanzig Sekunden anzuhalten, zu einer falsch verstandenen Selbstwahrnehmung und übertriebener Anstrengung führen.

Wird die Wahrnehmung bei der Übung nur darauf gerichtet, wie sich eine Pause, die wenige Sekunden gehalten wird, anfühlt, fällt es leichter, sich auf die innere Führung zu verlassen. Dann wird deutlich, was der eigenen Natur entspricht, welche Pause deutlicher ist als die andere. Der aktive Einatmer nutzt die Atemfülle, der aktive Ausatmer die Atemleere.

Interessant sind Austauschforen im Internet, wenn es dort um die Frage geht, nach welcher Atmung man den Atem länger anhalten kann. Die einen sagen nach der Ein-, die anderen nach der Ausatmung. Nun wissen Sie, warum der eine das eine, der andere das andere besser kann.

Wenn Sie die Zeitspanne der Atempause deutlich über zwanzig Sekunden ausdehnen wollen, begeben Sie sich physiologisch auf gefährliches Terrain. Die Fähigkeit, den Atem so lange wie möglich anzuhalten, kennt in der Natur kein Vorbild und ist Teil menschlicher Willkür. Sie spielt unter anderem beim Tauchen eine überragende Rolle. Das sogenannte *Apnoe* (wörtlich: Nicht-Atmen), bei dem Menschen sich im Leistungssport darin messen, wer länger unter Wasser bleiben kann, ist ein bekanntes Beispiel. Im Training fordert der Apnoesport besondere Atemtechniken, die einerseits das Anhalten der Luft nach dem Einatmen (Atemfülle) sowie eine verlängerte Ausatmung konditionieren. Dies ist kein Hinweis darauf, dass diese Techniken in der Natur bevorzugt werden, sondern eine physiologische Notwendigkeit, wenn man den Atem über das natürliche Maß hinaus anhalten will. Der Druckausgleich ist in diesem Fall mit einem Überschuss an Sauerstoff (nach der Einatmung) deutlich einfacher zu bewerkstelligen als mit einem Überschuss an Kohlendioxid (nach der Ausatmung).

An dieser Stelle lassen sich die Atemformen zusammenfassen und in ihrer Gesamtheit üben. Zum einen die Brustatmung mit einer aktiven Einatmung und einer deutlichen Atemfülle, gefolgt von einer passiven Ausatmung und einer unmerklichen Atemleere. Auf der Gegenseite die Bauchatmung mit einer passiven Einatmung und unmerklichen Atemfülle, gefolgt von einer aktiven Ausatmung und deutlichen Atemleere. Diese Übung ist gleichzeitig auch eine der besten therapeutischen Instrumente für Ihre persönliche Atmung.

Sie beginnen mit der Brustatmung und heben aktiv die Rippen, lassen das Zwerchfell den unteren Rumpf fixieren und weiten sich genüsslich in die Einatmung. Sie bleiben kurz in der Atemfülle und lassen dann passiv die Luft entweichen. Machen Sie das mehrere Male und halten Sie beim letzten Mal in der Atemfülle den Atem für maximal zwanzig Sekunden fest. Wie fühlt sich diese Atemform für Sie an?

Umgekehrt lassen Sie dann den Atem passiv in den unteren Rumpf fließen, indem Sie die Brust stabilisieren und den Bauch weiten (beides passiv, ohne Interventionen). Direkt nach der Einatmung erfolgt die aktive Ausatmung mit Hilfe der Flankenmuskultur, die den Bauchraum verengt und die Luft ausstößt. Geben Sie sich ganz dem Gefühl des kraftvollen Ausstoßens hin und verlängern die Ausatmung nach Ihrem Belieben. Bleiben Sie dann kurz in der Atemleere und lassen anschließend wieder passiv die Einatmung zu. Nach mehreren Malen verlängern Sie beim letzten Vorgang die Pause der Atemleere auf bis zu zwanzig Sekunden. Auch hier wieder die anschließende Frage: Angenehm und natürlich oder im wahrsten Sinne des Wortes beengend?

Hiermit haben Sie die beiden unterschiedlichen physiologischen Vorgänge der Atemformen kennengelernt und in ihre Wahrnehmung integriert. Es ist weder hilfreich noch biologisch korrekt, einen der beiden Atemvorgänge als besser oder natürlicher zu bezeichnen, am ehesten sollte man – wie es die Medizin tut – meinen, dass das Gleichgewicht eine entscheidende Rolle spielt. Vielleicht haben Sie aber bereits erfahren, dass je nach Typ – vor allen Dingen in fordernden Situationen – eine der beiden Atemarbeitsweisen dominiert. Diese Dominanz ist das, was man bei Tieren, und damit auch beim Menschen, im Schlaf besonders gut erkennen kann.

In diesem Buch wird bewusst auf eine mathematische Vermessung verzichtet. Anhand der Übungen sollen und können Sie die aufgeführten Beispiele selbst nachvollziehen. Das heißt nicht, dass diese Messungen nicht von irgendjemandem irgendwann einmal gemacht werden, es ist aber zunächst nicht notwendig; genauso, wie es lange Zeit nicht notwendig war zu messen, wie weit die Sonne und der Mond von der Erde entfernt waren. Es genügte zu wissen, dass sie mit Hilfe des Lichtes und der Anziehung des Wassers das Leben auf der Erde organisieren.

Atemarbeit

Vor allen Dingen in östlichen Traditionen der Heilkunde wird seit Jahrhunderten auf die Bedeutung des Atems hingewiesen. Im Yoga gibt es für das Einüben und bewusste Behandeln des Atems den Begriff *Pranayama*. Im westlichen Kulturkreis haben sich Atemübungen und Atemschulen seit Ende des 19. Jahrhunderts durchgesetzt, um damit den negativen Folgen der Moderne auf den Körper entgegenzuwirken. Es gibt viele Atemschulen, die in ihren Ausbildungen das Wissen um die vermeintlich richtige Atmung lehren; dennoch haben sich die einzelnen Schulen und Techniken nicht dauerhaft auf dem Gesundheitsmarkt durchsetzen können, genauso wenig wie es heute Atemübungen gibt, die alle Menschen befriedigen werden. Den Grund dafür haben Sie sicher inzwischen selbst erkannt: Die meisten Techniken und Übungen helfen nur einer Hälfte der Anwender, die andere Hälfte hingegen verwirren oder stören sie.

Grundsätzlich dürfte klar sein, dass Technik bei der Atmung fehl am Platze ist, sondern es nur auf ein Zulassen der individuellen und natürlichen Prägung ankommt. Dieses Ziels sind sich, was die Wichtigkeit angeht, alle Atemschulen bewusst. So schreibt eine der bekanntesten Atemtherapeutinnen, Alice Schaarschuch, in ihrem 1962 erschienenen Band »Der atmende Mensch« in der Einführung: »Der Atem ist lebendig wie das Leben selbst. Er verträgt keine starren Übungsformen und sollte praktisch nur von Mensch zu Mensch, aus dem Individuum und seiner Stunde geboren, erfahren werden.« Man sollte annehmen, dass sich die Individualität in ihrem Buch im Wissen um die unterschiedlichen Atemformen weiter fortsetzt. Allerdings stellt man fest, dass die Autorin besonderen Wert auf die Bauch- und Lendenwirbelsäulenatmung legt und dass sie die passive Einatmung bevorzugt. »Nehmen wir aber ein Minimum von Einatmen – ich nenne es ein ›Häuchlein‹ – und warten wir in gelöstem Zustand lauschend ab, bis der weitere Einatem kommen will…« Frau Schaarschuch nimmt sich selbst als dominante Ausatmerin wahr und gibt genau jenes Wissen an ihre Schüler und Leser weiter. Sie hat ihren eigenen Atem als harmonisch erfahren, ist sich aber ihres Typs nicht bewusst. Daher glaubt sie, für alle sprechen zu können, da sie ja noch nie einen anderen Atem (nämlich den des aktiven Einatmers) erfahren und erlebt hat. Dieses bedeutende Phänomen einer ausschließlichen Selbstwahrnehmung und -beschreibung wird in der Arbeit von Ianna Sedlackova eindrücklich hervorgehoben, die sich im Rahmen der Stimm- und Gesangsbildung mit den Atemformen auseinandergesetzt und dabei viele Atem-, Gesangs- und Bewegungsschulen anhand ihrer Atemtypologisierung untersucht hat. Die folgenden Zitate zeigen eindrucksvoll, welche dominante Atemform hier seinen Schülern etwas vermitteln wollte.

Paul Bruns, ein Musiklehrer des frühen 20. Jahrhunderts, erklärte: »… mithin das übliche Sichvollpumpen mit Luft die Stimme groß und klangvoll mache. Es ist unmöglich, so dem Tone jene Elastizität auch nur im entferntesten zu geben.« (Ausatmung).

Die wohl bedeutendste Atemlehrerin Deutschlands, Ilse Middendorf, wird folgendermaßen zitiert: »Denn wenn wir den Atem nicht kommen lassen, sondern ihn holen, stellt sich kein Ergebnis ein.« (Ausatmung)

Der Musikpädagoge Robert Kreutzer vermittelt in seiner als revolutionär verstandenen Lehrmeinung ein klares Bild: »…um dann mehrmals kurz aber intensiv durch die Nase quasi einzuschnüffeln.« (Einatmung)

Die bekannte Atemschule von Schlaffhorst-Andersen wird so zitiert: »Diese Kunst kann nicht durch willkürliche vertiefte Einatmung erlangt werden, sondern allein durch willkürlich geregelte Ausatmung.« (Ausatmung)

Horst Coblenzer und Franz Muhar vertreten in ihrer Anleitung zum richtigen Sprechen folgende Ansicht: »…dass sich der Mensch, überfüllt von Luft, die er nicht los wird, belastet fühlt. Er spricht von Atemnot und leidet in Wahrheit unter Ausatmungsnot.« (Ausatmung)

Die deutsche Atemtherapeutin Margot Scheufele-Osenberg sagte über den Atem Folgendes: »Beim Einatmen und Senken des Zwerchfells wird die Luft hereingelassen und nicht – wie bei der Brustatmung – aktiv hereingeholt.« (Ausatmung)

Die Gesangslehrerin Lilli Lehmann empfahl: »Darum darf man weder bei künstlerischem Sprechen noch Singen tief einatmen, weil zu viel Luft in die

Lunge dringt, die wir wohl beim Gehen oder Laufen, niemals aber bei künstlerischem Sprechen oder Singen wieder los werden können.« (Ausatmung)

Die Gesangslehrer Frederick Husler und Yvonne Rodd-Marling vertreten in ihren Werken folgende Ansicht: »Pumpe dich nicht voll mit Luft. Atme ohne jede Absicht ein. Versuche zuallererst richtig auszuatmen, das Einatmen erfolgt dann nach einem ganz gewissen Gesetz.« (Ausatmung)

Der deutsche Gesangspädagoge Paul Lohmann vertrat eine andere Meinung: »Sänger mit hörbar vollendeter Atembalance zeigen äußerlich den auch während des Singens ruhevoll und zwanglos gedehnt bleibenden oberen Brustkorb.« (Einatmung)

In der Blechbläserschulung formulierte Pierre Thibaud folgende Idee: »Das Gähnen kann und muss dem Einatmen als Grundlage dienen, um die größtmögliche Kapazität des Brustkastens zu erreichen.« (Einatmung)

Ganz anders sein Kollege Arnold Jacobs: »Es ist nicht klug, immer die volle Luftmenge aufzunehmen.« (Ausatmung)

Dazu steht im Gegensatz wieder Louis Maggio: »...die maximale mögliche Luftmenge in kürzester Zeit einatmen.« (Einatmung)

Auch der Musiker Arturo Sandoval lässt sich einordnen: »...dass ich immer voll einatme, da ich dadurch beim Spielen die größtmögliche Freiheit habe.« (Einatmung)

Der Körpertherapeut Moshé Feldenkrais legte auf Folgendes Wert: »Beobachten Sie diese Stelle beim Einatmen und lassen Sie das Ausatmen aus Ihrer Vorstellung weg.« (Einatmung)

Diese Liste ließe sich ins Unendliche fortführen, wobei man bei manchen Lehrern und in manchen Werken auch einmal auf Ansichten trifft, die – zumeist unbewusst – beide Formen bedienen. Das ist aber die Ausnahme. In der Regel wird der vom eigenen Selbst wahrgenommene Standpunkt vermittelt, was besonders frappierend ist, wenn man bedenkt, dass bekannte und häufig als Referenz verwendete Quellen wie Ilse Middendorf, Moshé Feldenkrais oder die Atemschule Schlaffhorst-Andersen einer Atemform zuordbar sind und somit auch nur einem Typ völlig gerecht werden können. Falls Sie in der ein oder anderen Richtung bisweilen Versuche unternommen haben, Literatur rezipiert und sich sonstwie von jemandem haben anleiten lassen, sollte mittlerweile klar sein, warum Sie manchmal augenblicklich den Vorgaben zustimmen und manchmal eben nicht. Das im negativen Fall häufig anzutreffende Phänomen ist dann, dass sich die Leser oder Schüler dieser Sache nicht bewusst sind und sich selbst für unfähig, ja, geradezu falsch halten, da sie die Vorgaben des Lehrers oder des Buches nicht erfüllen können.

Besonders schwerwiegend wirken die Anweisungen und Anforderungen der Schulmedizin, die ja tendenziell die Bauchatmung als natürlicher ansieht. Demzufolge wird die extreme Hochatmung, also die Schlüsselbeinatmung, dort als pathologisch eingestuft, obwohl sie natürlicherweise lediglich einen aktiven Einatmer kennzeichnet, der sein volles Potential abruft.

Sollten Sie die Erfahrung gemacht haben, dass Sie – obwohl Sie mittlerweile vielleicht festgestellt haben, eine bestimmte Atemform zu bevorzugen – mit den für Sie gegentypischen Anweisungen zurechtkommen, deutet das entweder darauf hin, dass Sie sich mit Regeln und Techniken gut auskennen und dass Ihre Motivation und Ihr Wille in der Lage sind, diese zu befolgen, auch wenn es Ihrer Natur nicht entspricht. Oder Sie haben die durchaus mögliche Gabe, sich mit der gegentypischen Atmung in bestimmten Situationen Ihres Lebens gut zu arrangieren. Nichtsdestotrotz sind die unangenehmen Erfahrungen zahlreicher Anwender größer, und Ihrer Beklemmung kann mit dieser Erklärung abgeholfen werden. Wenn Sie bereits Atem- oder Gesangübungen machen, schauen Sie noch einmal genau in Ihr Lehrbuch, hören Sie noch einmal genau Ihrem Lehrer zu und verstehen dann, warum es für Sie »stimmig« ist oder nicht. Es hat also nichts mit Ihrem Können, sondern mit Ihrer Natur zu tun, die dem Organischen die bestmögliche Grundlage schaffen will.

Atmung im Yoga

Im Yoga spielt das bewusste Atmen seit mehreren Tausend Jahren eine herausragende Rolle. In einer spezifischen Disziplin der Körperkontrolle versucht man seit jeher – vor allen Dingen über den Atem – die persönlichen Kräfte zu manipulieren, um verschiedene Formen der Transzendenz und Meditation zu erlangen. Heutzutage breitet sich eine unübersehbare Ansammlung an unterschiedlichen Anregungen verschiedenster Stile und Lehrer aus, geblieben ist die Orientierung an Kontrolle und Disziplin. Wenn oben gesagt wurde, dass jede Technisierung und Manipulation des

Atems vom natürlichen Atem zu einem künstlichen führt, so ist dies im Yoga als bewusste Entscheidung zu verstehen, über den Körper Kontrolle auszuüben. Sie hat nichts mit dem zu tun, was in der Moderne die Mechanisierung oder Trennung des Körpers vom Geist ist. Es ist eine philosophische, religiöse Grundhaltung, sich der Unendlichkeit anzunähern. Mit der modernen Form der Gesundheitspflege (Yoga als Teil der Fitnessbewegung) hat dies nichts gemein; die moderne Umsetzung ist eher das Gegenteil von dem, was in früheren Zeiten angestrebt worden ist. Um den Yogapfad zu gehen, bedarf es in erster Linie der Lösung der eigenen Selbstdarstellung und nicht die Hinwendung zu dieser. So sollten die Atemformen des Yoga unter dem Gesichtspunkt einer tiefen Verschmelzung mit der Rückbesinnung auf transzendente Zustände verstanden werden. Innerhalb dieser Ausrichtung bleibt nach wie vor die Wahl, welche Atemform und welche Atemmechanik anzuwenden ist.

Studiert man die grundlegenden Yogaschriften, gewinnt man den Eindruck, dass die Atemformen dort ähnlich, aber unter einer ganz anderen Voraussetzung wie in der modernen Medizin, aufgelöst sind; dass die Mischform, die Fähigkeit beides zu integrieren, als Ideal angestrebt wird.

Die zwei wichtigsten Werke, auf denen ein Großteil späterer Yogapraktiken aufbaut, sind die über 2000 Jahre alten Yogasutren des indischen Gelehrten Patanjali sowie die Hatahyoga-Pradipika von Svatmarama aus der zweiten Hälfte des 15. Jahrhunderts. Auf diesen beiden Texten fußen viele moderne Überlegungen, und viele Gelehrte, die speziell das körperorientierte Yoga weitergeben und vermitteln möchten, berufen sich auf diese Quellen.

Zunächst wird beim Studium dieser beiden klassischen Texte die oben angesprochen religiöse Bedeutung des Yoga offensichtlich; der Großteil ist nicht, wie man vielleicht annehmen könnte, auf Körperübungen oder Atemtechniken bezogen, sondern auf meditative, soziale und persönlichkeitserweiternde Aspekte, auf innere Werte wie Freundlichkeit, Nichtanhanftung und Akzeptanz.

Besonders bei Patanjali ist es außerordentlich schwer, eine Präferenz des Atems auszumachen. Generell geht es bei ihm mehr um die allgemeine Regulation des Atems, um Atempausen und um die Überwindung persönlicher Eitelkeiten, die in der Praxis zur Auflösung kommen können. So könnte man meinen, er böte beiden Atemformen die Gelegenheit, sich auszudrücken. In der Sutra Nummer 51 des zweiten Buches heißt es: »Die vierte Technik des Pranayama transzendiert schließlich das Anhalten des Atems nach Aus- oder Einatmung.«

Tendenziell ist über seine mentale Ausrichtung, in der es in erster Linie um Abgabe, Lösung und Befreiung geht, die Hinwendung zur Ausatmung anzunehmen, die er in folgender Technik aus Sutra 34 des ersten Buches als Überwindung aller persönlichen Hindernisse auch empfiehlt: »Das Ziel kann auch durch Atemübungen mit Ausatmen und Anhalten erreicht werden.« Doch diese deutliche Zuwendung bleibt die Ausnahme. – Patanjali bevorzugte die gemeinsame Verfügbarkeit beider Formen.

Nicht viel anders tritt die Atemform bei Svatmarama hervor, der für die moderne Praxis und die Umformungen in Körper- und Atemarbeit bedeutender ist, weil er die heute noch geltenden Asanas (Körperstellungen) grundlegend beschreibt. Auch er zielt in erster Linie auf die Persönlichkeitsentwicklung und das Aufbrechen der eigenen Wichtigkeit, beinhaltet dabei aber besonders die heute bekannten körperlichen Übungen. In den einleitenden Kapiteln gewinnt man zunächst den Eindruck, es mit einem aktiven Einatmer zu tun zu haben. Die heute als Wechselatmung bekannte Technik legt bei Svatmarama großen Wert auf das »Gefangennehmen des Atems nach der Einatmung«.

Andererseits wird aber auch Wert darauf gelegt, dass das Anhalten und Einsaugen der Luft in den Bauch vollzogen wird. »Wenn der Bauch und das Innere des Körpers randvoll mit Luft gefüllt sind, schwimmt der vollgesogene Körper im tiefsten Wasser wie ein Lotosblatt.«

Insgesamt bleibt eine klare Einteilung auch bei Svatmarama schwierig. Man hat auch bei ihm viel mehr den Eindruck, dass es sich um den bereits erfolgten Versuch einer Überwindung der Gegensätze handelt. Je nach Lesart werden also beide Atemformen bedient, allerdings, ohne auf die Gefahren oder Problematiken einer Mischform hinzuweisen.

Zusammenfassend lässt sich für beide klassischen Yogatexte sagen: Es wird nicht differenziert, sondern stattdessen – als höchste Form der Kontrolle – von den Schülern die Ausübung beider Atemformen verlangt. Das wird noch deutlicher, wenn es um die körperlichen Stellungen im Yoga geht, wie später ausführlich gezeigt wird. Was besonders wichtig ist: Das willentliche Anhalten des Atems steht in beiden Texten als das Mittel zur Auflösung der inneren Beschränkungen an vorderster Stelle.

Aus physiologischer Sicht würde man genau das willentliche Anhalten als erstes Anzeichen der Störung erkennen. Dies ist ein Beleg für die im Yoga über das physiologische Maß hinausreichenden Kräfte. Diese sind jedoch erst in Stadien anzuwenden, die weit über die Intention dieses Buches hinausgehen.

Folgen für den Menschen

Die Folgen der Atemformen gelten nicht weniger für andere Tiere, werden hier aber vor allem unter den besonderen anatomischen Bedingungen des Menschen aufgezeigt, der sich durch seine Aufrichtung deutlich von anderen Tieren unterscheidet. Dementsprechend haben auch die Atemformen eine darauf ausgerichtete Bedeutung. Bevor der Einfluss der Atmung auf den Menschen und seine Bewegungen, seine Haltung, sein Verhalten und seine Gewohnheiten vorgestellt wird, soll ein kurzer Blick auf die anthropologischen Aspekte geworfen werden.

Vorne weg: Es gibt nicht die Anthropologie, und wenn in diesem Buch davon die Rede ist, dann mit einer speziellen Ausrichtung auf eine biologische Anthropologie. Diese beschäftigt sich zunächst mit dem, was die Natur vorgegeben hat, also mit Knochen, Muskeln, Blutkreislauf und Atmung; mit dem, was lebt und sich bewegt, aber auch mit dem, was gemessen, geborgen und klassifiziert werden kann; mit der Entstehungsgeschichte des Menschen, mit der Soziobiologie, mit Verhalten und Evolution. Die biologische Anthropologie reicht über die Biologie oder die Medizin hinaus. In Letzteren wird auch mit Knochen, Muskeln, Kreislauf und Atmung gearbeitet, in den meisten Fällen werden aber Psychologie, Geschichte oder Soziologie außer acht gelassen. Die Anthropologie, so wie sie in diesem Buch verstanden wird, schließt sie ein, um einen so tiefen und genauen Blick wie möglich auf das unerschöpfliche Wesen des Menschen zu bekommen. Dennoch bleibt sie schlussendlich nur eine beschreibende Wissenschaft, die sich der Wirklichkeit nur annähern, sie aber nicht erfassen kann.

Von daher ist es sinnvoll, sich dem Untersuchungsgegenstand demütig, oder wie Carl Gustav Jung es formuliert hat, als »beschränkter Mensch« anzunähern. Das Leben selbst in jeder einzelnen Zelle, erst recht in einem

Organismus, ist so einzigartig und so komplex, dass es nicht möglich ist, es gänzlich zu verstehen. Jeder Mensch, jedes Organ und jede Zelle sind in ihrer Lebendigkeit unermesslich und so vielfältig, dass nichts verallgemeinert werden kann. Hormone, Enzyme und Nervenrhythmen sind nicht nur in jedem Wesen unterschiedlich, sondern auch innerhalb einer Person während jedes Augenblicks. Milliardenfache Vorgänge bauen den Körper im Sekundentakt ab und wieder auf, so dass man dies auch mit Hilfe der Mikroskopie nicht vollständig begreifen kann.

Allerdings bedeutet das nicht, dass man mit dem Wesen Mensch nicht rechnen, arbeiten und operieren kann. Grundlegende Annahmen sind in diesen komplexen Systemen durchaus notwendig und Voraussetzung für ein Verständnis. Wer sie zählt, wird beim erwachsenen Menschen auf gut 200 Knochen und 600 Muskeln kommen, mit denen sich rechnen und vor allen Dingen etwas bewegen lässt. Wer wiegt, wird auf biomechanische Lasten kommen, wer analysiert auf biochemische Gleichgewichte. Und wer innehält, wird verstehen, warum ein nach vorne gebeugter Rumpf den unteren Rücken belastet und ein Alkoholrausch den biochemischen Haushalt stört. Das sind – bei aller Unermesslichkeit – physikalisch messbare und körperlich erfahrbare Begebenheiten. Das gleiche gilt für den Atem, der ein- und ausströmt, der verstärkt in die Brust oder in den Bauch drängen kann, der aktiv oder passiv erfolgt und dessen Pausen lang oder kurz sind. All dies sind nur Annäherungen, mit denen sich aber hervorragend arbeiten lässt. Man frage mal bei Architekten oder Ingenieuren nach, die tagein, tagaus im Rahmen der klassischen newtonschen Physik arbeiten und die Lasten und Kräfte so berechnen, wie man es in der Schule gelernt hat. Trotzdem weiß man seit über hundert Jahren, seit Relativität und Quantenmechanik, dass es sich bloß um Annäherungen an vermeintliche Wirklichkeiten handelt.

Anthropologische Grundlagen

Seit den revolutionären Evolutionstheorien des 19. Jahrhunderts wird die Anthropologie in den meisten universitären Einrichtungen als erster Zugang zur Untersuchung eines biologischen Wesens – der Mensch als Tierart einer bestimmten Familie, Ordnung und Klasse – verstanden. Die Anthropologie ist also ein Teil der Zoologie oder, wie es Ernst Haeckel als einer der ersten 1866 formulierte, »die Naturgeschichte eines einzelnen tierischen Organismus«.

Trotz herausragender Merkmale, wie etwa der Manipulationsfähigkeit der Hände oder der auffälligen und aktiven Großhirnrinde, unterliegt auch der Mensch den gleichen physischen und chemischen Gesetzen wie andere Tiere auch, ein Wesen, das mit Masse, Kraft und Energie geschickt umgehen muss, um sich eine effiziente und optimale Lebensgrundlage zu schaffen. Die sogenannte *biologische Fitness* bezeichnet die Fähigkeit, sich den ökologischen und ökonomischen Bedingungen anzupassen.

Vielen Menschen fällt es schwer, zu akzeptieren, dass der Mensch – biologisch betrachtet – auf einer Stufe mit allen anderen Wesen steht und als Tier klassifiziert wird. Will man aber den Menschen untersuchen, wäre jede andere Grundannahme fahrlässig. Die biologische Entwicklungsgeschichte muss am Beginn jeder Überlegung stehen. Sie hat im 19. Jahrhundert für eine der größten wissenschaftlichen Revolutionen gesorgt und das Bild der Welt grundlegend verändert. Charles Darwins epochales Werk »Über den Ursprung der Arten« (1859) hat nicht nur für die Biologie, sondern für das gesamte Wissen der Menschheit elementare Bedeutung.

Viele der darwinistischen Überlegungen erscheinen heute selbstverständlich, andere hingegen sind von vielen Menschen noch nicht akzeptiert worden. Ernst Mayr hat die wichtigsten Gedanken wie folgt zusammengefasst: 1. Die Welt ist dynamisch und statisch zugleich. 2. Die religiöse Schöpfungslehre ist unglaubwürdig. 3. Es gibt keinen kosmischen Plan, keine Absicht und keinen Sinn außer dem Leben selbst. 4. Es gibt keinen Grund, den Menschen vor anderen Lebewesen hervorzuheben. 5. Es gibt keinen Grund, bestimmte Menschen oder Gruppen vor anderen hervorzuheben.

Infolge dieses wissenschaftlichen Umdenkens konnte die Bedeutung eines biologischen Vorgangs fortan zweifach untersucht werden: einmal in Beziehung auf die Funktion (Nase = Geruchssinn, Organ der Atmung) und einmal im Hinblick auf die Bedeutung und die Ursachen für die Entstehung (Geruchssinn = Schutz- und Warnfunktion, Bestimmung von Nahrung; Atmung = Lebenserhaltung des Organismus). Alle biologischen Prozesse haben also eine unmittelbare und zugleich eine evolutionäre Ursache.

Eine weitere bedeutende Grundlage betrifft die Organisation im Menschen selbst, die nicht vom Großhirn, sondern vom vegetativen (also autonomen) Nervensystem gesteuert wird. Nur weil das Denken eine Besonderheit des Menschen ist, ist es weder das erste Kennzeichen in seiner Entwicklung (sondern korrekterweise das letzte) noch das wichtigste. Aus Sicht der biologischen Anthropologie lässt sich folgendes festhalten: Das autonome Nervensystem bestimmt das Verhalten, indem es sämtliche innere Organtätigkeiten (Herz-Kreislauf, Atmung, Verdauung usw.) aufeinander abstimmt und sinnvoll aktiviert oder deaktiviert. Es entscheidet über das Funktionieren des tierischen Organismus, ohne dass darauf direkt Einfluss genommen werden könnte. Es passt den Körper und mit ihm auch die Atmung automatisch an physikalische (Temperatur, Höhe usw.) und chemische Parameter (Energieumsatz, das Eindringen körperfremder Substanzen usw.) an. Es verdaut und es atmet selbstständig, es pumpt Blut mit Sauerstoff bei körperlicher Betätigung in die entsprechenden Zellen, auch beim Akt des Lesens oder Denkens. Die Willkür über diese Vorgänge obliegt nicht dem menschlichen Einfluss, das Vegetativum vollzieht sie eigenständig, weshalb es auch autonomes Nervensystem genannt wird.

Und erst nachdem diese überlebensnotwendigen Bereitschaftsreflexe angelegt worden sind, folgt auf einer späteren Ebene die Möglichkeit, bewusst in die Entscheidungsprozesse der Autonomie einzugreifen. Willkürliche Bewusstheit bei der Ausführung von Handlungen und Entscheidungen kann aber selbst im Falle des Großhirns nur bedingt aufrechterhalten werden. Oder wissen Sie genau, was und wie Sie es tun, wenn Sie die nächste Seite in dem Buch umblättern? Sagen Sie den dafür relevanten Muskeln Bescheid und halten Sie die Nerven und den Blutkreislauf auf dem laufenden, oder geschieht das alles von selbst? Was also ist das Kennzeichen Ihrer Willkür?

Heben Sie im Stehen den Arm Richtung Decke und senken ihn wieder.

Machen Sie das ein paar Mal und realisieren Sie, dass Sie mit Hilfe des Großhirns Ihre Muskulatur aktiviert haben.

Dann erweitern Sie die Übung und strecken den Arm nicht bloß zur Zimmerdecke, sondern zu einer imaginären Frucht, die über Ihrem Kopf hängt.

Damit aktivieren Sie nicht nur das bloße Heben und Senken des Armes, sondern das gesamte Nervensystem. Atmung, Kreislauf und Bewegungsempfindung bekommen so eine ganz andere, tiefere und echtere Qualität.

Der Mensch in der Natur

Die besondere Fähigkeit des Menschen besteht in einem Paradoxon: Er kann sich willkürlich selbst schädigen. Der Mensch kann sich gegen die natürliche Vorgabe richten, nämlich den ökonomischen und effizienten Umgang mit der zur Verfügung stehenden Energie. Er kann seiner Bestimmung, seinem biologischen Auftrag zuwider handeln.

Gehen Sie durch den Raum und lassen Sie den Atem dabei einfach geschehen. Vielleicht hat man Ihnen gesagt, Ihr Atem ist nicht tief, nicht echt genug. Vergessen Sie diese Hinweise und gehen entspannt durch den Raum.

Beginnen Sie dann, die Atmung mit Ihrem Schrittrhythmus zu kombinieren. Atmen Sie beispielsweise aus, wenn Sie mit dem linken Fuß aufsetzen, und ein, wenn Sie es mit dem rechten tun. Wie fühlt sich das an?

Diese Übung ist für Ihre Konzentration hilfreich, kostet Sie aber deutlich mehr Energie als das normale Gehen ohne Atemübung, denn jetzt stimmen sich Atem und Bewegung nicht selbständig und harmonisch aufeinander ab, sondern werden bewusst gestört.

Normalerweise sorgt die natürliche Ökonomie dafür, dass sich die Energie bei einer Aktion (dem Gehen) automatisch und bestmöglich den Vorgaben anpasst. Sie können diese Versorgung aber mittels Ihrer Willkür stören (Atemrhythmus und Schritte aufeinander abstimmen). Sie können diese Störungen auch beim Lesen eines Buches erfassen.

Nehmen Sie wahr, wie Sie lesen. Wie halten Sie das Buch, wie und worauf sitzen Sie, welche Haltung bieten Sie Ihrem Körper an, um das Lesen zu bewerkstelligen?

Wie atmen Sie, wenn Sie einen Abschnitt als besonders interessant oder besonders langweilig empfinden?

Können Sie auch verschiedene Muskelaktivitäten wahrnehmen (Kiefer, Bauch, Beckenboden, Schultern usw.), die unbewusst mitarbeiten, obwohl Sie diese Spannungen beim Lesen gar nicht gebrauchen können?

Natürlich bedeuten in der Gesamtökonomie ein verspannter Kiefermuskel oder hochgezogene Schultern nicht das Ende der Vitalität, aber sie beeinflussen nicht nur den Energiehaushalt, sondern auch weitere muskuläre, neurologische oder biochemische Strukturen. Gleichgewicht und Sinneswahrnehmung sind beispielsweise bei einer Kieferverspannung, in welcher Intensität auch immer, gestört und ergeben im Rahmen einer rein biologischen Energieeffizienz ein negatives Ergebnis.

Grundsätzlich könnte man argumentieren, dass die während der Verspannung ausgeführte Bewegung mit Hilfe der Willkür die negativen Ergebnisse wieder aufwiegt. (Ich arbeite physisch unökonomisch am Computer, dafür kann ich meine Lebensversorgung im Übermaß gewährleisten.) Doch ein naturgegebenes Prinzip, welches diese Überlegung stützt, lässt sich dadurch nicht beweisen. Man beachte kleine Kinder, um zu erfahren, welches naturgegebene Prinzip dem Menschen zu eigen ist und ihn fördert.

Besonderheiten des menschlichen Körpers

Im Gegensatz zu anderen Primaten, deren Verwandter der Mensch ist und deren Grundformen er trägt, fällt die deutlich aufrechtere Position des menschlichen Körpers auf. Ihren Ursprung hat diese Form im Lebensraum der ersten Menschen. Weiträumige Savannen zwangen die menschliche Evolution zur Bipedie (Fortbewegung auf zwei Beinen) und zur Enthaarung der Körperoberfläche. Letzteres zur besseren Verdunstung und Wärmeregulierung, Ersteres für eine ökonomischere Bewältigung langer Strecken – mit denen der Mensch alle anderen Primaten übertrifft –, die für bessere Überlebenschancen zurückgelegt werden mussten.

Der Bipedie folgte eine größere Freiheit der Handbewegungen, im wörtlichen Sinne zur *Manipulations*fähigkeit (von *manus* = Hand). Neben der Befreiung der Hände fallen die besondere S-Form der Wirbelsäule (zur Abfederung der Stoßkräfte beim Laufen), die Vergrößerung des Blickfeldes und die zentrale Lage des Kopfes auf.

Das hochentwickelte Großhirn des Menschen beansprucht etwa ein Fünftel des Energie-Grundumsatzes, was in früheren Zeiten für die Jagd und Beutesuche in offenem Gelände hilfreich war und zudem gegenüber einer Vielzahl aggressiver Tiere die wirksamste biologische Waffe darstellte. Das Gehirn ist also ein Planungsapparat, um überlebensnotwendiges Verhalten zu erlernen. Es ist die konsequente Fortführung in der Entwicklung der Primaten.

Eine weitere Besonderheit stellt die intensive Möglichkeit des Lernens dar, also die Modifikation von Verhalten in Folge von Erfahrungen. In der Verhaltensbiologie kennt man zwei grundlegende Formen. Zum einen die Prägung, die als früheste, hochsensible Phase angesehen wird und deren Modifikationen im Regelfall irreversibel sind. Bestimmte reflexartige Verhaltensweisen – in Teilen auch der Spracherwerb – gehören hierzu.

Auf der anderen Seite steht die reversible Phase des Lernens, deren Inhalte im Prinzip später wieder änderbar sind und die bei der Konditionierung (assoziatives Lernen) eine wichtige Rolle spielt. Im Fall der klassischen Konditionierung ist diese Funktion mit den Ergebnissen des russischen Physiologen Iwan Pawlow in Verbindung zu bringen: animalische Reaktionen, die in Folge von bestimmten Reizen antrainiert werden. Diese Selbstkonditionierung, mit welcher Individuen sich Verhaltensweisen antrainieren und als »Habitus« (feste Gewohnheit) aneignen, ist von größter Bedeutung und lässt sich – je nach Länge und Intensität der Reizsetzung – leichter oder schwerer wieder abgewöhnen.

Stellen Sie sich im Rahmen der Atmung vor, dass Sie gelernt haben, in einer erschreckenden Situation den Atem anzuhalten, weil das in frühester Zeit die einzige Möglichkeit war, auf ein Traumata zu reagieren. Was bedeutet das für alle anderen, vielleicht nicht ganz so traumatischen Situationen? Sie halten die Atmung an und berauben sich Ihrer Lebensenergie.

Oder aber Sie haben sich daran gewöhnt zu glauben, dass in den Bauch zu atmen gesünder ist. Auch wenn das Ihrer Konstitution nicht in dem Maße bekommt, haben Sie sich willkürlich in den Ablauf Ihrer Steuerung eingemischt und ein Muster geschaffen, das sich vielleicht nur schwer wieder abgewöhnen lässt.

Beobachten Sie mehrere Tage lang Ihren Atem in herausfordernden Situationen. Wie geht er, wie fließt er, wann stockt er?

Gibt es eine Möglichkeit, sich über einen Anker neu auszurichten?

Ist der Atem, so wie Sie ihn in diesen Situationen ausführen, ökonomisch und hilfreich oder störend und kraftlos? Wenn Letzteres, wie ginge es anders?

Der Spiegel im Gehirn

Warum ist das Gehirn so groß? Die moderne Anthropologie antwortet darauf: zunächst nicht deshalb, damit Menschen Maschinen bauen oder Bücher schreiben können, sondern damit sie die Fähigkeit haben, sich in die Gedanken anderer Menschen hineinzuversetzten; damit sie ihre Absichten antizipieren und eine Vorstellung von ihrer Persönlichkeit bekommen können. Diese Fähigkeit besitzt zwar nicht nur der Mensch, sie zeichnet ihn aber gegenüber anderen Arten aus. Das Sich-Hineinversetzen ist das wichtige Mittel zur sozialen Kooperation und trägt grundlegend zur Arterhaltung bei.

Im Hinblick auf das Bewegungsverhalten ist die Antizipationsfähigkeit sehr bedeutend, weil sie sich nicht nur auf die möglichen Handlungen anderer Menschen, sondern auch auf die eigenen motorischen Optionen auswirken kann. Jede komplexe Bewegung muss antizipiert werden, bevor man sie ausführen kann, auch wenn dies den meisten Ausführenden nicht bewusst ist. Das bedeutet im Umkehrschluss, dass die genialen Fähigkeiten Ihres Gehirns, die Sie zum Lernen befähigen, leider auch in solchen Momenten zum Einsatz kommen, wo das Gelernte Ihnen nicht gut bekommen wird.

Neurobiologisch genügen wenige Wörter, um beim Menschen sogenannte Spiegelphänomene auszulösen. Diese werden mittels der Sprache als Anker für Handlungs- und Empfindungsvorstellungen im Schüler aktiviert und haben eine massive suggestive Bedeutung. Jeder Bewegungsauftrag – auch in geschriebener Form und egal, ob im wissenschaftlichen Fachbuch, einer populären Zeitschrift oder vom Übungsleiter in der Entspannungsgruppe – hat somit einen entsprechenden Einfluss, der unbewusst das Nervensystem des Menschen in Aktion versetzen kann. Schauen Sie noch einmal auf die Hinweise der Atemschulen im vorherigen Abschnitt.

Typologie des Menschen

Aus anthropologischer Sicht gibt es eine Vielzahl von Methoden, die den Menschen in seinem Verhalten untersuchen. Was diesen Methoden meistens fehlt, ist die Berücksichtigung der typenbedingten Varianz des Menschen. Würde man sie integrieren, könnte man die Ergebnisse besser modifizieren und die Untersuchungen artgerechter erscheinen lassen.

Menschliche Charaktertypen sind in antiken griechischen Schriften, besonders bei Empedokles und Aristoteles, nachhaltig offenkundig und bildeten bis in die Zeiten der Aufklärung das Hauptelement der europäischen Medizin (Vier-Säfte-Lehre). Der Schweizer Psychologe C. G. Jung hat in seinem 1921 veröffentlichten Buch »Typologie« eine moderne Interpretation anschaulich und nachvollziehbar dargelegt. Er erkannte, dass es beim Menschen verschiedene Charaktere, Stimmungen, Verhaltensweisen oder Glücksansprüche gibt, die bei jeder Untersuchung des Menschen in Betracht kommen sollten und die es ermöglichen, den anderen empathischer und wirklichkeitsgetreuer zu verstehen oder zu behandeln.

Zu nennen wären noch andere – zumeist spirituelle – Konzepte wie die des Buddhismus, des Taoismus oder des Hinduismus, die mit entsprechenden Typen des Menschen arbeiten. In der ayurvedischen Weltsicht beschreiben die drei *Doshas* drei Typen, und die Ernährung und die Bewegungskunst des Yoga werden für jeden dieser drei Typen unterschiedlich arrangiert und genutzt.

Auch die klassische Biologie des Westens kennt zumindest einen Ansatz von Typenvarianz, so wie sie in der Konstitutionsphysiologie von Kretschmar (1921) oder der Keimblatttheorie von Sheldon (1940) zu finden ist. Diese greifen allerdings für viele Bewegungspraktiker zu kurz, da sie in erster Linie eine beschreibende Klassifizierung äußerlicher Symptome darstellen. Gleiches lässt sich über die bisherige medizinische Einordnung der Atemformen sagen, die darüber hinaus in der Regel auch als pathologisch angesehen werden.

In diesem Buch werden die Auswirkungen, die sich aus den Atemformen ergeben, unter anthropologischen Gesichtspunkten vorgestellt, um eine umfassende Untersuchung zu ermöglichen. Daraus ergeben sich zwei unterschiedliche Atemtypen, von denen im weiteren Verlauf die Rede sein wird. Die Atemform ist die physiologische Bedingung, der Atemtyp die tatsächliche Umsetzung der biologischen Voraussetzungen. Die Atemformen sind die Grundlage, die Atemtypen das Ergebnis. Demzufolge stehen in den nächsten Kapiteln die Atemtypen im Vordergrund, da sie der Ausdruck des lebendigen Organismus sind. Sie als Individuum sind ein lebendiger Organismus, ein Atemtyp, und können die Auswirkungen, die sich aus den Atemformen ergeben, messen, erfahren und – im Rahmen einer Annäherung – wirklich werden lassen.

Praktische Auswirkungen

Selbstwahrnehmung

Haben Sie bei den bisherigen Übungen eine dominante Atemform in sich wieder erkannt? Ganz sicher oder fast sicher? Oder wissen Sie sich nicht zu entscheiden? Mit einer gesteigerten Selbstwahrnehmung kann man sich der persönlichen Präferenz bewusster werden. Aus dieser ergeben sich nicht nur Atemgewohnheiten, sondern auch körperlich nachvollziehbare Auswirkungen. Die Lage, in welcher der Mensch schläft, kann anzeigen, welche Atmung dadurch unterstützt wird. Die Atmung selbst steht dabei nicht im Zentrum der Beobachtung, sondern die Biomechanik des Körpers, die den Atem trägt und begleitet.

Ein dominanter Einatmer bevorzugt die Rückenlage, in der sich sein Brustkorb frei und optimal ausdehnen kann. Die Bauchlage behindert die Brustkorbbewegung und wird oft als unangenehm oder schmerzhaft empfunden. Genau umgekehrt verhält es sich für den dominanten Ausatmer. Er kann die Unterstützung einer Unterlage für die Hilfe seiner Atemmuskulatur gut vertragen. Er fühlt sich in der Bauchlage bestärkt, wenn Schwerkraft und Körpergewicht ein Verengen des Rumpfes erzwingen. Probieren Sie es aus.

Legen Sie sich zunächst auf den Rücken und nehmen wahr, wie diese Position Ihren eigenen Atem bestärkt oder nicht. Stimmt der Raum, den Sie dem Atem durch Ihre Körperhaltung anbieten? Um sicherzugehen, dass Sie die Auswirkungen körperlich integrieren können, probieren Sie in der Rücklage beide Atemformen (Brustatmung mit aktiver Einatmung und Bauchatmung mit aktiver Ausatmung) aus.

Nach einer Pause drehen Sie sich auf den Bauch und nehmen dort zunächst die Voraussetzungen wahr und wie diese auf Ihren Atem wirken. Dann probieren Sie beide Atemformen in der Position auf dem Bauch aus. Was erleben Sie bei dieser Übung?

Sie werden wahrscheinlich bislang an andere Wichtigkeiten gedacht haben, wenn Sie sich hinlegen und entspannen wollen, an Gemütlichkeit, Wohlbefinden und die Fähigkeit, loszulassen. Vielleicht haben Sie dies noch nie unter dem Gesichtspunkt der Atmung gesehen, was, wenn Sie sich Ihrem Typ zufolge normalerweise niederlegen, ja auch nicht nötig ist. Die Natur bietet das an, was Sie am besten brauchen können. Wenn Sie zu der Gruppe der Seitschläfer gehören und Ihre Veranlagung nicht zuordnen können, fragen Sie sich zunächst, ob es eine bevorzugte Seite gibt. In einem späteren Abschnitt wird darauf noch einmal eingegangen.

Bei der letzten Übung stand die Wahrnehmung der Körperposition und Ihre Stütze oder Behinderung des Atems im Vordergrund. Vielleicht sind Ihnen dabei die zwei dominierenden Prinzipien aufgefallen, die sich nicht nur im Atem, sondern auch im Körper fortsetzen. Das Prinzip der Einatmung ist Expansion oder Dehnung und wird in der Rücklage gewährleistet. Das Prinzip der Ausatmung ist Kontraktion oder Verengung und findet auf dem Bauch seine optimale Begleitung. Diese beiden Prinzipien dominieren weit über den Atem hinaus die jeweiligen Wesen.

Ein grundsätzlicher Hinweis auf den spezifischen Atemtyp kann diese Wahrnehmungsübung nicht sein, denn im Gegensatz zum Atemfluss im Schlaf (ein grundlegendes Anzeichen), spielen bei den Übungen, in denen die Biomechanik des Körpers wahrgenommen wird, viele Einflüsse und Gewohnheiten eine Rolle. Wer als dominanter Ausatmer von seinen Eltern als Kleinkind – weil dies beispielsweise als gesünder galt – ständig auf den Rücken gedreht wurde, bringt neben seiner Atemform eine konditionierte Verfassung mit, die der natürlichen Vorlage zunächst zuwiderläuft. Sich selbst und seinem Typ gerecht zu werden, muss nicht heißen, diesem Typ auch bedingungslos Folge zu leisten, sondern ihn wahrzunehmen und in seine persönliche Körpergeschichte zu integrieren.

Eine weitere Möglichkeit, sich dem eigenen Typ anzunähern, ohne explizit den Atem zu beachten, ist das Gefühl des Körpers im Raum und wie er zu jenem Bezug nimmt. Zunächst genügen zwei innere Bilder, denen man am besten im Stehen nachspürt.

Stellen Sie sich vor Ihrem inneren Auge das Bild einer Wasserfontäne vor, die in Ihrem Körper von unten nach oben strebt. Nutzen Sie Ihre Vorstellungskraft und erleben Sie Ihren Körper als in Fontänen sprudelndes Wasser, das in die Höhe und Weite schießt. Wenn Sie mit dem Wasser Probleme haben, können Sie genauso gut das Bild eines Baumstammes nehmen, der in die Höhe wächst. In beiden Fällen nutzen Sie den Impuls, sich mit der Schwerkraft auseinanderzusetzen, indem Sie sich gegen den Boden in den Raum weiten und strecken. Fühlen Sie Länge, Weite und das Bedürfnis, sich körperlich dem Himmel anzunähern. Wie reagieren Ihr Organismus, Ihre Gefühle und Ihr Selbstbild auf diese Vorstellung?

Nach einer Pause verändern Sie das Bild und ersetzen es durch einen rauschenden Sturzbach, der in die Tiefe fällt oder die Wurzeln eines Baumes, die sich im Erdreich verankern. Hier wird die Reaktion der Schwerkraft als Hingabe empfunden, bei der die optimale Lösung die Verwurzelung in der Erde ist, die dort Stand und Kraft findet. Geben Sie sich dem Gefühl hin, sich niederzulassen, sich zu verwurzeln, um ein Gespür für Festigkeit und Stabilität zu gewinnen.

Einfach formuliert, lautet abschließend die Frage: Zieht es mich lieber in die Höhe, in die Weite und in den Raum oder in die Stabilität des Bodens? Bekommt es mir besser, mich der Schwerkraft hinzugeben oder mich gegen sie zu strecken? Finde ich Kraft nach unten oder nach oben?

In der Regel ist auch dieses Gefühl in Ihnen so verankert, dass Sie nicht zweimal überlegen müssen, welche Raumorientierung Ihrem Körper und Ihrem Atem den notwendigen Halt und die passende Struktur gibt. Sie tun es einfach und bewegen sich entsprechend, ohne darüber nachzudenken. Genauso gut können Einflüsse von außen (Eltern, Vorbilder, Lehrer, Erziehungsmaßnahmen, Schulen) Sie beeinträchtigt und die körperlichen Bedingungen zu Ungunsten des Atems verändert haben, so dass Sie nicht mehr in der Lage sind, genau zu differenzieren. Auch eine generelle Körperamnesie kann bei diesen Übungen passieren. Sie ist nicht die Folge eines persönlichen Versagens, sondern dem Umstand geschuldet, dass Körperwahrnehmung in der modernen Gesellschaft einen niedrigen Stellenwert einnimmt. Um die Auswirkungen der Atemform selbst wahrzunehmen, ist eine Förderung des eigenen Empfindens bedeutsam.

Bislang wurden die Atemübungen so gestaltet, dass nur die Atemräume Brust und Bauch im Vordergrund standen. Sie sind die physiologisch vorrangigen, die Atmung führenden Zentren, aber sie sind nicht die einzigen Dimensionen der Atmung.

Gehen Sie (in welcher Lage auch immer Sie dies tun möchten) wieder in die Ihnen schon vertraute Übung der wechselnden Bauch- und Brustatmung, unabhängig davon, welche Sie bevorzugen. Spüren Sie dabei genau nach, ob sich während der beiden Übungsformen weitere Atemräume anbieten. Wie ist es mit dem Rücken, oben wie unten, den Flanken, dem Hals, dem Beckenboden? Bis wohin können Sie den Atem wahrnehmen und spüren?

Wenn Sie sich Zeit lassen und feinfühlig werden, stellen Sie fest, dass Ihre bewusste Kontrolle es Ihnen mittels Ihrer Wahrnehmung ermöglicht, den Atem an bestimmte Positionen zu lenken. Richten Sie nun Ihre Aufmerksamkeit auf den mittleren Rücken, dort wo die Nieren sitzen, am Ende der Brustwirbelsäule. Seien Sie einfach präsent, wie ein Gastgeber, der auf seinen Besuch wartet – ganz gleich, wie ungeduldig Sie sind oder wie spät der Besuch kommt, Tatsache ist, dass er kommt, wenn auch wie im Fall des Atems vielleicht nur ganz verhalten, als zarter Hauch.

Auf diese Weise können Sie den ganzen Körper dem Atem anbieten. Nehmen Sie sich ausreichend Zeit, um die Dimensionen zu erforschen. Achten Sie nur darauf, dass bei der Brustatmung, der Bauchraum stabil bleibt (in einem natürlichen, nicht einem starren Rahmen) und bei der Bauchatmung die Brust. Alle anderen Räume stehen Ihnen zur Verfügung. Nehmen Sie wahr, wie sich neben der Dominanz (Brust oder Bauch) auch andere Räume an der Atmung beteiligen wollen und müssen. Je nach Präferenz treten dabei unterschiedliche Atemdimensionen in den Vordergrund.

Diese Übung erfordert ein gewisses Maß an Sensibilität dem eigenen Körper gegenüber. Verzweifeln Sie nicht, was ehrgeizigen Menschen hier durchaus passieren kann, wenn Sie nicht zwischen die Schulterblätter oder in die Lendenwirbelsäule atmen können. Sie tun es, nur sind Sie sich dessen nicht bewusst oder schränken diese Räume aufgrund Ihrer körperlichen Gewohnheitsmuster ein.

Ist es notwendig, an dieser Stelle therapeutisch zu intervenieren, oder stellen sich die Atemräume von selber ein, wenn Sie Ihrer natürlichen Vorgabe folgen? Ist es hilfreich, sich selber zu kontrollieren oder der Situation entsprechend zu atmen? Ein weiterer Test soll dies klären.

Wie atmen Sie, wenn Sie ein fest verschlossenes Einmachglas öffnen wollen?

Da Sie wahrscheinlich nicht gerade eines zur Hand haben oder es zumindest jetzt nicht öffnen wollen, stellen Sie es sich so genau wie möglich vor oder simulieren Sie diese Bewegung, indem sie ein Gefäß mit einem Drehverschluss nehmen und so tun, als ob Sie die größte Kraft aufbringen müssten, um es zu öffnen.

Welche Atmung gibt Ihnen Kraft? Welche Atmung will Sie bei der Aufgabe begleiten?

Vorsicht, es geht nicht direkt darum, mit welcher Atemform sie die Drehung ausführen, sondern wie Sie atmen, wenn Sie den Vorgang einleiten, wie Sie atmen, wenn Sie sich der Herausforderung stellen wollen. Wenn Sie auch hier wieder den Atem anhalten, versuchen Sie, darauf zu achten, welche Atmung vor dem Anhalten führend gewesen ist.

Probieren Sie dann bewusst beide Atemformen nacheinander aus. Atmen Sie tief ein und nutzen Sie die Kraft des Ansaugens der Luft, um der Anforderung gerecht zu werden.

Probieren Sie nach einer Pause das gleiche mit einer starken Ausatmung.

Wenn Sie ein wenig ausprobiert haben, werden Sie bei der Beantwortung der nächsten Frage vielleicht nur ein müdes Lächeln übrig haben. Wie nämlich nutzen Sie Ihre anderen Atemdimensionen, um die Anforderung zu unterstützen?

Wahrscheinlich haben Sie jetzt nicht auf die anderen Atemräume, wie Rücken oder Flanken, geachtet, sondern nur auf die Situation und den Atemvorgang. Genau das entspricht auch Ihrer Natur. Alles andere wäre im Sinne des Energiehaushaltes zu kostspielig und würde Sie von der eigentlichen Aufgabe abhalten. Sie merken also, dass es zwar einerseits viele Körperräume gibt, die den Atem begleiten können, dass es aber nur selten möglich oder hilfreich ist, diese zu kennen oder zu steuern. Sie folgen automatisch dem Strom des Atems – seinem Rhythmus und seiner biologischen Wirklichkeit. Da aber auch Ihre Willkür, Ihre Erfahrungen und die Auseinandersetzung mit der Umwelt mit im Spiel sind, hört sich das einfacher an, als es ist.

Was Sie darüber hinaus bei aller Selbstwahrnehmung und kreativen Beobachtung immer bedenken sollten: Die Atemform ist zwar in der Regel dominant und führend, aber nicht immer gleich stark. Sie besitzt im Atemtyp ein individuell ausgeprägtes anatomisches, muskuläres und physiologisches Eigenleben, das stark oder schwach ausgeprägt sein kann. Es gibt keinen idealen Typ, sondern nur einen idealen Atem, der sich an der Hingabe an die Natur orientiert. Der Mensch beobachtet, nimmt wahr, entscheidet sich, folgt und lässt los.

Die erste Beobachtung ist die individuelle Körperorganisation, die dem Atem und seinem Rhythmus Impulse liefern möchte. Diese Organisation lässt sich an anatomischen Bedingungen festmachen: an Positionen und Lagen, an Gewichtsverhältnissen und Schwerpunkten, an Muskeln, Knochen und Hebelarmen, aber auch an Durchblutung, Gewebstemperatur und schließlich auch am Verhalten. Einleitend dazu ein paar Fragen, deren Hintergrund Sie später kennenlernen werden.

Wenn Sie im Stehen Ihren Körper zum Schwingen bringen, in welche Richtung beginnen Sie den Schwung?

Wenn Sie einen Raum betreten, der Ihnen unbekannt ist, worauf achten Sie, um einen Überblick zu bekommen? Auf das ganze Bild, was sich Ihnen darbietet oder auf Einzelheiten? Stört es Sie, wenn in diesem Bild Bewegung vorherrscht oder brauchen Sie gerade diese, damit das Bild überhaupt erst lebendig wird?

Abschließend nehmen Sie einen Ball oder einen anderen Gegenstand, werfen Sie ihn hoch und fangen ihn wieder. Tun Sie das mehrere Male und zählen Sie mit. An welcher Stelle des Vorgangs sagen Sie eins, zwei, drei usw.? In dem Moment, wo Sie den Ball hochwerfen, oder in dem Moment, wo Sie ihn fangen?

Polaritäten

Polaritäten sind natürlich. Polaritäten sind Sonne und Mond, Tag und Nacht, Oben und Unten. Polaritäten bestimmen den Rhythmus, ohne den keine Schwingung, kein Fluss, kein Leben entstehen kann. Männlich und Weiblich erzeugen das Neue gemeinsam, ihre Gegensätzlichkeit erschafft in dem Moment der Verbindung eine Einzigartigkeit. Ohne Aktivität keine Passivität, ohne Expansion keine Kontraktion, ohne Spannung keine Entspannung.

Rhythmisches Geschehen ist dadurch gekennzeichnet, dass auf einen bestimmten Impuls der entsprechende Gegenimpuls folgt. Ist der eine Teil dominant, antwortet der andere Teil zurückhaltend. Der aktiven Dehnung des Brustkorbs, die die äußeren Zwischenrippenmuskeln aktiviert, folgt automatisch eine passive Lösung derselben. Der passiven Dehnung im Bauchraum folgt automatisch eine aktive Verengung beim Ausatmen. Es ist das Kennzeichen der Polarität, dass sie sich ausgleicht, aber nicht, dass sie gleich ist. Ein Pol wird unter bestimmten Voraussetzungen bevorzugt, so dass der andere sich zurückhalten muss. Man erkennt das an den

Jahreszeiten, die mal mehr, mal weniger Stunden Sonnenlicht haben und im Gegenzug weniger oder mehr Dunkelheit. Nur an den beiden Tagundnachtgleichen sind Hell und Dunkel ausgeglichen.

Auf den Atemtyp übertragen, lässt sich sagen: Im durchschnittlichen Mittel sind alle atmenden Wesen und ihre Ein- und Ausatmung gleich lang. Die einzelnen Individuen nähern sich aber – je nach Konstitution stärker oder schwächer – einer bevorzugten Präferenz an.

Stellen Sie sich aufrecht hin und beginnen langsam damit, einen Arm vor- und zurückzuschwingen. Es soll ein leichtes, lockeres, gemütliches Pendeln sein. Nehmen Sie wahr, welche Richtung Sie beim Schwung bevorzugen. Lieber nach vorne oder lieber nach hinten? Oder fällt Ihnen da kein Unterschied auf?

Verstärken Sie die Übung, indem Sie wahrnehmen, in welche Richtung Sie Ihren Arm aktiv schwingen und in welcher er passiv nachschwingt. Das heißt, in welche Richtung greifen Sie aktiv ein, welche folgt der anderen automatisch?

Erinnern Sie sich an das Problem der Hyperventilation und übertragen dies auf den Arm. Schwingen Sie ihn mehrere Male aktiv vor und auch aktiv zurück. Sie werden feststellen, dass sich dies anstrengend und unnötig kräftezehrend anfühlt. Es genügt völlig, den Impuls in eine Richtung auszugeben, die Gegenbewegung folgt wie bei einem Pendel von selbst.

Wie beim Atem ist auch der Bewegungsrhythmus darauf ausgerichtet, sich an die ökonomischen Vorgaben zu halten. Aktivitäten in beide Richtungen, ein Anspannen beim Vor und Zurück, beim Ein und Aus erschöpfen den Organismus. Ihr Körper wird automatisch dem wichtigsten Naturprinzip folgen und nur eine der beiden Richtungen aktiv begleiten. Es geht um die größtmögliche Energieausbeute bei kleinstmöglichem Energieaufwand.

Charakteristik der Atemtypen

Die Charakteristik der Atemtypen, die sich aus den Atemformen ergeben, ist einerseits grundlegend und bedingend, andererseits aufgrund der Vielfältigkeit der lebendigen Ausdrucksformen nur eine Annäherung – allerdings eine sehr hilfreiche und in der Praxis der Tierwelt beständig zu findende. Im Folgenden wird deshalb bewusst vom Einatmer und Ausatmer gesprochen, wohl wissend, dass es sich dabei um sprachliche Vereinfachungen handelt. Korrekter wären die Begriffe dominanter Einatmer und dominanter Ausatmer – aufgrund der Lesbarkeit wird die vereinfachte Form im Folgenden fortgeführt.[4]

Der Einatemvorgang lässt sich wie folgt zusammenfassen: Er dient dem Aufbau von Spannung, dem Erlebnis der Aufrichtung und Haltung und der Möglichkeit, mit seiner Energie aufwärts zu streben und über den Kopf hinaus in den Raum zu wachsen. Der Brustkorb wird gehoben und geweitet, das Zwerchfell an seinen unteren Anteilen aufgespannt und die Zwischenrippen aktiv nach oben gezogen. Der Widerstand des Bodens wird aktiv zur Aufrichtung genutzt, um Weite und Leichtigkeit im Raum zu erfahren.

Der Ausatemvorgang hingegen ist gekennzeichnet von einem Abgeben von Spannung, dem Erlebnis der Verwurzelung und dem Gefühl, sich mit seiner Energie im Boden zu verankern. Die Einatmung ergibt sich automatisch aus dem Lösen der Spannung, die durch die Ausatmung hinweg geatmet wird. Die Wahrnehmungsfähigkeit für das eigene Gewicht intensiviert sich, wenn der Brustkorb das nach unten strebende Becken stabilisiert. Das Abgeben des Gewichts an den Boden und die Verengung der Rumpfmuskeln begleiten den Ausatmer aktiv und schaffen seine Zentrierung und Stabilität.

Diese Charakteristika gelten zu jeder Zeit, werden aber in besonderen Momenten der Herausforderung (ein Einmachglas öffnen, einen LKW überholen usw.) deutlich und notwendig. Bisweilen kann die Anforderung so groß sein, dass sich das Gegenteil des Typs einstellt. Der Einatmer fühlt sich dermaßen belastet, dass er heftig und krampfartig die Ausatemmuskeln kontrahiert, genau so wie der Ausatmer in der Not versucht, seinen Brustkorb zu weiten, um mehr Luft zu bekommen. Es gibt diese Situationen des Lebens, die zu einer kurzzeitigen Umkehrung des Eigentlichen führen können, aber sie sind ein besonderes Merkmal von Überforderung oder Notfällen. Sie werden häufig von emotionalen Belastungen wie Versagen, Verlieren oder Schuldgefühlen begleitet und gefördert. Wie kann man sich solchen Situationen stellen?

Der Einatmer fragt: Wie komme ich heraus aus der Stagnation, was für Haltungen finde ich, um mehr Luft, mehr Raum, mehr Bewegung zu bekommen? Korrekterweise ist Haltung gar kein Begriff, mit dem Einatmer operieren können. Also noch konkreter: Was für dynamische Muster brauche ich, um expandieren zu können?

Umgekehrt fragt der Ausatmer: Was brauche ich, um zur Ruhe zu kommen? Wie organisiere ich mich, um dem Ausatmen Stabilität und Kraft zu schenken? Was kann ich tun, damit ich mich befreien und hingeben kann?

Diese Fragen sind von großer physiologischer Bedeutung und haben im Umkehrschluss schwerwiegende Folgen. Wenn das Einatemkind lernen muss stillzusitzen und das Ausatemkind dazu angehalten wird, sich mehr zu bewegen, müssen körperliche wie persönliche Schwierigkeiten auftreten. Wer den Ausatmer auffordert, lange tief einzuatmen, der raubt ihm (aus der Sicht des Einatmers paradoxerweise!) die Luft zum Atmen. Und wer meint, dem Einatmer etwas Gutes tun zu müssen, indem er ihm rät, sich ruhig hinzusetzen und die Ausatmung in seinem Bauch zu verlängern, der nimmt ihm jedes Gefühl für seine ihm innewohnende Dynamik.

Physiologische Folgen

Ab dem Zeitpunkt der Geburt formen sich mit Hilfe der Atemdominanz die typischen Haltungsmuster und Bewegungsformen der beiden Typen, bei denen entweder aktiv dehnende oder aktiv verengende Impulse führen. Da die Atemdynamik sich den Bedürfnissen des Lebens anpasst, werden somit auch unphysiologische Hinweise integriert, die im Einzelfall stark variieren. Im Folgenden wird deshalb von den typischen und idealen Körperorganisationen ausgegangen, die als physiologische Möglichkeiten, nicht aber als zwanghafte Notwendigkeiten verstanden werden sollten. Dabei wird zwischen primären und sekundären Wirkungen unterschieden.

Primäre Wirkungen sind unabdingbar und zeigen sich an verändertem Körperschwerpunkt und den notwendigen Stabilisations- und Bewegungselementen im Raum. Sekundäre Wirkungen folgen auf die primären, werden dabei aber auch von anderen Faktoren beeinflusst und sind aufgrund unterschiedlicher Genetik und Konditionierung mal mehr, mal weniger, mal gar nicht entwickelt. In der bisherigen Atemtypliteratur werden die sekundären Wirkungen auch als primäre verstanden, was dem Atemtyp eine die eigentliche Biologie überragende Funktion beimisst. Kann man den Atem wirklich überragender machen, als er ist? Ist er nicht alles überragend? Nein, es ist der Atem.

Primäre Folgen (Anatomie)

Bevor die einzelnen Typen gesondert vorgestellt werden, eine grundlegende Bemerkung zum Thema Organisation des Körpers. Wie bereits herausgearbeitet wurde, kann man vereinfacht von zwei Zentren der Atmung sprechen, nämlich vom oberen (Brustkorb) und unterem Rumpf (Bauch), sowie von zwei unterschiedlichen Bezugspunkten im Raum (in die Weite oder in den Boden). Daraus ergibt sich das erste Kennzeichen einer typischen Atmung, nämlich entweder eine vorherrschende Dynamik des Rumpfes beim Einatmer in den Raum (Expansion) oder eine dominante Stabilisation des Rumpfes beim Ausatmer mit Bezug zum Boden (Kontraktion). Um dabei die jeweiligen Funktionen des Rumpfes zu gewährleisten, müssen andere Körperzentren gegengleiche Aufgaben erfüllen. Der dynamische Rumpf wird beim Einatmer vom Becken stabilisiert, während beim Ausatmer das Becken die dynamische Führung des starren Rumpfes in den Boden übernimmt.

Stellen Sie sich aufrecht in den Raum und empfinden Sie, wie es wäre, wenn jemand seitlich hinter Ihnen stehen würde. Auf welcher Seite stünde dieser Jemand? Links oder rechts?

Stellen Sie sich vor, dieser Jemand würde Sie rufen und zwar so, dass es Sie auch animiert, sich mit Ihrem ganzen Wesen der Person zuzuwenden. Es kann also ein Hilferuf oder ein Freudenschrei sein. Für das Gelingen der Übung ist die innere Notwendigkeit, sich dem anderen zuzuwenden, sehr hilfreich. Dann lassen Sie den Körper dieser Hinwendung folgen und drehen sich in die entsprechende Richtung. Machen Sie das mehrere Male und versuchen Sie zu erspüren, wo in Ihrem Körper der erste Impuls der Drehung erfolgt?

Wenn Sie dabei Ihren Kopf als Impuls der Drehung wahrnehmen sollten, versuchen Sie es noch einmal, in dem Sie den Kopf stillhalten oder ihn sich nicht aktiv beteiligen lassen.

Vereinfachen Sie dann die Übung und entscheiden sich nur noch für eine der beiden Möglichkeiten: Kommt der Impuls aus einer Drehung des Brustkorbs? Oder kommt der Impuls vom Becken?

Probieren Sie dann beides (Brustkorb oder Becken) auch aktiv aus.

Nehmen Sie wahr, wie Sie die Bewegung durch diese beiden Zentren organisieren und ausführen. Welches Muster erscheint Ihnen vertrauter, welches vielleicht gar nicht möglich? Probieren Sie diese Hinwendung auch für andere Bewegungssituationen. (Sie gehen auf etwas zu, Sie weichen vor etwas zurück usw.)

Diese Übung ist grundlegend. Sie führt Sie unmittelbar in die bedeutenden Auswirkungen der Atmung auf den Körper ein. Einatmer stabilisieren ihr Becken, um die Flexibilität des Brustkorbs zu gewährleisten; Ausatmer hingegen stabilisieren den Brustkorb, um dem beweglichen Becken die Dynamik zu ermöglichen.

Vielleicht haben Sie feststellen können, dass noch andere Körperzentren an den jeweiligen Bewegungsoptionen beteiligt waren. Auch die Beine sowie Hals und Kopf passen sich den Vorgaben der Atmung an und treten je nach Typ stabilisierend oder dynamisch in Aktion. Darauf wird im Folgenden noch genauer eingegangen. Zunächst genügt es, sich die anatomische Organisationsform der beiden Typen als einen Wechsel von Stabilisation und Dynamik vorzustellen, mit Zentren, die gegengleich aufeinander abgestimmt sind. Auf ein Stabilisationszentrum erfolgt ein dynamischer Bereich, auf den wiederum ein stabilisierender folgt. Je nach Typ sind dabei verschiedene Bereiche des Körpers unterschiedlich ausgerichtet. Das ist keine Bevorzugung des einen oder anderen, sondern die vom Atem vorgeschlagene Basis der jeweiligen Körperorganisation. Je mehr dies der natürlichen Vorgabe nach zugelassen wird, um so einfacher atmet und lebt es sich.

Die folgenden spezifischen Charakteristika sind größtenteils dem Buch »Yoga und Atemtypen« entnommen. Es ist unerheblich, ob man Yoga praktiziert oder etwas damit zu tun hat – für alle normalen Alltagspositionen (Stehen, Sitzen, Liegen usw.) finden sich in diesem Werk Anregungen für eine körperliche Basis der Atemformen. Die Autorinnen haben ihre fundierten anatomischen Kenntnisse mit entsprechend hilfreichem Bildmaterial unterlegt, so dass das Werk als eindringliche Referenz zur Anatomie der Atemtypen gelten kann. Es orientiert sich dabei nicht willkürlich an Wunschvorstellungen, sondern ausschließlich am Atem und den dafür notwendigen Bereitschaftsdiensten der restlichen Körperstrukturen.

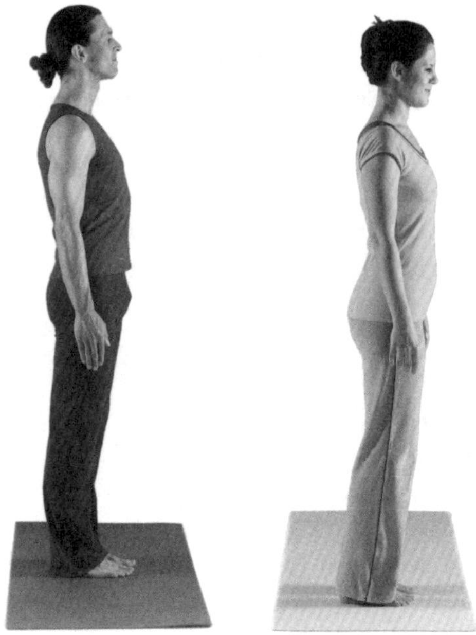

Abb. 2
Links: »Typisches« Stehen des Einatmers: Gewichtsverlagerung nach hinten, Blick über den Horizont, Streckung der Zentralgelenke.
Rechts: »Typisches« Stehen des Ausatmers: Gewichtsverlagerung nach vorne, Blick unter den Horizont, Lösung der Zentralgelenke.

Wenn bisher und im Folgenden von bestimmten Notwendigkeiten der anatomischen Struktur gesprochen wird, dann ist damit zunächst eine Bereitschaft gemeint. Beim einen drückt sich diese in einer dynamischen, beim anderen in einer statischen Gesamtorganisation aus. Alle allgemeinen Hinweise, die den jeweiligen Atemtypen zugeordnet werden (wie gestreckte oder gebeugte Knie) gelten für den Fall der Bereitschaft. Sie sind kein Dauerzustand, aber das Kennzeichen einer generellen Tendenz im Körper. Es ist sehr wahrscheinlich, dass sich nicht alle Merkmale sofort beim Anwender erkennen lassen. Sie stellen Angebote dar, die man ausprobieren und wahrnehmen kann und die sich vielleicht erst im Laufe einer gesteigerten Körperwahrnehmung ausbilden werden.

Brustatmung – einatemfixiert

Anmerkung: Auch für Ausatmer werden in diesem Abschnitt die grundlegenden Übungen vorgestellt.

Die erste und wichtigste Folge einer Einatempräferenz ist die Verlagerung des Körperschwerpunktes nach oben und hinten. Warum? Durch den Impuls der Weitung, die durch das verstärkte Einatmen entsteht, verlagert sich die Last Richtung Brustkorb. Diese Verlagerung ist klein, aber doch wahrnehmbar und den Gesetzen der Physik folgend. Der Körperschwerpunkt, der gewöhnlich zentral zwischen Bauch und unterer Lende liegt, wird nach oben, Richtung Brustkorb, verlagert.

Wodurch entsteht die Verlagerung nach hinten? Sie ergibt sich aus den für die Einatmung notwendigen Bedingungen. Um den Brustkorb flexibel bewegen zu können, bedarf es der Stabilisierung des Beckens. Sie haben das bereits kennengelernt. Die Einatmung erfordert Expansion, Weite und Verlängerung nach oben und in den Raum. Dafür strecken sich die großen Zentralgelenke im Körper, und es entsteht Aufrichtung.

Stellen Sie sich aufrecht hin, betonen Sie die Brustatmung und strecken Sie sich bei jeder Einatmung in die Länge. Halten Sie Ihren Wahrnehmungsfokus zunächst auf den Beinen und nehmen Sie wahr, wie diese die Bewegung unterstützen, indem Sie sich deutlich strecken.

Dann lassen Sie diese Spannung wieder fallen, so dass sich vor allen Dingen die Kniegelenke wieder beugen. Dabei wird sich gleichzeitig das Becken ein wenig nach hinten verschieben.

Gehen Sie nun mit jeder Einatmung in die Aufrichtung, strecken Sie Ihre Beine und lassen Sie bei jeder Ausatmung die Spannung wieder fallen, indem Sie in den Knien nachgeben. Spannen und lösen Sie Ihre größten Gelenke. Strecken Sie die Knie bei der Verlängerung und beugen Sie sie leicht bei der Rückführung.

Machen Sie keine Gymnastikübung, sondern deuten die Bewegung nur so weit an, dass Sie die unterschiedlichen Auswirkungen spüren können.

Nehmen Sie dabei die unterschiedlichen Schwerpunkte Ihres Körpers wahr. Einmal in der gestreckten Position (mit weiter nach vorne verlagertem Becken), einmal in der gebeugten (mit dem Becken nach hinten verschoben).

Vielleicht haben Sie erfahren, dass bei einer Beugung der Knie (egal wie weit) nicht nur das Becken leicht nach hinten, sondern der Rumpf mit Brustkorb und Kopf auch leicht nach vorne verschoben worden sind. Dies ist die biomechanische Kette des Lastenausgleichs, das Vor und Zurück der Gewichtsverlagerung, um den Körper im Lot zu halten. Da Rumpf und Kopf schwerer sind als das Becken, entscheiden diese über die Verlagerung des Schwerpunkts nach vorne oder hinten. Einfach formuliert: Sind die Beine gebeugt, zieht es den Schwerpunkt nach vorne, sind sie gestreckt, zieht es die Last nach hinten. Diese Schwerpunktverlagerungen sind marginal, aber jederzeit wahrnehmbar und für die Praxis von großer Bedeutung.

Kopf

Der Kopf wird bei der Einatmung natürlicherweise leicht nach hinten geneigt. Medizinisch gesprochen handelt es sich um eine Reklination im Atlas-Schädel-Gelenk, wodurch eine deutliche, physiologische Lordose (Krümmung nach vorne) in der Halswirbelsäule entsteht. Sie ist notwendig und unterstützt die Einatmung. Nehmen Sie dies körperlich wahr.

Legen Sie den Kopf bewusst weit in den Nacken und atmen Sie ein. Probieren Sie dann das gleiche, indem sie den Kopf Richtung Brust nach vorne beugen.

Können Sie feststellen, wie der nach vorne gebeugte Kopf die Ausweitung des Brustkorbes behindert?

Besonders gut können Sie diese anatomische Notwendigkeit bei Kleinkindern beobachten, die dominante Einatmer sind und ihren Kopf in vielerlei Situation – auch beim Schlafen – lustvoll und mit ganzem Einsatz nach hinten legen oder werfen.

Umgekehrt ist jedes Nach-vorne-Pressen des Kopfes, wie es in zahlreichen Bewegungsanleitungen (»Kinn zur Brust ziehen« usw.) vorkommt, kontraproduktiv für den Einatmer.

Mit der Rückbeugung des Kopfes geht eine Tonsierung der Brusthebemuskulatur einher, besonders der *Scaleni*, des *Sternocleidomastoideus* sowie der kurzen tiefen Nackenmuskeln, die den oberen Hals mit dem Hinterkopf verbinden. Sie alle sorgen mit ihrer Verkürzung für die notwendige Freiheit des Brustraums. Das Bild einer Seerose auf einer Wasseroberfläche kann diese Bewegung unterstützen.

Kiefer

Eine ähnliche Vorgehensweise wird der Einatmer bei der Bewegung im Kiefergelenk (dem einzigen Gelenk im Kopf) bevorzugen. Da das Kiefergelenk und die mit ihm zusammenhängenden Muskeln (speziell der Kaumuskel *Masseter*) in der Moderne als besonders verspannt gelten, kann die natürliche Wahrnehmung hier eingeschränkt und die Erfahrung erst einmal nur theoretischer Natur sein.

Medizinisch kann man von einer distalen oder proximalen Bewegung des Gelenks sprechen, also einer Bewegung zum Rumpf hin oder vom Rumpf weg. Natürlicherweise entspricht die proximale (vom Rumpf wegführende Bewegung) des Oberkiefers der Anatomie des Einatmers, da auch sie dem Brustkorb mehr Freiheit für den Einatemvorgang ermöglicht. Dabei führt der Oberkiefer den Kopf, so dass sich der Mund öffnet. Versuchen Sie es einmal.

Öffnen Sie den Mund, so dass die Zähne und auch die Lippen nicht mehr aufeinander liegen. Je weiter Sie den Mund öffnen, um so besser für die Wahrnehmung (und – nebenbei bemerkt – auch für die Entspannung jener Region).

Wie haben Sie die Bewegung eingeleitet? Indem Sie den Unterkiefer zur Brust hin geöffnet haben?

Probieren Sie es doch einmal anders herum, auch wenn es sich zunächst vielleicht komisch anfühlt. Ziehen Sie den Oberkiefer und mit ihm den Kopf nach oben und nehmen Sie wahr, dass sich auch auf diese Art und Weise der Mund öffnen lässt.

Lassen Sie sich (auch als Einatmer) nicht entmutigen, wenn diese Übung zunächst nicht so recht gelingen will. Es handelt sich um einen sensiblen und häufig stark missachteten und gestörten Körperbereich. Veränderungen werden sich automatisch auch in diesem Bereich mit Hilfe einer verfeinerten Wahrnehmung ergeben.

Wirbelsäule

Die Wirbelsäule des Einatmers lehnt sich im hinteren Raum an. Dies ist eine metaphorische Umschreibung für das Gefühl, das durch die Einatmung und den Bezug zum Raum entsteht. Die Schwerpunktverlagerung nach oben und hinten setzt sich in der funktionellen Anatomie fort. Da das Gefühl, sich nach hinten zu verlagern, durch die Expansion und Mobilisation des Brustkorbes ausgelöst wird, ist ein flexibler Übergang zwischen dem ersten Lendenwirbel und dem letzten Brustwirbel (L1/T12) besonders wichtig, denn dort wird die Verlagerung nach hinten ermöglicht. Eine gewollte Überstreckung oder ein Nach-hinten-Neigen ist damit aber nicht gemeint, sondern nur das Gefühl für die Stabilisierung des sich weitenden Rumpfes im hinteren Raum.

Arme

Die Arme folgen dem allgemeinen Muster der Verlängerung, also der Streckung des Körpers in den Raum hinein. Das bedeutet nicht, dass alle Gelenke, die in der Bewegungslinie liegen, aktiv gestreckt sind. Dem Einatmer genügen das Ellenbogengelenk und die in den Raum gestreckten Grundgelenke der Finger. Schulter- und Handgelenk bleiben passiv und sind in die aktive Streckung nicht mit einbezogen. Dieser Wechsel von aktiv gestreckten und nicht aktiv gestreckten Gelenken zieht sich durch den ganzen Körper und folgt einer Notwendigkeit animalischer Körperorganisation. Zwei aufeinanderfolgende Gelenkstrukturen blockieren den Bewegungsfluss, wenn sie sich nicht gegengleich aufeinander abstimmen.

Strecken Sie den Arm zur Seite aus, als ob Sie nach etwas Wichtigem greifen wollten, das weiter weg von Ihnen zu erreichen ist. Je wichtiger es ist, um so besser können Sie sich in Ihrer Natürlichkeit wahrnehmen. In welchen der Gelenke Ihres Armes (Schulter, Ellenbogen, Hand, Finger) nehmen Sie die Streckung besonders deutlich wahr?

Manipulieren Sie nun diese Bewegung, indem Sie sich bewusst über die Fingerspitzen in den Raum dehnen. Können Sie wahrnehmen, dass dabei der Ellenbogen diese Streckung aktiv begleiten will?

Was ist mit den anderen Gelenken des Armes, wie verhalten sich Hand- und Schultergelenk? Versuchen Sie einmal, neben den Fingern und dem Ellenbogen auch diese aktiv zu strecken, so dass alle vier Gelenke des Armes in Aktion treten. Wird die Bewegung dann starrer, vielleicht sogar schmerzhaft?

Die Muster vom Greifen und Reichen werden unbewusst aktiviert und nur in Fällen von falscher Anleitung oder Vorstellung gestört. Sie müssen sich in der Regel als Einatmer nicht den Befehl geben: Strecke Fingerspitzen und Ellenbogengelenk, lass Hand- und Schultergelenk locker, sondern Sie tun dies automatisch. Es ist also durchaus möglich, dass Sie diese Übung als unnötig oder kompliziert empfinden, da diese Verhaltensmuster vollständig in Ihr Körperbewusstsein integriert sind. Hilfreich sind diese Erkenntnisse vor allen Dingen bei der Körperarbeit, um mit entsprechenden Bewegungsaufträgen eine individuelle Optimalversorgung zu ermöglichen. Darüber hinaus bieten sie eine besonders gute Möglichkeit, die Atemformen im Körper wahrzunehmen.

Stellen Sie sich aufrecht hin und richten Sie Ihre Aufmerksamkeit auf die Schultern. Sind sie angespannt oder locker? Oder irgendetwas dazwischen?

Was würden Sie tun, um den Schultern im Stehen eine optimale Lockerheit zukommen zu lassen? Die Schultern aktiv nach unten ziehen?

In den meisten Fällen sind Vorstellungsübungen effektiver, da diese die Körperorganisation nicht zusätzlich belasten, sondern von innen her arrangieren. Um den Schultergürtel zu entspannen, ist es hilfreich, sich ein Gewicht vorzustellen, das den Arm nach unten zieht. Visualisieren Sie einen kleinen Sandsack, eine Bowlingkugel oder was Ihnen dafür gerade gut erscheint. Entscheidend ist nun der Ort, an dem Sie das Gewicht aufhängen. Probieren Sie zunächst, das Gewicht an Ihrem Ellenbogen zu spüren, so dass es das Zentralgelenk Ihres Armes nach unten zieht. Wie fühlt sich das an? Wird die Schulter weicher, die Organisation angenehmer?

Dann lösen Sie sich von dem Gewicht im Ellenbogen und hängen es stattdessen an das Handgelenk. Wie fühlen sich Schulter und Körperorganisation jetzt an?

Die Wahrnehmung für die Organisation der Extremitäten (das hier Beschriebene gilt analog für die Beine) ist, wenn auch unbewusst, in den meisten Fällen außerordentlich deutlich im Körper integriert. Der Einatmer wird positiver auf das Gefühl der Schwere im Handgelenk (oder im Schultergelenk) reagieren als auf die Schwere in Ellenbogen (oder den Fingergrundgelenken). Dieser Wechsel von aktiven und passiven Gelenken in Armen und Beinen ist eine wichtige Hilfestellung, wenn es um die Diagnose der Atemtypologie geht und auch für Menschen, deren Körperwahrnehmung wenig ausgeprägt ist, leicht zu erfahren.

Schulterblätter

Der Einatmer lässt den weitestmöglichen Raum zwischen den oberen Schulterblättern, während gleichzeitig die unteren Spitzen am Brustkorb angelehnt sind. Das sorgt dafür, dass die Arme näher als beim Ausatmer am Brustkorb liegen. Der Grund für diese Positionierung der Schulterblätter ist am besten körperlich zu erfahren.

Stellen Sie sich einen großen Raum zwischen Ihren Schulterblättern vor, der mit Hilfe Ihrer Imagination die beiden Knochen auseinandergleiten lässt. Es ist kein aktives Tun, schon gar kein Reißen oder Auseinanderziehen, sondern nur ein sanftes, waches Sich-Öffnen.

Gleichzeitig lassen Sie die inneren unteren Spitzen der Schulterblätter sich an die Brustwirbelsäule anschmiegen. Können Sie wahrnehmen, welche Wirkung das auf den Brustkorb und die Atmung hat?

Übergang Becken-Wirbelsäule

Der Schnittpunkt zwischen dem letzten Lendenwirbel und dem ersten Kreuzbeinwirbel (L5/S1) ist nicht nur in den meisten Rückenschulen ein besonderer Punkt, sondern auch für die Atemtypen. Beim Einatmer bleibt dieser Übergang lang und weich, denn eine verstärkte Lendenlordose (ein verstärktes Hohlkreuz) wird die Bewegung der unteren Rippen blockieren und die vollen Möglichkeiten der Brustatmung behindern. Diese Aufgabe ist weniger leicht, als sie sich anhört. Denn wie kann man etwas tun, damit es weich bleibt. Müsste man das nicht mit einem Nicht-Tun probieren?

Becken

Sie wissen bereits, dass der Einatmer die Stabilisierung des Beckens benötigt, um die Dynamik des Brustkorbes zu gewährleisten. Das gespannte Becken ist der Gegenpol und die Basis seiner Bewegungen. Ein verstärkter Grundtonus in der Po- und Beckenmuskulatur geht mit dieser notwendigen Festigkeit einher, kann aber auch über das gesunde Maß der Spannung, die der Einatmer benötigt, hinausgehen. Dennoch ist das Becken der wichtige Ort der Stabilisierung und diejenige Struktur, die dem expandierenden Einatmer eine klare Beziehung zum Boden bei gleichzeitiger Aufrichtung und Flexibilität ermöglicht.

Beckenboden

Die Fähigkeit des Beckens zur Stabilisierung (oder – beim Ausatmer – zur Beweglichkeit) wird maßgeblich von der Beckenbodenmuskulatur bereitgestellt. Vereinfacht gesagt, sind dies drei verschiedene Muskelschichten, die durch den unteren Beckenraum ziehen und damit ein hohes Maß an Funktionalität gewährleisten.

Die erste, innere Schicht läuft vom Scham- zum Steißbein und strukturiert die Beziehung von vorne und hinten. Die zweite, mittlere Schicht zieht von Sitzbeinhöcker zu Sitzbeinhöcker und strukturiert die Beziehung zwischen linker und rechter Seite. Die dritte, äußere Schicht läuft wiederum von vorne nach hinten, beinhaltet aber auch mehrere ringförmige Muskeln, die die Geschlechts- und Ausscheidungsorgane umschließen. Diese Muskelschicht strukturiert das Verhältnis von Oben und Unten und ist diejenige, die sie automatisch anspannen, wenn Sie das Gefühl, auf Toilette gehen zu müssen, unterdrücken.

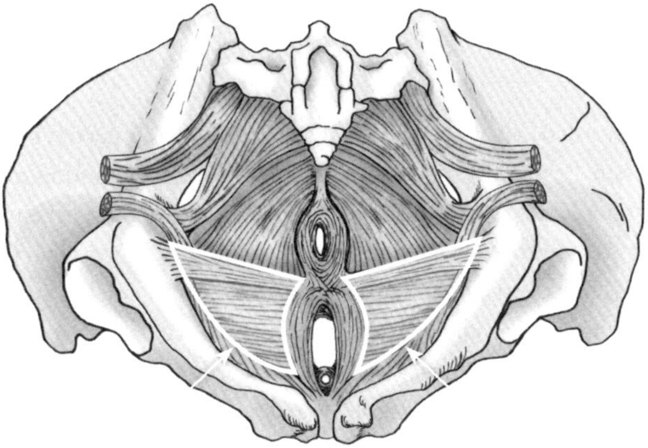

Abb. 3: Eine leichte Anspannung der mittleren Beckenbodenschicht gibt dem Einatmer Stabilität; eine Lösung derselben dem Ausatmer Bewegungsfreiheit. (Transversalschnitt durch das Becken, Blick von unten)

Für den Einatmer ist die mittlere Schicht von größter Bedeutung, denn sie steht bei ihm unter Spannung. Sie wirkt, wenn sie aktiviert wird, besonders auf die Stabilisierung der Gesamthaltung und verhindert eine Kippung des Beckens nach vorne, die dem Einatmer Luft und Leichtigkeit rauben würde.

Stellen Sie sich aufrecht hin und gehen Sie in die dynamische Haltung des Einatmers. Atmen Sie tief ein, heben Sie den Brustkorb und aktivieren Sie die Streckmuskulatur ihres Körpers. Versuchen Sie wahrzunehmen, wie Ihr Becken die Dynamik der Bein- und Rumpfstreckung stabilisiert und vor allen Dingen, wie es das tut.

Können Sie den Befestigungszug spüren, der von links nach rechts in ihrem Beckenboden anspannt und dafür sorgt, dass sie dort eine Basis haben?

Wenn Sie Schwierigkeiten mit der Ausführung haben, stellen Sie sich vor, dass Sie zwischen Ihren Knien einen kleinen Gymnastikball halten. Jener imaginäre Ball wird Ihnen helfen, die mittlere Beckenbodenschicht zu spüren.

Diese Übung ist besonders für Ausatmer schwierig, da in einem Bereich, wo die willkürliche Kontrolle meist relativ gering ist, die Umpolung einer Konditionierung eine sehr große Herausforderung darstellt. Es genügt in dem Fall auch, sich zu vergewissern, dass diese Wahrnehmung aus Sicht eines Ausatmers nicht notwendig ist. Aber auch für Einatmer muss diese Übung nicht einfach sein, da es sein kann, dass das Gespür für diesen Bereich nicht ausgebildet und die Muskulatur überspannt oder gestört ist.

Beine

Die Beine werden, ähnlich wie die Arme, tendenziell gestreckt, um dem dynamischen Bewegungsbedürfnis des Einatmers Rechnung zu tragen. Damit ist aber keine Überstreckung in den Gelenken, sondern eine flexible Streckung gemeint. Was ist der Unterschied? Bei einer Überstreckung rastet das Gelenk ein und es entsteht nicht nur ein starker Innendruck, sondern auch eine Unsicherheitslage, da die Muskulatur in solchen Fällen gehemmt wird. Flexible Streckung bedeutet hingegen die maximal mögliche Streckung, ohne dabei in eine Überstreckung zu kommen. Das kann man in Prozenten ausdrücken (zu 95 Prozent gestreckt o. ä.), besser aber im Erleben nachspüren.

Wie die Arme bilden auch die Beine eine Kette von abwechselnd deutlich und weniger deutlich gestreckten Gelenken. Auch in den Beinen sind beim Einatmer die Zentralgelenke (die Knie) aktiv gestreckt, während Hüft- und Sprunggelenke passiv bleiben. Der Logik folgend sind dann die Zehengrundgelenke aktiv gestreckt, was nicht mit einem aktiven Tun verwechselt werden sollte. Es ist eine pulsierende Spannung, die sich in jenen Gelenken wahrnehmen lässt und auf die der Begriff Aktivität Bezug nimmt.

Das Gleichgewicht von Aktivität und Passivität der Gelenke stellt sich in den Beinen wie in den Armen in der Regel von selbst ein, und die Beschreibung dient zunächst nur der Wahrnehmung und Körperkontrolle.

Füße

Auch wenn Sie dies in keiner medizinischen Schulung und Ihrem eigenen Verständnis nach noch nie so gehört haben: Im Rahmen der Atemtypen wird das Gewicht des Körpers nicht genau gleich auf den gesamten Fuß verlagert, sondern ein ganz klein wenig mehr nach hinten oder vorne. Für den Einatmer gilt: Das Gewicht ruht im Stehen tendenziell auf der Ferse, da der verschobene Körperschwerpunkt nach hinten dies bedingt und die Verlängerung in den oberen Raum somit eine biomechanisch optimale Basis finden kann.

Zusammenfassung

Probieren Sie doch einmal im Stehen mit Hilfe der oben genannten Kontrollpunkte eine aktive Einatmung aus, die den Brustkorb öffnet, Bezug zur Weite hält, Raum nehmende Bewegung ausdrückt, das Streben vom Körper weg aktiviert und den Widerstand des Bodens nutzt. Können Sie die anatomischen Grundlagen in Ihrem Körper bestätigen?

Umgekehrt wird bei Nichteinhaltung dessen, was bisher aufgezeigt wurde, die Einatmung und ihre natürliche Expansion behindert. Jedes In-den-Boden-Sinken, gebeugte Arme und Beine in den Zentralgelenken (Ellenbogen, Knie), eine Gewichtsverlagerung nach vorne, eine schlaffe, mittlere Beckenbodenschicht, das Einsinken des Brustkorbs, die aktive Verlängerung des Nackens, das Heranziehen des Kinns und natürlich das forcierte Ausatmen behindern den Einatmer bei dem, was er braucht: bei der Expansion.

Bauchatmung – ausatemfixiert

Genaugenommen braucht man nur die Bedingungen des Einatmens umzukehren, um die Organisation des Ausatmers zu verstehen. Der Vollständigkeit halber wird sie hier noch einmal genauer besprochen.

Die erste und wichtigste Folge einer Ausatempräferenz ist die Verlagerung des Körperschwerpunktes nach unten und vorne. Durch den Impuls des Niederlassens, der Hingabe an den Boden und das verstärkte Ausatmen entsteht eine Verlagerung der Last Richtung Becken. Diese Verlagerung ist klein, jedoch wahrnehmbar und folgt den biomechanischen Prinzipien der Physik. Darüber hinaus wird der Körperschwerpunkt nach vorne verlagert, wie im Abschnitt über die Einatempräferenzen praktisch gezeigt wurde. Schauen Sie dort noch einmal nach und machen Sie die grundlegende Übung (eine angedeutete Kniebeuge), um zu realisieren, wie sich das Gewicht bei einer tendenziell gebeugten und sich hingebenden Körperorganisation verändert.

Kopf

Der Kopf wird bei der Ausatmung natürlicherweise leicht nach vorne geneigt. Medizinisch gesprochen ist dies eine Inklination im Atlas-Schädel-Gelenk, so dass der berühmte lange Nacken (der Faden am Kopf des Tänzers) zutage tritt. Jener unterstützt den Ausatmer optimal, indem er einerseits den Schwerpunkt vorne hält und andererseits die Stabilisierung des Brustkorbs unterstützt.

Der Ausatmer lehnt seine Stirn in einem imaginären Raum vor sich an, der verlängerte Nacken entsteht, und die vorderen Halsmuskeln sind aktiviert, während die kurzen hinteren Nackenmuskeln lang und gedehnt bleiben. Eine solche Kopfhaltung ist auch bei vielen Erwachsenen gut zu beobachten und steht für das, was dem Ausatmer Struktur und Haltung verleiht.

Verstärken kann der Ausatmer diesen notwendigen Druck, wenn er das Kinn zur Brust drückt. Dies versetzt automatisch die Muskeln der Ausatmung in Bereitschaft und unterstützt sie beim Arbeiten. Das innere Bild einer am Nacken hängenden Stirn kann diese Bewegung unterstützen.

Kiefer

Natürlicherweise entspricht die distale (zum Rumpf hinführende) Bewegung des Unterkiefers der Anatomie des Ausatmers, weil damit die Ausatemmuskeln innerviert und die Stabilisierung des Brustkorbs verstärkt werden. Der Unterkiefer öffnet den Mund, während Oberkiefer und Schädel stabil bleiben. Diese Vorgehensweise ist für die meisten Anwender (auch Einatmer) leicht zu realisieren. Allerdings behindern Verspannungen und Einschränkungen in diesem Körperbereich häufig einen natürlichen Zugang. Für viele ist ein geöffneter Mund ein Zeichen von Unhöflichkeit und Unnatürlichkeit, dabei ist biologisch genau das Gegenteil der Fall. Der geschlossene und verspannte Kiefer ist eine Form der Aggression und, wenn sie nicht ausgelebt wird, messbarer Energieraub, den man sich aufgrund der Konditionierungen in der Kindheit (»Mach den Mund zu!«) angewöhnt hat.

Wirbelsäule

Das Brustbein des Ausatmers lehnt sich wie die Stirn im vorderen Raum an. Auch dies ist eine metaphorische Umschreibung für das Gefühl, das durch die Stabilisierung bei der Ausatmung und den Bezug zum Boden entsteht. Mit der Anlehnung im vorderen Raum ist kein Einsinken oder Nach-vorn-Fallen gemeint, sondern ein Gefühl für die Stabilisierung des sich verengenden Brustkorbs. Die Schwerpunktverlagerung aus Sicht der funktionellen Anatomie des Ausatmers benötigt einen fixierten und stabilen Brustkorb, an dem die Ausatemmuskeln ansetzen können und von dem aus sie eine optimale Kontraktion einleiten können. Ähnlich wie das Becken beim Einatmer ist der Brustkorb der zentrale Ruhepol des Ausatmers, die Spannung, die dem Rest das Ausleben ermöglicht. Die inneren Zwischenrippenmuskeln sind aktiv und die unterste, zwölfte Rippe in der Regel blockiert. Diese Blockade ist nicht pathologisch, sondern notwendig, um die Funktionalität der Stabilisation zu gewährleisten – der Bereich zwischen erstem Lendenwirbel und letztem Brustwirbel (L1/T12) bleibt im Gegensatz zum Einatmer stabil.

Arme

Die Arme folgen dem allgemeinen Muster der Beugung und Hingabe. Das Ellenbogengelenk ist tendenziell gebeugt, ebenso die Grundgelenke der Finger. Umgekehrt sind Schulter- und Handgelenk flexibel gestreckt. Der Wechsel von gestreckten und gebeugten (oder besser: nicht aktiv gestreckten Gelenken) ist beim Ausatmer dem des Einatmers genau entgegengesetzt, was generell in der Anatomie der Atemtypen für alle Gelenke gilt. Was des einen Streckung, ist des anderen Beugung.

Für Ausatmer ist es hilfreich, das Ellenbogengelenk als gewichtet wahrzunehmen, das heißt, man stellt sich eine schwere Last vor, die am Gelenk hängt und es nach unten zieht, wodurch das Gefühl der Schwere verstärkt wird.

Darüber hinaus haben die Arme in der Regel etwas mehr Abstand vom Brustkorb als beim Einatmer, da sie hier den Brustkorb nicht aufspannen müssen. Sie sorgen in dieser Stellung vielmehr für eine freie Beweglichkeit der Atemhilfsmuskeln und des Beckens.

Auch beim Ausatmer wird das Muster der Armhaltung und Armbewegung unbewusst aktiviert und nur in Fällen von falscher Anleitung oder Vorstellung gestört. Sie müssen sich nicht den Befehl geben: Strecke Handgelenk und Schultergelenk, lass Finger- und Ellenbogengelenk locker, sondern tun dies automatisch.

Schulterblätter

Der Ausatmer zentriert die beiden Schulterblätter nach innen und unten. Dabei stellt man sich am besten zwei Flügel vor, die an der Brustwirbelsäule angelegt sind und dem Fliegenden (Atmenden) den optimalen Vorschub bieten, indem sie die Stabilität des Brustkorbs gewährleisten.

Übergang Becken-Wirbelsäule

Der Schnittpunkt L5/S1 darf im Gegensatz zur orthopädischen Lehre bewusst überstreckt werden. Das Hohlkreuz darf sich ausdrücklich verstärken, wenn es in einer Situation erforderlich ist. Beim Ausatmer ermöglicht die Lendenlordose die Aufrichtung des Rumpfes, der sonst durch den nach vorne und unten gelagerten Schwerpunkt ins Ungleichgewicht geraten würde. Anders formuliert: Damit der Ausatmer sich weiterhin als Mensch in einer klaren Beziehung zur Umwelt positionieren kann, muss er beim vorgeschobenen Schwerpunkt in der Lendenwirbelsäule dagegenarbeiten.

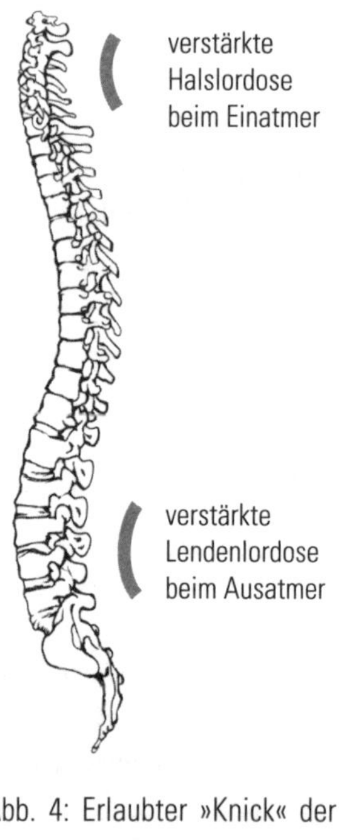

Abb. 4: Erlaubter »Knick« der Wirbelsäule: beim Ausatmer im Lenden-, beim Einatmer im Halssegment. Umgekehrt behindert ein »Knick« im Lendensegment die Vitalität des Einatmers, ein »Knick« im Halssegment die des Ausatmers.

Die Lendenlordose des Ausatmers sowie die Halslordose des Einatmers sind zwei deutliche – von der gängigen Meinung der Schulmedizin abweichende – Kontrollstellungen für die Atemtypen. Sie werden bewusst nicht forciert, sind aber im Rahmen der jeweiligen Charakteristik bedeutend und dürfen gefördert werden. Um es einmal salopp zu formulieren: Derjenige Mediziner, der seinerzeit den Rat gab, auf ein verstärktes Hohlkreuz tunlichst zu verzichten, war mit Sicherheit einatemfixiert, ebenso wie derjenige, der den langen Nacken propagierte, ausatemfixiert war. Wenn beide Ratschläge gleichzeitig für alle Menschen gelten, sind die Folgen eine eingeschränkte Atemfunktion und Verspannungen einer dadurch unökonomisch arbeitenden Muskulatur.

Becken

Um das Sich-Niederlassen zu gewährleisten, braucht der Ausatmer die Flexibilität im Becken. Das wird erreicht, indem man sich vorstellt, dass das Becken am Rumpf hängt, quasi von ihm getragen wird. Während beim Einatmer das Becken den Rumpf trägt, ist es beim Ausatmer also genau umgekehrt. In der Praxis ist die Po-Muskulatur des Ausatmers in der Regel weicher und geschmeidiger als beim Einatmer und der wichtigste Bereich, der die Dynamik ermöglicht. Außer dem Hals und Gesichtsschädel sind alle anderen Körperbereiche des Ausatmers statischer Natur. Daher ist es besonders wichtig, im Becken für Beweglichkeit und Bewegungsfluss zu sorgen.

Beckenboden

Für den Ausatmer gelten auch hier die umgekehrten Bedingungen des Einatmers. Statt einer Fixierung geht es hier um Lösung und Weite der mittleren Muskelschicht, sie bleibt gedehnt. Während beim Einatmer die Sitzbeinhöcker zur Stabilisation nach innen ziehen, dehnen sie sich beim Ausatmer nach außen. Das ist der Grund, warum eine weite Grätsche im Stand oder im Sitzen für den Ausatmer unterstützend und für den Einatmer hinderlich ist. Wenn Spannung im Beckenboden benötigt wird, spannt der Ausatmer in vielen Fällen die innerste Muskelschicht zuerst an, da sie reflektorisch mit Zwerchfell und Ausatemmuskulatur zusammenarbeitet. Dieses Anspannen ist eine selbstverständliche Ergänzung, die nur bedingt willentlich geübt werden kann. Das macht sie nicht weniger notwendig und präsent, aber sie sollte nur behutsam integriert werden.

Viele gutgemeinte Beckenbodenübungen differenzieren nicht zwischen den Bedeutungen der einzelnen Schichten und somit auch nicht zwischen den unterschiedlichen Bedürfnissen der Anwender. Es kommt in solchen Fällen zu einer Win-Loose-Situation, also einer gleichzeitigen Ansteuerung von Muskeln, die man benötigt, und solchen, die man nicht benötigt. Darüber hinaus ist der aus dem Gesundheitssport übernommene Ehrgeiz bei Beckenbodenübungen kontraproduktiv, da Überspannungen und Übersteuerungen in jenen Muskeln aufgrund sportlicher Intervention oder psychomentalen Drucks viel häufiger anzutreffen sind als Schwächen. Es wäre in den meisten Fällen hilfreicher, loslassen zu lernen, anstatt die Verspannungen mit Übungen zu verstärken.

Für den Ausatmer gilt das vor allen Dingen für die mittlere Schicht der Beckenbodenmuskeln.

Beine

Die Beine werden tendenziell gebeugt. Damit ist kein Fallenlassen gemeint, sondern im Gegenteil ein hohes Maß an Spannkraft, das das Sich-abwärts-Senken auffängt. Wie in den Armen bilden auch die Beine die Kette von deutlich und weniger deutlich gestreckten Gelenken, wobei die Zentralgelenke (die Knie) tendenziell gebeugt und die Hüft- und Sprunggelenke aktiv gestreckt werden, während die Zehengrundgelenke weich und gelöst sind. Auch hier stellt sich das Gleichgewicht von Aktivität und Passivität der Gelenke in der Regel von selber ein, und die Beschreibung dient zunächst nur der Wahrnehmung und Körperkontrolle.

Setzen Sie sich auf einen Stuhl und strecken Sie ein Bein vor sich aus, so dass es sich vom Boden löst. Welches Bein haben Sie intuitiv genommen?

Achten Sie dann auf die vier Gelenke, die bei dieser Streckung involviert sind. Hüft-, Knie-, Sprung- und Zehengelenke. In welchen dieser Gelenke findet aktive Streckung statt, welche helfen eher passiv mit?

Sind die nicht gestreckten, stabilisierenden Gelenke auch in einer Streckung vielleicht bedeutender als die aktiven gestreckten?

Wenn Sie kein Gefühl für Unterschiede ausmachen können, helfen Sie sich mit inneren Bildern. Wo sind Epizentren der Energie? Wo pulsiert und sprudelt es und wo nicht? Wo hält es fest und spannt es und wo nicht?

Um die Notwendigkeit des Wechsels von Aktivität und Passivität zu erfahren, versuchen Sie, alle vier Gelenkstrukturen zu aktivieren, und nehmen Sie wahr, wie dabei – im Gegensatz zum Wechselspiel – die Energie blockiert wird.

Der Ausatmer wird, um seine Bein zu strecken, die dem Boden verbundene Dynamik des Hüftgelenks nutzen, um im Sprunggelenk die Streckung auszuführen. Knie und Zehen bleiben gelöst und helfen bei der Bewegung passiv mit. Der Einatmer auf der anderen Seite wird sich hingegen explosiv aus dem Knie herauskatapultieren.

Diese Dynamik ist für den Ausatmer unnatürlich, was sich besonders in den Beinen bemerkbar macht. Durch die generelle Tendenz, nachzugeben und sich dem Boden anzunähern, erfordert die Ausatmung ein großes Mehr an Statik und Haltearbeit. Das Nachgeben des Ausatmens ist nur eine graduelle Annäherung, kein Zusammenbruch. Dort, wo im Körper nachgegeben, aber nicht aufgegeben wird, ist eine Extraanforderung notwendig – die isometrische Spannung der haltenden Muskulatur. Diese kann man – wie beim Einatmer die Po-Muskeln – gut ertasten und als tonisiert wahrnehmen. Dies gilt insbesondere für die Waden und den vorderen Oberschenkelstrecker (*Quadriceps*), die bei der Haltearbeit im Stehen verstärkt exzentrisch arbeiten müssen. Dies führt dazu, dass ausatemfixierte Menschen in der Regel weniger Probleme mit statischen Positionen haben als Einatmer. Ihr Körper ist es gewohnt, mit Hilfe der Beinmuskulatur zu stabilisieren und festzuhalten.

Die Gelenkstrukturen der Beine bieten sich ebenso wie die der Arme an, die grundlegenden Auswirkungen der Atemphysiologie im Körper wahrzunehmen. Egal, ob Sie sitzen, stehen oder liegen, Sie können jederzeit ausprobieren, die vier Grundgelenke der Beine wahrzunehmen und mit den Empfindungen der Schwere zu spielen. Nehmen Sie dabei entweder Hüft- und Sprunggelenke oder Knie- und Zehengrundgelenke als gewichtet wahr und überprüfen Sie, welche der beiden Kombinationen für Sie in Frage kommt.

Füße

Im Rahmen der Atemtypen wird das Gewicht des Körpers nicht genau gleich auf den gesamten Fuß verlagert, sondern – in kleinem Rahmen – mehr nach hinten oder vorne. Für den Ausatmer gilt: Das Gewicht ruht im Stehen tendenziell auf dem Vorfuß, da der nach vorne verschobene Körperschwerpunkt dies bedingt und die Zentrierung in den Boden so eine biomechanisch optimale Basis findet.

Zusammenfassung

Probieren Sie noch einmal im Stehen mit Hilfe der oben genannten Kontrollpunkte eine aktive Ausatmung, die den Brustkorb stabilisiert, den Bezug zum Boden hält, die auch in der Streckung (also im Stehen) mit dem Körperzentrum und dem unteren Raum verbunden bleibt, die Arme und Beine tendenziell beugt und den Gelenken Spiel lässt und die Kraft der Ausatmung nutzt, um das bewegliche Becken Richtung Erde zu verlagern. Können Sie die anatomischen Grundlagen in Ihrem Körper bestätigen?

Umgekehrt gilt die Nichteinhaltung von dem, was bisher aufgezeigt worden ist, als Behinderung der Ausatmung und ihrer natürlichen Kontraktion. Jedes Drücken gegen den Widerstand des Bodens, durchgestreckte Arme und Beine in den Zentralgelenken, eine Gewichtsverlagerung nach hinten, eine Verengung der mittleren Beckenbodenschicht, das aktive Anheben des Brustkorbs, die Verkürzung der Nackenmuskulatur, das Heben des Kinns und natürlich das aktive Einsaugen der Atemluft behindern den Ausatmer bei dem, was er braucht: bei der Zentrierung.

Folgen für die Bewegungssteuerung

Die Steuerzentrale

Die zentrale Organisation der Bewegung führt den Körper, geht voran und nimmt die anderen Teile mit.

Gehen Sie im Raum umher und stellen sich vor, eine Quelle in Ihrem Inneren würde alle Bewegungen führen. Nehmen Sie zunächst den Brustkorb als Zentrale wahr und denken Sie dabei an eine große Sonne, die in Herzhöhe leuchtet und von der aus Sie das Leben wahrnehmen und auf Anforderungen reagieren können. Bücken Sie sich, springen Sie hoch, drehen Sie sich zur Seite und lassen Sie diese Bewegungen vom Brustkorb ausgehen und einleiten. Steuern Sie Ihren Körper nicht vom Denken her, wie Sie es vielleicht gewohnt sind, sondern vom Brustkorb. Wie fühlt sich das an?

Wenn Ihnen das schwer fällt, könnte es daran liegen, dass Sie es nicht gewohnt sind und es Ihrer natürlichen Bewegungssteuerung widerspricht.

Probieren Sie als nächstes Ihren Bauch als Zentrum der Bewegung. Stellen Sie sich vor, dass dort Ihre Handlungen organisiert und Impulse an eine bewegliche Lendenwirbelsäule und ein dynamisches Becken geleitet werden.

Bei welcher Steuerung fühlen Sie sich wohl, bei welcher in Ihrem Körper zuhause? Welche Bewegungskontrolle ist Ihnen vertraut, welche finden Sie komisch, vielleicht sogar schmerzhaft?

Die Zentrale des Lebens, auch in seiner biomechanischen Steuerung, ist dort verankert, wo der Atem fließt. Beim Einatmer ist der dynamische Brustkorb dafür zuständig, beim Ausatmer der statische Bauch. Auch wenn sich das zunächst fragwürdig anhört, steuert der eine seine Bewegungen aufgrund seiner ihm innewohnenden Dynamik, der andere aufgrund seiner ihm innewohnenden Statik. Dies sind die grundlegenden Bedingungen der jeweiligen Atemformen, die in der Biomechnaik ihren Ausdruck finden. Während diese Angelegenheit beim Einatmer eindeutig ist (die dynamische Steuerzentrale Brustkorb ist gleichzeitig auch der Motor der Ausführung), muss man sie beim Ausatmer differenzieren. Das statische Prinzip im unteren Rumpf, geführt von der Ausatmung, ist das Organisationszentrum der Bewegungen. Die Ausführung hingegen benötigt ein dynamisches Element, welches im Fall des Ausatmers das Becken ist.

Bewegungsrichtung

Auch die tendenzielle Richtung der Bewegung folgt dem Atemfluss. Der Einatmer lässt den Atem im Brustkorb nach oben steigen, der Ausatmer im Bauch nach unten, der Einatmer bewegt sich tendenziell gegen die Schwerkraft, der Ausatmer mit ihr.

Stellen Sie sich hin und schwingen Sie beide Arme im Wechsel von links nach rechts. Führen Sie die Bewegung sanft und leicht aus und achten Sie auf die innere Vorstellung Ihrer Bewegungsrichtung. Folgen Sie den Armen beim Schwung, um in den Raum zu reichen, oder bleiben Sie trotz des Schwungs im Boden verankert?

Probieren Sie als nächstes ein Bücken. Unabhängig von orthopädischen Ratschlägen, gehen Sie in die Knie und heben Sie in Ihrer Vorstellung etwas vom Boden auf. Auch hier achten Sie auf die Richtung, in die es Sie zieht.

Die erste Übung ist klassischerweise eine, die den Einatmer anspricht (Schwingen, den Raum der Weite nutzen), die zweite eine, die dem Ausatmer zugutekommt (Bücken, sich hingeben). Dennoch wird auch der Einatmer beim Bücken seine Tendenz beibehalten wollen, in den oberen Raum zu wachsen, was Sie daran merken, dass der Hinterkopf sich gegen die Abwärtsbewegung richtet und in den Nacken fällt. Umgekehrt wird auch der Ausatmer bei den Seitschwüngen der Arme seine Tendenz beibehalten, sich im Boden lotrecht zu verankern.

Stehen

Das Stehen wurde anhand der Einzelausführungen ausführlich behandelt, einzig folgende Anmerkung ist notwendig: In der Grundlagenliteratur wird darauf hingewiesen, dass sich im Stehen die Lordose in der Lendenwirbelsäule auf untypische Art und Weise ausprägt, nämlich dergestalt, dass der Einatmer verstärkt ein Hohlkreuz ausbildet und der Ausatmer den unteren Rücken verlängert. Wie oben beschrieben, benötigt der Einatmer unbedingt einen langen, entspannten unteren Rücken, während der Ausatmer das Hohlkreuz als Unterstützung der Brustkorbstabilisation gut gebrauchen kann. Warum kehren sich nun diese beiden Wichtigkeiten im Stehen um? Dies hängt mit der Drehbewegung (*Nutation*) des Beckens zusammen, das auf die Impulse der Beine reagieren muss. Je nach Kniestreckung ist es für das Becken einfacher, ein wenig nach vorne und unten oder ein wenig nach hinten und oben zu kippen.

Stellen Sie sich hin und überstrecken Sie einmal bewusst die Knie. Also so, wie es weder Aus- noch Einatmer in der Regel tun. Nutzen Sie jedoch hier einmal die gesamte Muskulatur aus und überspannen Sie buchstäblich den Bogen. Wie reagiert Ihr Becken auf die Streckung der Beine? Können Sie wahrnehmen, dass es automatisch ein wenig nach vorne unten kippen muss, um einen ökonomischen Lastenausgleich zu gewährleisten?

Können Sie auch umgekehrt wahrnehmen, dass dem Becken wieder mehr Spielraum nach hinten und oben zukommt, wenn Sie die Beine aus ihrer Überstreckung befreien?

Aufgrund der deutlicheren Streckung in den Beinen, ist das Becken im Stand des Einatmers weiter nach vorne unten gekippt. Beim Ausatmer, der in den Beingelenken stärker nachgeben kann, drängt das Becken demzufolge mehr nach hinten und oben. Diese Verschiebungen sind marginal und nicht immer deutlich zu sehen, da das Becken besonders anfällig für andere Einflussfaktoren ist. Es ist der Mittelpunkt (unabhängig von der Atemform) des Körpers und zugleich die Basis vieler wichtiger Organe, die eng mit Emotionen zusammenhängen, so dass hier häufig gegentypische Muster ausgeprägt sein können.

Aus anatomischer Sicht lässt sich aber damit die gegenläufige Tendenz, die bei den Atemtypen in der Beobachtung des unteren Rückens im Stehen erfolgt, erklären. Das heißt aber nicht, dass der Einatmer im Stehen bewusst den Rücken verkürzt und ins verstärkte Hohlkreuz geht und der Ausatmer diesen Bereich weit und lang lässt (er stabilisiert ihn mit Hilfe seiner Ausatemmuskulatur nach wie vor), sondern nur, dass sich die Tendenz für den Betrachter in dieser Position umkehrt. Sobald die Position gewechselt wird (zum Sitzen oder Liegen) und erst recht, wenn es in die Bewegung (Gehen, Laufen) übergeht, stellen sich die oben beschriebenen generellen Auswirkungen automatisch wieder ein. Sie werden (und das nur für den äußeren Betrachter, nicht in den inneren Wahrnehmung des Ausführenden) aufgrund der funktionellen Folgebewegung des Beckens, das auf die Beinstreckung reagiert, einzig im Stand umgekehrt.

Liegen

Die generellen Prinzipien des Liegens wurden oben schon skizziert. Dem Einatmen dient die Rückenlage, dem Ausatmen die Bauchlage. Darüber hinaus kann man sich im Liegen einige typenbedingte Prinzipien der Entspannung vor Augen führen.

Der Einatmer liebt das lustvolle Dehnen und Räkeln, das Strecken in den Raum auch auf dem Boden. Dabei ist es durchaus angebracht und ein guter Indikator für die individuelle Präferenz, die Hände hinter dem Kopf zu verschränken oder die Knöchel zu überkreuzen. Ersteres weitet den Brustkorb, zweites zentriert das Becken. Beides sind typische Bewegungen, die einen Einatmer, wenn er sich auf den Boden legen soll, als solchen zu erkennen geben können. Der Hinterkopf strebt auch im Liegen in den oberen Raum, der Unterkiefer ist im natürlichen Fall dabei entspannt. Die Schultern fallen nach hinten, es entsteht eine leichte Aufrichtung in der Wirbelsäule. Auch das Liegen ist bei aller Entspannung für den Einatmer dynamisch.

Beim Ausatmer blockiert die Rückenlage das bewegliche Becken und verhindert die Zentrierung der Ausatmung im Boden. In der Bauchlage hingegen kann er mit seinem stabilen Rumpf und seinem beweglichen Becken die gesamte Länge der Ausatmung kontrollieren und seinem Wunsch loszulassen nachkommen. Ein Indikator für eine optimale Lage sind circa 45 Grad angewinkelte Arme, die dem Brustkorb das Nachgeben ermöglichen. Die Wirbelsäule bleibt lang und passiv und sorgt dafür, dass am Übergang zum Kreuzbein (L5/S1) eine Überstreckung stattfindet. Je mehr Raum zwischen den Sitzbeinhöckern entsteht, um so besser können sich die Leisten an den Boden schmiegen. Das Bestreben nach Abgabe der Spannungen in einen statischen, gelösten Zustand ist das Element der Bauchatmung im Liegen. Die Richtung geht immer in den Boden und ist gewichtet.

Atmung

Die Atmung kann optimalerweise in der liegenden Position am besten vorgestellt werden. Dabei wird deutlich, dass alle Mechanisierung, wie sie in diesem Kapitel scheinbar angedeutet ist, unzutreffend ist. Es handelt sich um die Beschreibung einer biomechanischen Gleichung, die in der Natur nach optimaler Energieausbeute strebt.

In der Rücklage strebt die Einatmung in den weitenden Brustkorb bis hoch in die Lungenspitzen sowie in den Rücken und die Seiten. Der Hals bleibt weit, und der Bauch ist ruhig und fällt nach der Atemfülle von selbst ein, lässt den Atem nur passiv verdampfen, um von neuem alle Bereiche der Weite zu erfahren.

In der Bauchlage haben, im Gegensatz zur aufrechten Position, alle Körperbereiche des Ausatmers die Möglichkeit nachzugeben. Diese Position erleichtert die Arbeit der Ausatemmuskeln beträchtlich, da sie nicht mehr in dem großen Maße auf die nachgebende Arbeit der fixierenden Gegenspieler angewiesen sind. Das Brustbein und alle daran ansetzenden Muskeln lassen los, denn nur dann kann mühelos und ausreichend ausgeatmet werden, um den Strom des Atems in die Beckenschale münden zu lassen.

Sitzen

Im Gegensatz zum Liegen, das genauso häufig ausgeführt wird, ist das Sitzen eine Position, die Menschen deutlicher beeinflussen können. Im Schlaf lassen sie das Animalische die Anatomie regeln, bei der Arbeit, beim Essen oder in der Schule steuert hingegen die menschliche Bewusstheit auf ein Ziel zu, welches in der Regel nicht das Sitzen selbst ist. Je anspruchsvoller und fordernder die Aufgabe ist, um so mehr folgt der Körper – widerwillig in Form von Spannungen – den mentalen Vorgaben. Er sitzt nicht mehr, sondern arbeitet oder lernt. So sind die meisten Ratschläge, die man hört, auf das optimale Ausführen der Arbeit ausgerichtet und weniger auf die optimale Sitzposition, die bei den beiden Atemtypen unterschiedlich ausfallen muss.

Setzen Sie sich vor einen Computer oder bloß an einen Tisch und stellen Sie sich dabei vor, Sie säßen vor einem. Wo steht der Bildschirm, wie blicken Sie auf diesen?

Achten Sie dabei auf das Gelenk, das den obersten Wirbel mit dem Schädel verbindet. Machen Sie dort noch einmal eine Vorwärts- (Inklination) und Rückwärstbwegeung (Reklination).

Spielen Sie damit und stellen Sie sich vor, dass Sie dort den Blickwinkel einstellen können, der zu Ihrem Bildschirm führt.

Welchen Winkel wählen Sie, wohin schauen Sie?

Sie wissen bereits, welche Auswirkungen dieser Winkel für die Atmung hat, welche Position förderlich, welche hinderlich ist. Der Einatmer arbeitet optimalerweise auf einen höher gestellten Bildschirm und sucht nach einer Möglichkeit, den oberen Rücken anzulehnen, da er in einer statischen Haltung, wie sie das Sitzen ist, nur schwer die Fähigkeit aufbringen kann, den Rücken beständig aufrecht zu halten. Nur wenn er sich anlehnen kann, ist es möglich, das Gewicht hinter die Sitzbeinhöcker zu bringen und in den oberen Raum zu arbeiten. Er muss sich also einem Bildschirm von unten annähern. Wie er mit Dingen arbeitet, die vor ihm auf den Tisch liegen, kann man bei kleinen Kindern sehen: mit aufgestützten Armen, vorgebeugtem Brustbein und dem Kopf leicht im Nacken.

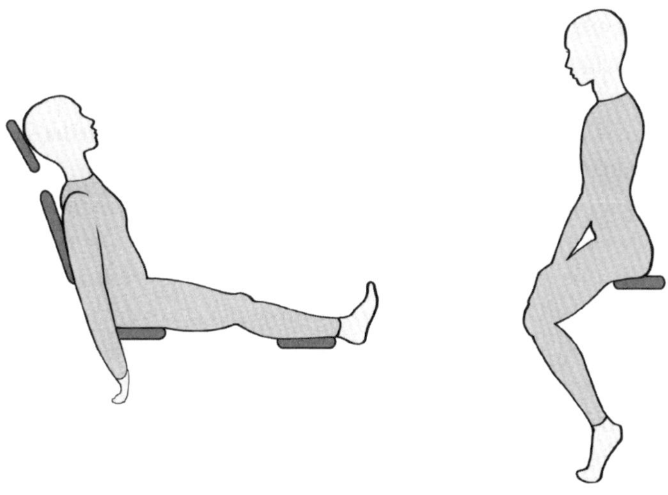

Abb. 5: »Typisches« Sitzen: Der Einatmer lehnt den Rücken an, legt den Nacken nach hinten und streckt die Zentralgelenke. Der Ausatmer richtet sich auf, drückt das Kinn in Richtung Brust, beugt die Zentralgelenke und streckt häufig die Sprunggelenke.

Eine weitere in der Praxis sichtbare Arbeitsweise des Einatmers ist das Strecken der Arme beim Arbeiten. Erinnern Sie sich an das Prinzip der Streckung in den Zentralgelenken? Je angebeugter der Ellenbogen, um so schlechter kann eingeatmet werden. Je weiter also das Arbeitsgerät vom Brustbein entfernt liegt, um so besser für den Einatmer. Die Handgelenke sind hingegen gebeugt, um dem Prinzip der wechselseitigen Beugung und Streckung zu folgen. Angewinkelte Handrücken können ein sichtbares Zeichen sein für eine einatemfixierte Person.

Das folgende Kriterium, welches für Einatmer beim Sitzen zu beachten ist, ist aus moderner Sicht besonders ungewöhnlich: Die Beine sind gestreckt, was sie, wenn Sie auf einem Stuhl sitzen, nur dann richtig gut können, wenn diese auf einem Hocker liegen. Dieser Aspekt kann und wird in der Regel so nicht immer ausführbar sein. Es ist auch nicht nötig, da bereits eine Streckung der Beine auf einem Stuhl ohne Ablagemöglichkeit die Stabilisierung des Beckens verstärkt. Der Hocker sorgt nur im optimalen Fall, in dem man beispielsweise mehrere Stunden sitzt, für die Abgabe der Haltearbeit, die für die Beine in dieser statischen Situationen über eine längere Zeit schwer auszuhalten ist. Außer dem stabilisierenden Becken sollten also alle anderen Bereiche des Körpers beim Einatmer im Sitzen von ihrer Aufgabe, Lasten über längere Zeit zu tragen, befreit werden.

Die gängigen Lehrmeinungen bedienen in der Regel das Sitzen des Ausatmers, wie man auf dem folgenden Bild erkennen kann. Durch die statischen Winkel und Maßangaben für die Stellung der Glieder werden viele optimalen Voraussetzungen für den Ausatmer wiedergegeben: der nach unten gestellte Winkel des Schädelgelenkes, das nach vorne verlagerte Gewicht im Becken, der freie, sich selbst aufrichtende Rumpf, die gebeugten Ellenbogen und Kniegelenke und die gestreckten Handgelenke. Selbst der Drehstuhl fördert den Ausatmer, da er mit seinem dynamischen Becken auf ihm ein wenig hin- und herrutschen kann, wenn ihm danach verlangt.

Die optimale Praxis des Ausatmers stellt dieses Bild aber nicht dar, da die Vorwärtesneigung des Rumpfes und die Beugung der Kniewinkel noch weiter ausgeprägt sein dürfen. Außerdem fehlt die für den Ausatmer so wichtige Streckung der Sprunggelenke. Eine häufige, zwar auf keinem Lehrbild, aber in der Praxis anzutreffende Erscheinung, sind jene aufgestellten Zehen des Ausatmers, die die Sprunggelenke strecken.

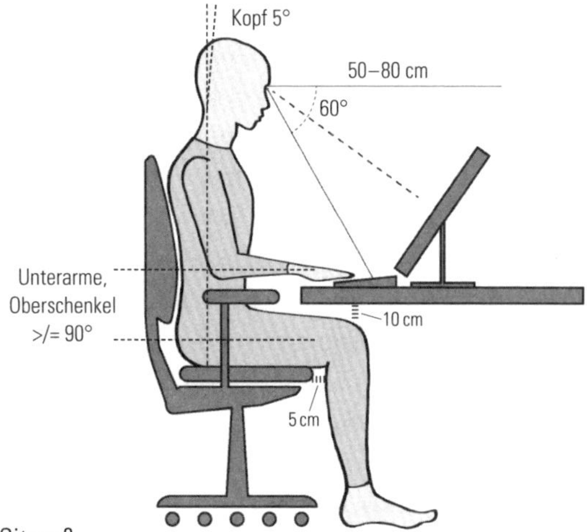

Abb. 6: Optimales Sitzen?
Fast optimal für Ausatmer – alles andere als optimal für Einatmer.

Beide optimalen Sitzpostionen der Atemtypen sind im Alltag selten anzutreffen, was sich mit der Bedeutung des Sitzens als Zweck verstehen lässt. Sie auszuprobieren ist interessant und führt eventuell zu einem erweiterten persönlichen Verständnis; aber sie sind keine Schablone, nach der es immer zu handeln gilt.

Gehen

Auch das Gehen und das Gangbild müssen auf die unterschiedlichen anatomischen Voraussetzungen reagieren. Der Körperschwerpunkt sorgt in der Regel für das auch in der Medizin und anderen Bereichen der Körperarbeit bekannte Phänomen des Vorfuß- oder des Fernsenlaufens. Sie sind im Rahmen ihrer natürlichen Ausprägung für den jeweiligen Typ richtig und bedeutend.

Der Einatmer wird tendenziell die Ferse betonen und das kurze Aufprallen mit derselben; der Ausatmer hingen den Vorfuß und den Moment des Gewicht-Abrollens, das in ein leichtes Abfedern übergeht.

Bei besonders deutlicher Ausprägung (Sie können das im Alltag auf der Straße beobachten) haben Sie ein weiteres Merkmal, um den Typ der Atmung zu erkennen. Besonders ausgeprägte Vorfußläufer fallen in der Regel auf.

Ein weiteres Merkmal ist der Rhythmus der Schritte. Der Einatmer setzt tendenziell kleine schnelle Schritte, während der Ausatmer mit ruhigen Bewegungen schreitet. Dies wird aber je nach Veranlagung und Situation variieren und nicht so deutlich ausgeprägt sein.

Die Erklärungen für diese Phänomene sind anatomischer Natur. Das fersenbetonte Gehen des Einatmers kann es sich nicht erlauben, die Füße weit vorne aufzusetzen, da dies den Lastarm der Beine unnötig vergrößern würde. Das Gehen aus einer aufgerichteten und nach hinten verlagerten Haltung wird dadurch kostspieliger und anstrengender. Umgekehrt nutzt der Ausatmer gerade den nach vorne verlagerten Schwerpunkt, um sich weit in das Gehen und jeden nächsten Schritt hineinfallen zu lassen. Kurze Schritte würden wiederum ihm unnötig verbrauchte Energie (die er brauchen würde, um den Schwerpunkt auszugleichen) bescheren.

Das sind die beiden deutlichsten Anzeichen des Gehens, und doch sollte man vorsichtig sein, sie als sichere Bestimmungsmerkmale zu betrachten. Das Gangbild drückt mehr als alles andere das Wesen einer Person und ihre Geschichte aus, worin sich auch viele gegentypische Verhaltensmuster gebildet haben können.

Wie gehen Sie? Wie fühlen Sie sich, wenn Sie vorfußbetont, langsam und weit ausschreiten, wie, wenn sie kurz, schnell und fersenbetont gehen?

Was empfinden Sie, wenn Sie andere Menschen so oder so gehen sehen? Ist ein Gangbild aus Ihrer Sicht besonders auffällig, wenn es das Gegenteil von dem darstellt, was Sie gewohnt sind?

Rückbeugen

Gefährlich für den Einatmer bei einer Rückbeuge ist der Knick am Übergang L5/S1. Geht er verstärkt ins Hohlkreuz, wird die Fähigkeit des Brustkorbs zur Einatmung eingeschränkt. Es entsteht schnell eine schmerzhafte Spannung im unteren Rücken, weil es die Muskeln dort nicht gewohnt sind, so zu arbeiten. Die Rückbeuge, vom nach oben und hinten strebendem Brustbein eingeleitet, ist hingegen wohltuend für den Einatmer und entspringt einem Impuls aus den Füßen, der im Brustbein seine Resonanz findet. Der in den Nacken fallende Kopf unterstützt diese Bewegung, während der untere Rücken lang und weich bleibt und das Becken die Stabilisierung übernimmt.

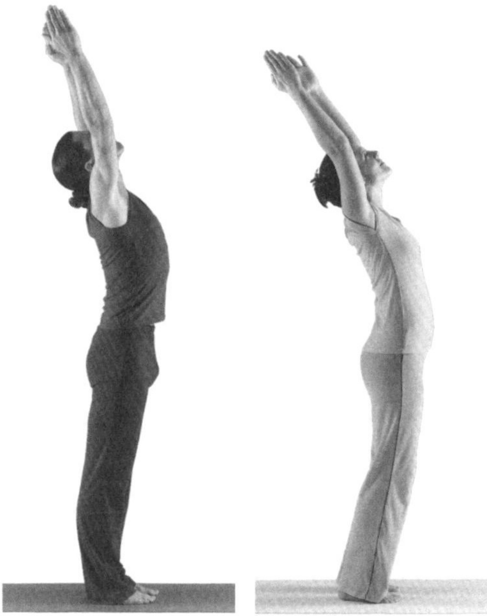

Abb. 7: »Typische« Rückbeuge: Der Einatmer streckt sich dynamisch in Brustkorb und Brustwirbelsäule nach hinten, stabilisiert das Becken und lässt den unteren Rücken lang und weich. Der Ausatmer aktiviert mit dem »Knick« in der Lende die Rückwärtsbewegung, stabilisiert den Brustkorb und vermeidet die Überstreckung der Zentralgelenke.

Der Ausatmer hingegen verlagert das bewegliche Becken noch weiter nach vorne und verstärkt in einem wohltuenden Maße den Knick im unteren Rücken. Unterstützt wird er dabei vom Gewicht der Stirn und dem leicht nach vorne geneigten Kopf, welche die Bewegung des Beckens ausgleichen. Je ungestörter sich die Brustwirbelsäule und der Hinterkopf verlängern können, um so durchlässiger und fließender wird die Bewegung. Wenn der Ausatmer willkürlich versucht, das Hohlkreuz auszuschalten, verspürt er Luftmangel im unteren Raum, den er nicht gebrauchen kann.

Vorbeugen

Für den Einatmer ist die Vorbeuge vom Prinzip her widernatürlich, da er sich dem Boden bewusst zuwenden muss. Er übergeht aber das Problem, in dem er sich mit Fersen oder Becken, je nach Position, vom Boden in den Raum abdrückt und dem unteren Rücken Länge anstatt Arbeit anbietet. Die Bewegung kommt auch hier vom Brustbein, das bei aller Führung die Weichheit nicht verlieren darf.

Für den Ausatmer ist die Vorbeuge naturgemäß leicht, weil der Körperschwerpunkt schon vorne gelagert ist und so verstärkt werden kann. Ein

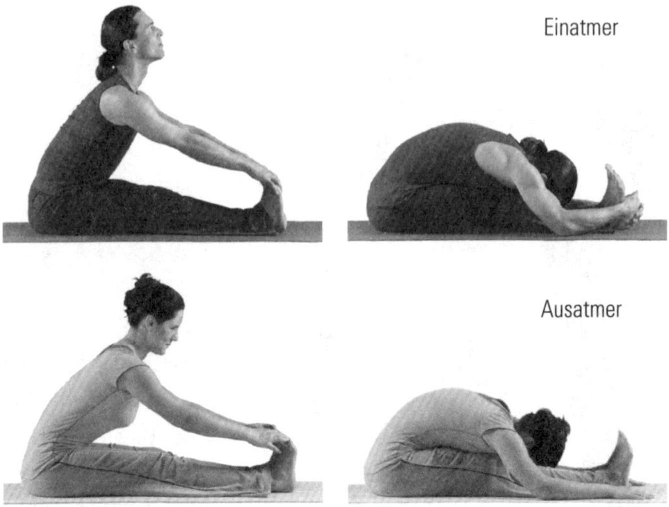

Abb. 8: »Typische« Vorwärtsbeuge im Sitzen: Der Einatmer streckt aktiv Brust, Hinterkopf und Zentralgelenke in die Länge und löst anschließend passiv die Rückenmuskulatur. Der Ausatmer gibt zuerst sein Gewicht an den Boden ab und kippt anschließend Becken und Kopf, um sich zu beugen. Die Überstreckung der Zentralgelenke wird auch hier nicht benötigt.

Keilkissen unter dem Po verstärkt diese Möglichkeit und ist wahrscheinlich von einem Menschen erfunden worden, der sich selbst als Ausatmer wahrgenommen hat. Die Beine hingegen sollte er nicht strecken, auch wenn sie schnell beginnen zu schmerzen. Die Verlängerung beim Ausatmer geschieht passiv, was man gut in der Wirbelsäule sehen kann, die flexibel nach vorne nachgibt.

Die von Anna Trökes und Margarete Seyd formulierten Prinzipien der Vorbeuge sind markant und gelten für viele Bewegungsimpulse, die sich aus den Atemformen ergeben. Für die Einatmung gilt: erst in die Länge räkeln, dann mit der Ausatmung sinken. Für die Ausatmung gilt: erst sanft Gewicht abgeben, dann aktiv mit der Ausatmung kippen.

Drehungen

Die Drehung entspricht in vielem dem dynamischen Prinzip des Einatmens. Der Brustkorb und die Brustwirbelsäule generieren den Antrieb und bringen den Körper in Schwung, Hals und Lendenwirbelsäule folgen gelöst, ohne zu überspannen. Als Ruhepol benötigt er das zentrierte Becken, was im Sitzen besonders gut spürbar ist. Sobald die Drehbewegung auf Hals oder Lende übergeht, entstehen Spannungen, die der Einatmer nicht gut verträgt.

Für den Ausatmer ist die Drehbewegung genau von den gegenteiligen Punkten anzusteuern. Im Sitzen führt der Kopf, im Stehen führt das Becken. Der Brustkorb aber bleibt stark zentriert, von wo aus, im Gegensatz zum Einatmer, dann Gegendrehungen gestartet werden können.

Gleichgewicht

Gleichgewichtsübungen sind im Gegensatz zum Stehen eher eine dynamische Arbeit und werden vom Einatmer bevorzugt. Jener nutzt nun noch stärker den Widerstand des Bodens, um sich auf einem Bein zu strecken. Die Gleichgewichtskontrolle gelingt durch das dynamische Federn des Brustkorbs, der dabei von den vorderen Halsmuskeln stabilisiert wird.

Der Ausatmer hilft sich damit, wenn er das bewegliche Becken noch mehr in den Boden zentriert und dafür eine stärkere Beugung in den Gelenken des Beins in Kauf nimmt. Besonders gut erleben können Sie die Unterschiede mit geschlossenen Augen.

Wenn Ihr Gleichgewicht noch nicht stark ausgeprägt ist, halten Sie sich in jedem Fall, sobald wie nötig, an einer Stuhllehne oder der Wand fest. Stellen Sie sich zunächst auf ein Bein. In der Regel ist das von Ihnen ausgewählte Bein auch Ihr bevorzugtes Standbein. Spüren Sie, wie sich das Gewicht verteilt und wie es in Ihnen arbeitet, wenn Sie auf einem Bein stehen? Wachsen Sie über Fuß und Brustbein nach oben oder drücken Sie das Becken in den Boden?

Schließen Sie die Augen und erleben Sie – wenn auch nur ganz kurz –, wie Ihr Körper automatisch reagiert. Welche Zentren fangen schlagartig an, sich zu stabilisieren, welche bewegen sich dynamisch, welche übernehmen die Steuerung?

Was ist mit Ihrem Kiefer während der Übung? Haben Sie ihn verspannt? Versuchen Sie die Übung noch einmal und lösen Sie ihn.

Wie haben Sie ihn gelöst? Mit dem Unterkiefer nach unten führend oder mit dem Oberkiefer nach oben führend. Unabhängig davon: Ist es leichter oder schwerer, im Gleichgewicht zu bleiben, wenn Sie den Mund öffnen?

Eine besonders schwierige Übung für Ausatmer sei noch erwähnt. Wenn im Sitzen Arme und Beine angehoben werden, das ganze Gewicht also nur vom Becken stabilisiert und getragen wird, wird es dem Ausatmer unmöglich, im Becken flexibel nachzugeben. Diese Haltung, die dem Einatmer naturgemäß entgegenkommt, sollten Ausatmer nicht unbedingt meiden, sich aber bewusst sein, dass sie diese nur unter besonders großen Anstrengungen ausführen können.

Stützhaltungen

Stützhaltungen entsprechen völlig dem ausatmenden Prinzip, da hier die Spannkraft und Haltearbeit eine überragende Bedeutung haben. Ausatmer werden diese Stellungen lange halten können, unter der Voraussetzung, dass die großen Gelenke (Ellenbogen, Knie) leicht gebeugt bleiben und den Fluss der Haltearbeit nicht blockieren.

Der Einatmer achtet hingegen auf die stützende Streckung der Gelenke sowie ein flexibles Brustbein, das eine verstärkte Einatmung, die er für die ungewohnte Haltearbeit benötigt, ermöglicht.

Gehen Sie in eine leichte Stützhaltung, den Vierfüßlerstand.

Achten Sie darauf, ob Sie die Ellenbogengelenke automatisch strecken oder nicht und ob Sie den Kopf beugen oder senken.

Was passiert, wenn Sie kurzzeitig beide Knie anheben?

Verlagern Sie jetzt Ihr Körpergewicht in Richtung der Wirbelsäule. Bewegen Sie sich vor oder zurück? Was ermöglicht die Vorwärtsverlagerung, was die Rückwärtsorientierung?

Was passiert, wenn Sie einen Arm oder ein Bein anheben?

Was, wenn sie sogar gleichzeitig Arm und Bein anheben?

In vielen Fällen, in denen zusätzlich mit Armen und Beinen gearbeitet wird, werden aus statischen Stützhaltungen, die dem Ausatmer entgegenkommen, Gleichgewichtshaltungen, die die Übung dynamischer werden lassen und somit vom Prinzip der Spannkraft abweichen. Sobald die Extremitäten ins Spiel kommen, verändert sich die biomechanische Grundlage, was viele Ausatmer bestätigen können. Solange sie in der reinen Stütze sind (auch in einer fordernden mit abgehobenen Knien), fühlt sich die Bewegung stimmig an; kommen dynamische Zusatzanforderungen hinzu, verstärkt sich Unwohlsein. Allerdings liegt dies nicht daran, dass die Übung jetzt allgemein anspruchsvoller, sondern dass sie für die Muskelarbeit des Ausatmers unpassend wird.

Atem und Stimme

Derjenige Bereich, der vom Wissen um die Atemformen bislang am meisten profitiert hat, ist die Musik und die Spracharbeit. Atem und Stimme hängen sehr eng zusammen, und auch sprachlich gibt es eine interessante Übereinkunft, die der Individualität des Atemtyps im phonetischen Ausdruck Rechnung trägt. Das Wort »Person«, welches im Deutschen zur Beschreibung der Eigenständigkeit eines Menschen benutzt wird, kommt aus dem Lateinischen und meint ursprünglich so viel wie »erschallen«, »ertönen«, »laut rufen«, aber auch ein Instrument spielen. Eine Person wird zum Menschen, indem sie »richtig klingt«, so dass ihr Dasein »stimmt«.

Die Gesangstherapeuten Romeo Alavi Kia und Renate Schulze-Schindler haben ihr grundlegendes Referenzwerk zur Sprach- und Stimmbildung unter Berücksichtigung der Atemtypen erstmalig 1996 veröffentlicht. Es erfreut sich nach wie vor großer Beliebtheit und ist mittlerweile in der zehnten Auflage erschienen. Zahlreiche Internetseiten von Gesangs- und Musiklehren beziehen sich in der Regel positiv auf dieses Werk.

Besonders im Bereich von Gesang und Stimme hat sich die Kenntnis der Atemformen in Ansätzen auch über den deutschen Sprachraum hinaus verbreitet. Wer im Internet auf die Suche nach dem Begriff »Atemtypen« in anderen Sprachen geht, kommt auf das eine oder andere Forum, in dem sich Sänger oder Musiker über die Typenlehre austauschen.

Besonders eindrücklich schildert Romeo Alavi Kia, wie sehr er sich anfangs gegen die Typenlehre gewehrt und gesträubt hat und wie er nach den ersten Seminaren, in denen er mit dem damals ihm noch unbekannten Wissen gearbeitet hat, feststellen musste, dass an den Atemtypen kein Weg vorbeiführt. Er bemerkte schnell, dass sich bei typengerechtem Verhalten die Stimme echter, persönlicher und kraftvoller gestaltete.

Im Gegensatz zu den anatomischen Folgen der verschiedenen Atemformen, die oft unmerklich oder subtil in die Wahrnehmung und die Bewegung einfließen, ist die Stimme direkt und jederzeit an die Atmung und die dafür notwendige Anatomie gebunden. Die Atmung gibt der Stimme ihren Sitz und ihre Fülle und ist das erste Instrument für den Musiker, das es zu »stimmen« gilt. Hier wirkt sich der richtige oder falsche Gebrauch der Atmung sofort aus.

Wenn im Rahmen der Bewegungsschulung falsche Vorbilder das natürliche Verhalten einschränken, werden sie dieses im Rahmen der Gesangs- und Stimmbildung verhindern. Die Manipulation, die positive oder negative Einflussnahme, fällt sofort auf, wenn die Kreativität im Körper gehemmt wird und der Ausdruck nicht mehr stimmig klingt. So gut wie jeder professionelle Musiker wird, sobald er mit den Atemtypen konfrontiert wird, zunächst an seinen Techniken festhalten, die er sich über Jahre antrainiert hat. Er verweist auf bestimmte anatomische und physiologische Gesetzmäßigkeiten, die er gelernt hat und die aus seiner Sicht unabhängig vom Atemtyp zu verstehen sind. Erst nach und nach werden bestimmte Übungen als seiner Veranlagung entsprechende und andere als weniger entsprechende enttarnt, bis er schließlich versteht, dass die Übungen aufgrund der Lehrmeinung oder des Lehrers weitergegeben worden sind und sich nicht unbedingt mit seinen eigenen Präferenzen decken müssen.

Die Vielzahl der in jeder Sprach- und Gesangschulung vermittelten Übungen und Techniken, die für die sogenannte Leistungs- oder Phonationsatmung notwendig erscheinen, zeigen darüber hinaus einmal mehr die Anpassungsfähigkeit des Körpers. Auch wenn die Stimme direkt an die Atmung gebunden ist, sind viele Schüler, vor allen Dingen in jungen Jahren, mit Hilfe ihres Willens dazu in der Lage, die Muster des Gegentyps zu adaptieren. Das geschulte Ohr wird aber die Unstimmigkeit heraushören und, wenn es nicht an die Atempräferenzen denkt, den Schüler nur mehr dazu auffordern, noch intensiver gegen seinen Typ zu üben.

Ein eindrucksvolles Beispiel berichtete einmal eine professionelle Gesangspädagogin, die als Ausatmerin ihren Schülern eine im Yoga als »Stuhlposition« bekannte Haltung beibringen wollte. Diese Position (das Setzen des Beckens im Stand auf einen imaginären Stuhl) ist eine der stärksten isometrischen Übungen und setzt den ganzen Körper unter Spannkraft. Eine tiefe Einatmung ist in dieser Position quasi unmöglich, da die ganze Haltung von der Statik dominiert und die Ausatemmuskeln optimal unterstützt werden. Die Pädagogin berichtete, dass der eine Teil der Klasse mit der Übung gut zurechtkam und der andere Teil nicht so gut (mit Mühe und Willen aber schließlich doch noch) – nur ein Schüler wehrte sich partout gegen diese Position. Erst als ihm erlaubt wurde, die

Beine während der Übung beständig zu strecken und zu beugen, gelang es ihm annähernd, diese einzunehmen. Dieser einatemfixierte Schüler war so sensibel, dass er die für ihn notwendige Dynamik einforderte. Dies ist ein gutes Beispiel, wie stark die meisten Menschen auch einschränkende Methoden aufnehmen können, wie sich andererseits aber auch ein Rest von instinktivem Körperverständnis im Menschen gegen falsche Vorgaben wehrt.

Der Musik- und Gesangslehrer wird, wenn er nur seinen Typ weitergibt, immer wieder auf die gleichen Reaktionen treffen. Für die einen sind seine Vorgaben stimmig (im wahrsten Sinne des Wortes), für die anderen nicht. Die Folgen bei diesen Schülern sind, abgesehen von solch eigenständigen Exemplaren wie dem Schüler im obigen Beispiel, dass man es nicht so gut oder nicht so richtig machen kann, wie es der Lehrer vorgibt. Dies hat nichts mit persönlicher Qualität, sondern mit dem typenbedingten Unterschied zu tun.

Dass die beiden unterschiedlichen Qualitäten in der Sprache seit jeher eine überragende Bedeutung haben, lässt sich am Beispiel der beiden bekanntesten klassischen Versmaße, dem Trochäus und dem Jambus, zeigen.

Sprechen Sie folgende Gedichtspassagen laut nach.

1)
Schwester von dem ersten Licht,
Bild der Zärtlichkeit und Trauer!
Nebel schwimmt mit Silberschauer
Um dein reizendes Gesicht;
Deines leisen Fußes Lauf
Weckt aus tagverschloßnen Höhlen
Traurig abgeschiedne Seelen,
Mich und nächtge Vögel auf.
(Goethe – An Luna)

2)
Wie herrlich leuchtet
Mir die Natur!
Wie glänzt die Sonne!
Wie lacht die Flur!

Es dringen Blüten
Aus jedem Zweig
Und tausend Stimmen
Aus dem Gesträuch.
Und Freud und Wonne
Aus jeder Brust.
O Erd', o Sonne!
O Glück, o Lust.
(Goethe – Mailied)

Fiel Ihnen eines leichter, eines schwerer zu sprechen? Wo fühlen Sie sich in Ihrem stimmlichen Ausdruck zu Hause?

Das erste Beispiel ist ein Trochäus, das zweite ein Jambus. Diese beiden Grundlagen der modernen Versmetrik wurden im antiken Griechenland aus dem Sanskrit übernommen und konkretisiert. Sie bilden das Herzstück der Poesie bis in die heutige Zeit. Der Trochäus definiert sich durch eine betonte (schwere) Silbe, gefolgt von einer unbetonten (leichten). Der Jambus hingegen beginnt mit der unbetonten (leichten) Silbe, die von einer betonten (schweren) gefolgt wird. Allen weiteren Feinheiten und Besonderheiten dieser Metrik zum Trotz: Können Sie verstehen, warum die Atemformen in der Welt des Menschen so elementar sind? Einer betonten Einatmung, folgt eine unbetonte Ausatmung. Einer unbetonten Einatmung, folgt eine betonte Ausatmung.

Im Folgenden werden die wichtigsten Erkenntnisse der Sprach- und Stimmbildung zusammengefasst, für weitere Informationen ist ein Blick in das Werk von Romeo Alavi Kia und Renate Schulze-Schindler oder auch in das von Brigitte Seidler-Winkler förderlich.

Die Stimme

Wenn das Prinzip der Atemtypen stimmt, muss es hörbar sein. Dieser zentrale Satz der Überprüfung aus Sicht der Musikpädagogik wird von vielen Experten, die sich damit beschäftigt haben, bestätigt, wenn sie in zahlreichen Seminaren typengerechte Anweisungen vermittelt haben, die schnell zu klangvollen Stimmen geführt und die Teilnehmer wieder in ihre Stimme und ihre Stimmung gebracht haben.

Wie entsteht Stimmklang? Medizinisch käme man nicht auf die Idee, diesen mit Hilfe von Atemformen zu differenzieren. Denn Stimmausdruck vollzieht sich immer in der Phase des Ausatmens, wenn die verbrauchte Luft von der Lunge ausgehend durch Luftröhre, Kehlkopf, Rachen, Nase und Mund herausströmt. Sprechen und Singen hat so gesehen mit Einatmung überhaupt nichts zu tun. Vielmehr sind der Kehlkopf und die Stimmlippen von zentraler Bedeutung, die mit entsprechenden Stellungen und Spannungen Resonanzräume bilden, durch die die ausströmende Luft zum Schwingen gebracht wird. Die Frequenz der Schwingung sorgt nicht nur für Höhe und Tiefe der Töne, sondern überträgt sich auch auf den restlichen Körper, der mitschwingen muss. Eine Tatsache, die beim Ausatmer, wenn er mit vollem Einsatz zu Werke geht, besonders gut sichtbar wird. Er kommt schnell in Schwingung, weil er verschwenderisch mit seinem Atem, dem Ausatmen, umgehen kann. Seine Stimme ist demzufolge gut eingehüllt von Atemluft, auf der sich eine Streichelstimme mit warmer Sinnlichkeit, Ruhe, Geborgenheit und rauchigem Timbre entwickeln kann.

Können Sie das bestätigen? Gibt es aus Ihrer Sicht Stimmen, die rauchig, weich und sinnlich klingen? Was wäre das Gegenteil? Klare, helle und brillante Stimmen?

Eine weite Kieferöffnung ist beim Ausatmer von großer Bedeutung, da sie den kontinuierlichen Atemabfluss unterstützt. Der Spannungsbogen der Phonation geht beim Ausatmer Richtung Ende, da er willentlich die Ausatmung verlängern kann. Die Pause in der Atemleere ist für ihn bedeutend, so dass das Ziel einer gekonnten Stimmführung die Ruhe nach der letzten Note oder dem letzten Wort ist. Ein wichtiges Merkmal seiner Gestaltung ist die Stimmstütze, auch Zwerchfellstütze genannt, die der Stimme einen guten Klang verleiht. Die meisten Lehrer verstehen darunter eine Kontraktion des Bauchraums, auch *Appoggio* genannt. Sie verstehen jetzt, dass dieses *Appoggio* nicht als generelle Lehrmeinung zulässig ist, sondern optimal zu den Bedürfnissen des Ausatmers passt.

Zur Vorbereitung und Einschwingung sind für den Ausatmer alle Übungen, die dem Ausatmen Raum geben, hilfreich.

Sprechen Sie die Konsonanten h, w, f, b, d und s mehrmals laut aus und achten Sie darauf, dass Ihre Lippen weich bleiben. Wie fühlt sich das an? Vergleichen Sie das mit dem explosiven Knall, wenn Sie die Konsonanten p, t, z, v und ß ertönen lassen.

Ein gutes Beispiel einer klassischen Ausatemübung ist der ihm Yoga bekannte Urlaut OM. Wird er, wie oft empfohlen, so ausgeführt, dass dabei langsam das Kinn auf die Brust gesenkt wird, wird schnell deutlich, wie sehr die Ausatmung davon profitiert. Deshalb sollten sich Einatmer bei dieser Übung nicht über ein schwerfälliges Krächzen wundern.

Für Einatmer ist Luft Gift. Das hört sich erstaunlich an und gilt natürlich nur in einem übertragenen Sinne, dann aber besonders für die Sprachgestaltung. Denn genau so fühlt es sich für Einatmer an, wenn sie lange ausatmen müssen und ihren Kehlkopf mit zu viel Druck überfordern. Der Einatmer muss also mit dem ständig geweiteten Brustkorb und einem offenen Hals der Ausatmung etwas entgegenhalten. Er atmet also – gezwungenermaßen – aus und behält trotzdem durch die Weite die Tendenz zum Einatmen immer bei. Das schenkt seiner Stimme die typische Klarheit, das Glockige und Engelhafte.

Die Übung dazu ist einfach. Sie hören Menschen beim Sprechen oder Singen zu und versuchen, diese beiden Grundklänge (eingehüllt, rauchig und weich oder hell, glockig und klar) herauszufiltern.

Sie haben bereits viele Übungen kennengelernt; versuchen Sie diese mit der Stimme in Einklang zu bringen. Können Sie die Masse an Luft, das Reiten auf dem Strom des Ausatmens ebenso heraushören wie die klare Brillanz eines Einatmers?

Wie immer gilt: Seien Sie nicht überrascht, sondern vielmehr dankbar, wenn Stimme und Haltung oder andere Kennzeichen nicht zueinander passen. Der Atemtyp ist kein Dogma, sondern eine Einladung und immer auch an andere biologische Variablen gebunden.

Besonders spannend ist diese Übung bei bekannten Sängern aus dem Showbusiness. Wenn Sie Spaß daran haben, sind die beiden Popgrößen der 1980er Jahre, Michael Jackson und Madonna, ein gutes Übungsfeld. Können Sie anhand ihrer Stimmen eine Zuordnung wagen? Und können Sie diese anhand weiterer Charakteristika noch eingehender bestätigen? Wer singt klar, wer rauchig? Wer begeistert auf der Bühne mit Bein- und Armeinsatz, wer mit dem Becken? Und wer von beiden wirft den Kopf in den Nacken und wer hält ihn fest, um stattdessen mit Mimik für die notwendige Lebendigkeit zu sorgen?

Zurück zur Stimme des Einatmers: Im Gegensatz zum Ausatmer bleibt ihm am Phasenende (in der Atemleere) nur ein kurzer Moment des Verweilens, da er jederzeit zum Einsaugen und Weiten bereit sein muss. So werden alle Übungen, die die Dehnungstendenz im Brustkorb animieren (wie die obigen impulsiven Konsonanten) als förderlich für einen natürlichen Klang empfunden. Das gemütliche Gehenlassen des Ausatmens oder die Vorstellung eines gebogenen Rohres von der Nase bis zum Brustbein (welches den Hals weit hält), deuten, wenn sie diese Hinweise schon einmal vernommen haben, sofort auf einen Einatmer hin. Ein Ausatmer würde seinen Atem beim Singen nicht gemütlich gehenlassen, denn er kann ihn aktiv einsetzen.

Aus dem bisher Gesagten kann man ableiten, dass sich die Stellung des Kehlkopfes je nach Typ verändern muss und für Einatmer tendenziell die höheren Stimmlagen, für Ausatmer die tieferen Lagen zu bevorzugen sind. Damit ist aber nicht gemeint, dass die jeweiligen Atemtypen hohe oder tiefe Stimmen haben, denn dafür sind Länge und Dicke der Stimmbänder entscheidend. Es bedeutet nur, dass mit Hilfe der Atmung der Stimme eine jeweilige Qualität verliehen wird, die sich je nach biologischer Basis mehr oder weniger stark ausbreiten kann. Um es zu verdeutlichen: Es gibt hervorragende Sopranstimmen, die Ausatmer sind, genauso wie es berühmte Tenöre gibt, die Einatmer sind.

Sie sehen also, dass die bloße Theorie die Praxis nicht ersetzen kann. Das Ausprobieren und leibliche Erfassen der Übungen und Ideen muss im eigenen Körper wiederbelebt werden, um sich der Stimmigkeit seiner selbst anzuschließen. Auch die Beobachtung des Gegenteils ist hierbei nützlich. So lässt sich besonders bei Sängern oder Menschen, die viel sprechen, Folgendes beobachten: Wenn sie – warum auch immer – dabei ihrem Typ nicht folgen, treten deutlich sogenannte paradoxe Reflexe auf, also eine für den Typ jeweils untypische Gegenbewegung. Der Einatmer wird, wenn er den Brustkorb nicht weit hält, irgendwann erschöpft ausatmen, während der Ausatmer, wenn er zu schnell und hastig vorwärtsströmt, nach Luft schnappen muss. Diese Engpässe sorgen somit für ein notwendiges und gut beobachtbares Gegenmittel, das durch die unpyhsiologische Stimmgestaltung ausgelöst worden ist.

Birgitte Seidler-Winkler geht in ihrem Buch im Rahmen von Stimme und Atemtypen noch einige Schritte weiter, die hier kurz angesprochen werden sollen. Zum einen versucht sie, eine anatomische Bestätigung für die

Atemtypen im Kehlkopf wiederzufinden. Die Idee dahinter ist, dass sich mit Hilfe von Spiegelungen in jenem Organ eine unterschiedliche Größe und Struktur ausprägt, je nach Bedingung der jeweiligen Atemdominanz. Diese Sichtweise ist problematisch, da sich genetische Faktoren mit den primären Folgen der Atmung widersprechen können. Der Atemtyp bildet sich erst mit dem ersten Atemzug bei der Geburt aus und formt anschließend den schon vor der Geburt festgelegten Bewegungsapparat. Dabei entstehen automatisch die unterschiedlichsten Auswirkungen. Ein Gesetz, nach dem die Größe des Kehlkopfs den Atemtyp bestimmt, ist anthropologisch nicht möglich.

Eine weitere Besonderheit ihres Werkes stellt die Verknüpfung mit physikalischen Prinzipien dar, die in der Musikpädagogik häufig zum Tragen kommen. Sie vergleicht den sogenannten Bernoulli-Effekt als physikalisches Prinzip der Einatmung, während das Stokessche Gesetz ihrer Meinung zufolge die Ausatmung repräsentiert. Diese zum Teil sehr komplizierten naturwissenschaftlich-mathematischen Formeln sollen hier nicht erörtert werden – wer sich entsprechend auskennt oder Interesse hat, kann dies im eigenen Forschen weiterverfolgen.

Der dritte interessante Ansatz der Autorin ist das Verständnis von Klangmöglichkeiten in unterschiedlichen Räumen. Je nach Geometrie und Architektur eines Gebäudes entstehen andere akustische Voraussetzungen beim Singen. So sollen die Vokale a und o, die dem Ausatmer entgegenkommen, in Kirchen des Barockstils besonders gut zum Tragen kommen, in gotischen Bauwerken klingen die Vokale hingegen nicht so gut. Das soll nicht darauf hindeuten, dass der Baumeister dieser oder jener Epoche unbedingt ein Ein- oder Ausatmer gewesen ist, der einen entsprechenden Raum für seine typenbedingte Akustik gesucht hat. Man kann hier jedoch erahnen, dass scheinbar völlig entfernte Gegebenheiten, wie die Architektur eines Gebäudes, dem Atem- und Sprachmuster entgegenkommen oder nicht.

Chorsingen

Von vornherein zu argumentieren, dass unter der Beachtung der Typenungleichheit ein Chorsingen nicht sinnvoll ist, geht an der Natur vorbei. Vielmehr ist ja gerade die Auflösung der Polarität in der Vereinigung der

Gegensätze das Allzu-Menschliche. Sehr wohl aber kann man argumentieren, dass – wenn es dem Chorleiter nicht bewusst ist – er mit seinen Anforderungen nur die Hälfte seiner Sänger optimal erreichen kann. Ist er ein Ausatmer, wird er die Ausatmung unterstützen, wird seine Sänger zum Üben von f und pf anhalten, verweist sie darauf, den Kopf hängenzulassen und Spannkraft und Bauchatmung zu aktivieren. Dann braucht man nur in die verschiedenen Gesichter der Gruppe zu schauen, um zu erkennen, wo es stimmt und wo Not am Mann ist. Das Respektieren der Andersartigkeit ist beim Chorsingen nicht weniger wichtig als bei allen anderen Tätigkeiten auch, sie entscheidet in dem Fall jedoch maßgeblich über Erfolg und Misserfolg.

Instrumentalspiel

Für den typengerechten Umgang mit Instrumenten gelten die bisherigen Beschreibungen von Atmung und Haltung ebenfalls. Das Instrument selbst ist typenunabhängig, nur die jeweilige Haltung zeigt entweder den freien oder blockierten Fluss der Energie. Da die Sitzhaltung bereits besprochen worden ist, sollte man diese einmal – nur in der eigenen Vorstellung – bei einem großen Orchester anwenden.

Sehen Sie vor Ihrem inneren Auge ein Ensemble von Musikern auf der Bühne, in professioneller Kleidung, hoch konzentriert und als Bestandteile eines Gesamtbildes. Was für einen Eindruck würde es auf Sie machen, wenn die Einatmer plötzlich die Beine ausstrecken und ihren Rücken anlehnen würden, während die Ausatmer die Unterschenkel unter die Stühle schieben und die Füße aufstellen würden? Sähe das komisch oder natürlich aus? Wenn es komisch aussieht, ist dann ein Orchester überhaupt der richtige Platz für Eigentümlichkeit oder geht es dabei um andere Formen, denen es zu folgen gilt?

Egal ob Sitzhaltung, gestreckte oder gebeugte Arme beim Spielen des Instrumentes oder der Gebrauch des Kopfes: Es gelten die gleichen anatomischen Bedingungen, mit denen man seinem Atem Luft schenkt oder sie ihm nimmt. In dem Buch von Romeo Alavi Kia und Renate Schulze-Schindler werden diese Wichtigkeiten nicht nur genau beschrieben, sondern auch hervorragend bebildert. Die großen Komponisten Arthur Rubinstein und Leonard Bernstein geben hier ein eindrückliches Bild für

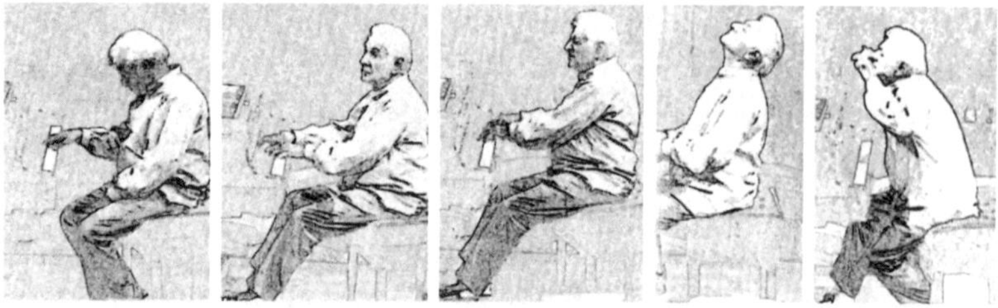

a) Ein Einatmer (Leonard Bernstein) mit all seiner Dynamik

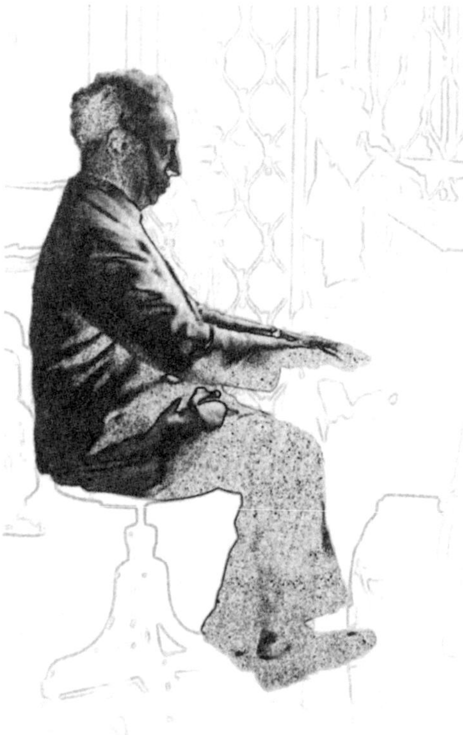

b) Ein Ausatmer (Artur Rubinstein) in der Ruhe seiner Kraft

Abb. 9: Erfolgreiche Musiker bewegen ihren Körper typgerecht.

den natürlichen Körperfluss eines typengerechten Instrumentalisten. Es ist kein Zufall, dass sie erfolgreich waren, sondern es beruht auf dem ungehinderten Ausdruck ihrer Eigentümlichkeit, der sich ausbreiten konnte.

Grundsätzlich sollte jeder Musiker seinem Typ folgen dürfen. Ausgeprägte Körperdynamik, ein Hin und Her, ein Schwingen und Bewegen sind für den Einatmer essentiell. Wie Leonard Bernstein sollen sie auch gar nicht ruhig sitzen, sondern sich von den dynamischen, in dem Raum greifenden Kräften bewegen lassen. Andererseits lebt der Ausatmer von seiner geradlinigen Auffassung, seiner klaren Positionierung und seiner ruhigen, bestimmten Spielweise. In diesem Fall ist eine abschließende Frage interessant: Ist das Musikspiel, so wie es heute aufgeführt und vermittelt wird, eher eine Sache des Ausatmens oder des Einatmens? Warum gibt es so auffällige Unterschiede in Kleidung, Verhalten und Ausdruck von klassischer und populärer Musik? Ist das eine eher gut für Ausatmer und das andere eher spannend für Einatmer? Oder drückt sich darin ein Ideal aus, das zu bestimmten Zeiten führend gewesen ist?

Ausdruck von Emotionen

Emotionen sind keine Frage des Atemtyps. Sie weinen oder lachen, weil die Situation Sie dazu bringt und es in Ihnen nach Ausdruck drängt. Nichtsdestotrotz können Sie auch mit folgenden Fragen den Atemtyp aufspüren.

Wie weinen Sie? Mit einem von ständigem Schluchzen, die Nase hochziehenden Wehklang?

Oder ist es eine tief erfüllte, ununterbrochene Klage, gespeist von einer durchdringenden, tiefen Melodie?

Verengungs- und Dehnungszonen

Der Musikpädagoge Erich Wilk und seine generellen Beschreibungen zum Atemtyp werden im zweiten Teil des Buches gesondert vorgestellt, seine wichtigste Erkenntnis aber hier in die Praxis integriert.

Das Interessante, wenn man seine Originalschrift aus dem Jahre 1949 liest, ist die Tatsache, dass er darin nicht einmal die Begriffe Einatmer und Ausatmer so benutzt, wie es hier oder in den nachfolgenden Werken getan wird. Er bezeichnet die beiden Typen, von denen die Rede ist, als Dynamiker und Statiker. Warum?

Wilk stellte keine unüberprüfbaren Behauptungen auf, las keine Fachbücher und berechnete die ihn umgebende Welt nicht. Das einzige, was er tat, war beobachten – und zwar am lebenden Körper. Ihn faszinierten die Fragen, die Sie schon kennengelernt haben. Warum gelingt dem einen eine motorische Handlung besser, wenn es das Ellenbogengelenk dabei streckt, dem anderen, wenn er es gebeugt lässt? Warum bekommt dem einen die Überstreckung des Halses nach hinten, dem anderen aber nicht? Von diesen anatomischen Bedingungen ausgehend, ging er einen weiteren Schritt in Richtung Physiologie. Warum beruhigt und lindert beim einen ein kühler Waschlappen den Kopfschmerz im vorderen Bereich? Warum hat einer warme Ohren und kalte Wangen und ein anderer kalte Ohren und warme Wangen? Warum gibt es unterschiedliche Temperaturfühligkeit in bestimmten Zonen des Körpers?

In den Quellen der Familie Hagena werden diese Bereiche Wärme- und Kältezonen genannt, Erich Wilk selbst nannte sie Plus- und Minusstellen. Nähert man sich ihnen anatomisch, lassen sie sich als Verengungs- und Dehnungszonen beschreiben, als Körperbereiche, die dem Atem folgen und gleichzeitig Stabilität und Dynamik ermöglichen. Das Wechselspiel von Festigkeit und Beweglichkeit gibt dem Atem Halt und Raum und der Körperenergie den notwendigen Lebensfluss. Fünf Zonen – Beine, Becken, Rumpf und Arme, Hals und Gesicht sowie der Hinterkopf – sind bei beiden Typen gegengleich. Der Bereich, den der eine Typ stabilisieren muss, wird bei dem anderen beweglich bleiben. Zu Beginn dieses Kapitels wurden bereits zwei Zonen körperlich erfahrbar gemacht, Sie konnten das dynamische Element von Becken oder Brustkorb im eigenen Leib erspüren.

Um sich den von Wilk beschriebenen Zonen konkret anzunähern, soll zunächst die Sonderstellung des Kopfes genauer erfahren werden. Das besondere an der Position des menschlichen Schädels ist seine Instabilität, die unsichere Basis, die ihn mit dem Rest des Körpers verbindet. Verglichen mit den anderen Körperzentren hat der Kopf – anatomisch betrachtet – eine artistische Sonderrolle. Er liegt nämlich nicht wie der Rumpf auf einem breitem Becken, nicht wie dieses auf ergonomisch perfekt ausgerichteten, langen Röhrenknochen und nicht wie diese auf einem architektonischen Meisterwerk aus 26 stützenden Fußknochen; der große Schädel, dessen Organe ein Fünftel der Gesamtenergie des Körpers verbrauchen, ruht nur auf den schmalen Schultern des Atlas (den Querfortsätzen des ersten Halswirbels) und der Spitze des Axis (des zweiten Halswirbels). Er muss wie ein Zirkusball von der Wirbelsäule getragen werden, was nur dann möglich ist, wenn der Kopf selbst seinen Teil zum Balanceakt beiträgt.

Dazu bedarf es im Gegensatz zu den anderen Zonen einer internen Gewichtsverteilung, die Aufteilung von Stabilisation und Beweglichkeit innerhalb der Organisation des Kopfes selbst. Er ist nicht wie das Becken entweder statisch oder dynamisch, sondern immer statisch und dynamisch zugleich. Sie wollen ja die wichtigen Sinnesorgane Ihres Kopfes nutzen, müssen gleichzeitig aber auch dafür Sorge tragen, dass er bei der Erledigung seiner Aufgaben nicht herunterfällt. Sie müssen ihn halten und gleichzeitig bewegen.

Denken Sie sich in die Verlängerung der Wirbelsäule, hoch hinauf zum Atlasgelenk, wo der Schädel mit der Halswirbelsäule verbunden ist. Spüren Sie das Gewicht des Kopfes, das wie ein großer Ball auf der Wirbelsäule balanciert werden muss.

Nehmen Sie wahr (oder schauen Sie in einen Spiegel, um es zu erkennen), dass das Hals-Kopf-Gelenk so positioniert ist, dass ein Drittel des Schädels hinter dem Gelenk, zwei Drittel davor liegen.

Erinnern Sie sich an die Übung des Kopfnickens und führen Sie diese noch einmal aus. Machen Sie diese so lange, bis Sie erfahren, dass jede Richtung der Nickbewegung nur dann ermöglicht werden kann, wenn Sie einen Teil stabilisieren und einen anderen bewegen.

Wenden Sie Ihr Gesicht zum Boden und spüren Sie, ob Sie eine Verteilung von Stabilisation und Dynamik wahrnehmen können. Nehmen Sie wahr, dass der vordere Teil des Kopfes die Bewegung anführt, während der hintere sie stabilisiert? Oder umgekehrt?

Was passiert, wenn Sie den Kopf in den Nacken legen. Welcher Teil führt, welcher gewichtet und stabilisiert?

Sie brauchen für alle Bewegungen des Kopfes immer einen dynamischen und einen statischen Teil, die das Gewicht vor und hinter dem Kopfgelenk des Schädels ausbalancieren.

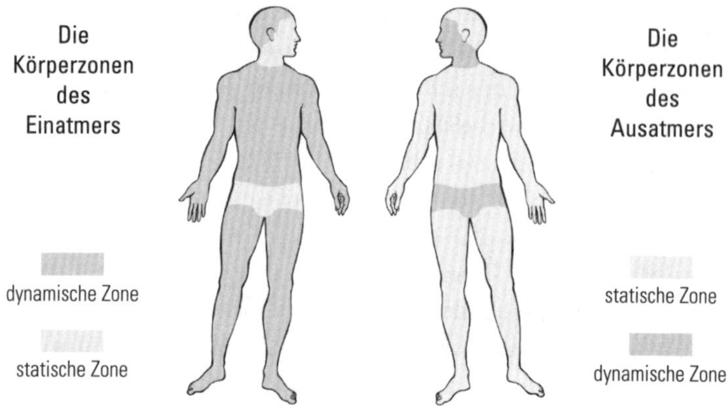

Abb. 10: Die Biomechanik der Atemformen erzeugt den »typischen« Stoffwechsel in fünf gegengleichen Körperzonen.

Sie haben bislang in Ihrem Leben und auch bei allen Übungen in diesem Buch immer einen Teil Ihres Kopfes stabilisiert und einen anderen Teil bewegt. Es ist die gleiche anatomische Notwendigkeit, die auch das Verhältnis und Zusammenspiel Ihrer anderen Körperzonen reguliert. Es geht um das optimale Miteinander von Kraft und Last, von Statik und Dynamik. Es geht darum, dass Sie mit Ihrem Körper dem Rhythmus Ihres Atems den bestmöglichen Rahmen bieten. So kann man nach Wilk den Körper in jene fünf Zonen einteilen, dic als notwendige Partner komplementär miteinander arbeiten. Sie gewährleisten das optimale Maß an Statik und Dynamik.

Füße und Beine des Einatmers sind dynamisch, sein Becken statisch, sein Rumpf und die Arme dynamisch, Hals und Gesicht wiederum statisch und der Hinterkopf dynamisch. Gleiches gilt umgekehrt für den Ausatmer. Die Einteilung in diese verschiedenen Stabilisations- und Beweglichkeitszonen beim Menschen ist keine willkürliche Erfindung, sondern eine biomechanische Notwendigkeit, die sich aus der Atemform ergibt. Wenn das Prinzip der Expansion beim Atmen führend ist, müssen genau diejenigen Stellen stabilisieren, die beim Prinzip der Verengung flexibel bleiben müssen. Es ist der Ausdruck funktioneller Anatomie, die der Vorgabe der Atmung folgt und das richtige Verhältnis von Kraft und Last im Körper bereithält.

Darauf aufbauend aber müssen sie gleichzeitig auch eine biochemische oder physiologische Wirklichkeit darstellen, denn die anatomische Vorgabe wirkt sich unmittelbar auf den Stoffwechsel der einzelnen Zonen aus. Denken Sie an die festen Pomuskeln beim Ein- oder die starken Beinmuskeln beim Ausatmer. Sie sind das biochemische Ergebnis der anatomischen Bereitstellung. Sie sind im typengerechten Rahmen eine primäre Folge der Atmung und keine genetische Bestimmung oder Verhaltensstörung. In der Anthropologie nennt man dieses Naturprinzip *form follows function*. Der Körper passt sich seiner Handlungsweise an und erzeugt Zonen der Stabilität und Dynamik, wodurch er den Stoffwechsel unterschiedlich anregt. Durchblutung, Gewebestruktur und physiologische Arbeitsweise müssen mit diesen Bedingungen einhergehen. Vereinfacht gesagt, sind dynamische Zonen besser durchblutet und stoffwechselfreudiger, während statische Zonen eine geringere Durchblutung haben und dichteres Gewebe besitzen.

Erich Wilk fand für seine theoretischen Beobachtungen praktische Belege, indem er die Körperstrukturen frisch geschlachteter Tiere untersuchte. Zu seiner Bestätigung entdeckte er in den Gewebestrukturen, das je nach Tier (also je nach Typ) Knochen und Gewebe eine andere Dichte und Festigkeit hatten, und zwar in den von ihm beobachteten Zonen der Stabilisation und der Dynamik. Beim einen Tier waren die Knochen des Beckens, des Gesichts und des Halses voluminöser, härter und dünnwandiger, beim anderen Tier dafür weicher, kleiner und dickwandiger. Er fand einen physiologischen Beleg dafür, dass sich der Stoffwechsel im Tier in jenen Zonen verändert hatte.

Wenn der Körper aufgrund des Atems jene strukturellen Gegebenheiten aufbaut, so wird er auch alles dafür tun, dass sie nicht aus dem Gleichgewicht geraten. Wenn auf einmal in Zonen, die zur Statik geformt worden sind, ein vermehrter Blutfluss stattfindet, dann stört das den natürlichen Kreislauf. Ein einfaches Beispiel dafür ist das Tragen oder Heben eines schweren Gegenstandes.

Gehen Sie zu einem schweren Gegenstand in Ihrer Nähe und heben ihn kurzzeitig auf: nur so lange, bis Sie die vielfältigen Auswirkungen der Last in Ihrem Körper spüren und ohne sich dabei mit übermäßigem Einsatz zu schädigen.

Wenn Sie diese schwere Haltearbeit vollziehen, wohin fließt dann das Blut in Ihrem Körper? Welche Bereiche fangen an zu pulsieren, werden von der Arbeit gerötet und mit Sauerstoff vollgepumpt?

Das Blut pumpt sich jetzt an bestimmte Stellen im Körper, die diese kraftvolle Bewegung unterstützen müssen. Wenn Sie genau nachspüren, werden Sie merken, dass Becken, Hals und Gesicht die Zonen sind, die stärker durchblutet werden. Sie sehen es bei sich oder anderen Menschen, wenn ihnen das Blut aufgrund einer besonders kraftraubenden Tätigkeit ins Gesicht schießt. Wie Sie sicher schon erkannt haben, handelt es sich bei diesen Körperstellen um diejenigen Zonen, die beim Einatmer statisch, also wenig durchblutet, beim Ausatmer aber stark durchblutet sind. Sie haben vielleicht schon selbst erlebt, für wen diese Arbeit nun passender ist.

Soll das dann heißen, dass Einatmer keine Hebearbeit leisten können? Es heißt nur, dass derlei Tätigkeiten ihrem Stoffwechsel zuwiderlaufen und sie anders (eventuell mit Pausen, anderen Ansatzhebeln usw.) ausgeführt werden. Dies ist an sich wieder keine Sache der Willkür, sondern der Autonomie, die sich bei einer animalischen Tätigkeit von selbst einstellt. Und erst, wenn der Dynamiker seinem Prinzip zu oft zuwiderhandelt (beispielsweise viel Heben und Tragen im Beruf), wird sein innerer Mechanismus gestört.

Als Gegenbeispiel kann man eine dynamische Bewegungsform wählen, ein munteres Hüpfen, Springen, Drehen und Kreisen, mit schwingenden Armen, schwingenden Beinen, Richtungs- und Geschwindigkeitswechseln. Jetzt wird sich das Blut in den Extremitäten, im Rumpf und im Hinterkopf sammeln und wieder – je nach Typ – dort zum Gleichgewicht oder Ungleichgewicht des Organismus beitragen.

Sie müssen diese Bewegungsformen nicht ausprobieren, Sie wissen selbst, welche Bewegungsformen Ihnen guttun und welche Sie über das gesunde Maß hinaus fordern. Jeder Einatmer kann Kraftsport betreiben (die typische Bewegungsform, die den Ausatmer mit seiner Fähigkeit zur Haltearbeit fördert), so wie jeder Ausatmer Ausdauersport (die typische Bewegungsform des Einatmers, die seine dynamischen Anteile fördert) treiben kann. Er wird es dann gut und auch erfolgreich ausführen können, wenn er diese Handlungen seiner Struktur nach richtig zu nutzen weiß.

Ein anders gearteter Stoffwechsel und eine erhöhte oder verminderte Durchblutung sorgen neben einer anatomischen Andersartigkeit, die diese oder jene Muskelarbeit bevorzugt, auch für eine unterschiedliche Sensibilität. Dort, wo viel Blut zirkuliert, wird entsprechend viel Wärme produziert und abgegeben. Die dynamischen Körperstellen sind deswegen bei beiden Typen besonders empfindlich für Kälte, die statischen hingegen eher für Wärme. Die beste Übung hierfür sind kalte und heiße Duschen, die aber nicht allen Menschen – ihrer Natur nach – bekommen oder sie von vornherein abschrecken. Man kann also alternativ auch Eispackungen und Wärmflaschen nehmen und diese auf die entsprechenden Zonen des Körpers legen.

Fangen Sie mit Gesicht, Hals und Becken an und behandeln diese mit Eis oder kaltem Wasser, je kälter desto besser. Wie fühlt sich das an? Erfrischt es, belebt es oder ist es unangenehm?

Wenn es unangenehm ist, vergleichen Sie es mit den anderen Zonen, also Armen, Beinen, Hinterkopf und Rumpf. Vor allen Dingen die Schultern sind ein guter Indikator. Wie reagiert Ihr Körper auf Kälte in dem Bereich? Ist sie besser oder schlechter auszuhalten als am Becken und im Gesicht? Oder ist es umgekehrt, und Sie sind besonders in Gesicht und am Becken empfindlich?

Und wie ist es mit Wärme? Entspricht Ihre Wahrnehmung im umgekehrten Maße auch der Temperaturerhöhung? Sind diejenigen Zonen, die Kälte gut vertragen, empfindlicher bei Wärme und umgekehrt?

Die Übung kann eine physiologische Bestätigung für diese so elementare Grundordnung bilden. Noch deutlicher wird das Prinzip der Temperaturunterschiede, kommt man in spürenden Kontakt mit dem Kopf kleiner Kinder oder Babys. Im gesunden Zustand haben die einen tendenziell einen warmen oder heißen Hinterkopf und lauwarme oder kalte Wangen, während die anderen warme Wangen und einen kühlen Hinterkopf haben.

Wenn Sie dies nicht bei kleinen Kindern überprüfen können, nehmen Sie sich selbst. Fassen Sie sich unvoreingenommen im Gesicht an. Betasten Sie Kinn, Wangen und Stirn und fühlen Sie deren Temperatur.

Legen Sie anschließend die Hände auf Hinterkopf und Ohren.

Spüren Sie einen Unterschied?

Spürt man eine unterschiedliche Temperatur, gelingt dies meist auch mit den anderen Zonen des Körpers. Auch in Rumpf, Becken und Beinen kann man – besonders bei kleinen Kindern – die Unterschiede wahrnehmen. Wenn Ihnen die direkte körperliche Annäherung schwerfällt, können Sie sich hiermit zumindest erklären, warum machen Menschen bei kalten Temperaturen bevorzugt einen Schal (um den Hals zu wärmen) oder eine Mütze (um den Hinterkopf und die Ohren zu wärmen) tragen. Oder Sie können sich erklären, warum manche Menschen im Winter keine Handschuhe brauchen, weil die Hände eine gewisse Grundwärme abstrahlen, während die anderen vor allen Dingen am Ende der Extremitäten schnell frieren.

Das sind keine Zufälle oder Vererbung, sondern primäre Folgen der Atmung. Es sind nur bedingt konstitutionelle oder antrainierte Fähigkeiten (etwa Abhärtung), sondern in erster Linie der Bereitschaftsreflex für einen optimalen Gasaustausch mit der Umwelt. Dieser Reflex bildet das harmonische Miteinander von wechselwirksamen Zonen aus. In der Elektrotechnik kann kein Strom fließen, wenn nicht an manchen Stellen ein Überschuss und an anderen ein Defizit an Ladung besteht. Im Körper haben Sie die gleichen Prinzipien, um den Fluss zu gewährleisten. Die im Wechsel gestreckten und gebeugten Gelenke der Extremitäten sind ein gut wahrnehmbares Beispiel, die Zonen der Stabilisation und Beweglichkeit ein anderes. Bewegung wechselt beständig von einem Extrem ins andere, wodurch die Übergangspunkte in der anatomischen Aufzählung von großer Bedeutung sind: das Iliosakralgelenk (Übergang Becken zum Rumpf, L5/S1), der letzte Halswirbel (Übergang vom Rumpf zum Hals) und der Atlaswirbel (Übergang vom Hals zum Hinterkopf) müssen bei beiden Typen – nur unterschiedlich ausgeprägt – besonders sensibel verstanden und behandelt werden, denn an diesen Stellen wird das Zusammenspiel des gesamten Körpers entschieden. Spüren Sie noch einmal in die zentralen Unterschiede der Halslordose (beweglicher Übergang am Hals-Kopf-Gelenk) eines Einatmers und der Lendenlordose (beweglicher Übergang L5/S1) eines Ausatmers.

Die unterschiedliche Sensibilität der einzelnen Zonen macht sich nicht nur im Temperaturempfinden, sondern ganz allgemein in der Kontaktfähigkeit bemerkbar. Sie reagieren auf entsprechende Reize besser oder schlechter, je nachdem, wie es ihrer natürlichen Vorgabe entspricht. Die Berührung im Gesicht liegt beim Ausatmer in einer Beweglichkeitszone (hoher Stoffwechsel, verstärkte Kältemepfindlichkeit, weiche Muskulatur) und beim Einatmer in einer Stabilisationszone (niedriger Stoffwechsel, geringe Kälteempfindlichkeit, harte Muskulatur).

Bitten Sie eine andere Person, ihr Gesicht berühren zu dürfen. Jemand, der Ihnen vertraut ist und dem Sie vertrauen. Nutzen Sie bei der Berührung zwei verschiedene Optionen. Entweder streicheln Sie so sanft wie möglich, zärtlich und nur mit einem Hauch von Kraft über Wangen, Backen, Kinn und Stirn des Behandelten, oder aber Sie kneten, greifen und massieren kräftig in diesen Bereichen.

Sie können die Übung auch bei sich selbst ausführen.

Wie reagieren Sie auf diese beiden Möglichkeiten?

In manchen Fällen wird ein Ausatmer es nicht dulden und sich wegdrehen, wenn Sie ihn zu Übungszwecken im Gesicht berühren wollen. Vor allen Dingen Kraft und Festigkeit sind im Gesicht störend. Es ist nur eine von zwei dynamischen Zonen seines Körpers, dessen Flexibilität unbedingt erhalten werden muss und wo er sie zu verlieren droht, wenn Sie mit harten und festen Knetungen an ihm herumarbeiten. Nur die leichten Berührungen wird er zulassen, sie entsprechend seiner Konstitution auch als angenehm empfinden, da sie seine Dynamik in jenem Bereich unterstützen. Umgekehrt wird der Einatmer in der Regel primär die harten Griffe, das Durchwalken der Gesichtszone, als positiv empfinden, da sie die Statik und Festigkeit, die er in jenem Bereich sammelt, unterstützen.

Sie können diese Übung auf den ganzen Körper übertragen und damit bei sich selbst oder anderen positive Effekte erzielen.

Bitten Sie eine vertraute Person, sie massieren zu dürfen. Gehen Sie in diesem Fall nicht auf spezifische Beschwerden ein, sondern massieren Sie den Körper ausschließlich nach dem Prinzip der Verengungs- und Dehnungszonen.

Einen Einatmer massieren Sie kräftig und fest am Becken, im Hals und im Gesicht, an allen anderen Stellen des Körpers arbeiten Sie dynamisch, schwungvoll und mit wenig Kraft. In den Verengungszonen kneten, in den Dehnungszonen ausstreichen oder auch nur streicheln.

Einen Ausatmer massieren Sie nach den genau entgegengesetzten Prinzipien.

Diese Übung ist wohltuend und für viele Menschen eine leicht nachzuvollziehende Bestätigung ihrer der Atemform folgenden Körperorganisation. Um es zu verdeutlichen, können Sie bei sich selbst eine gegentypische Massage ausprobieren, um zu erkennen, was Sie brauchen und was nicht.

Interessant ist in diesem Zusammenhang folgende Überlegung: Der Masseur wird aufgrund seines eigenen Atemtypes für eine der beiden Kontaktmöglichkeiten (fest oder weich) prädestiniert sein. Wenn Sie, wie die meisten, mit den Händen massieren, vergegenwärtigen Sie sich, dass diese beim Einatmer in einer Dehnungs- und beim Ausatmer in einer Stabilisationszone liegen. Das heißt, dem Einatmer fällt es leichter, die sanften und dynamischen Massagegriffe anzusetzen, während dem Ausatmer die harten und festen leichter gelingen. Probieren Sie es unvoreingenommen aus.

Bitten Sie einen Bekannten, von dem Sie wissen, dass er dem Gegentyp angehört, ihn massieren zu dürfen. Wenn Sie selbst ein Einatmer sind und der Behandelte ein Ausatmer, überprüfen Sie, ob es Ihnen leichter fällt, die sanften Massagen in Gesicht, Hals und am Becken auszuführen oder die festen an den anderen Körperstellen.

Fragen Sie auch den Behandelten, in welchen Bereichen er Ihre Massage als wohltuender empfunden hat.

Gleiches gilt analog für den umgekehrten Fall, wenn Sie als Masseur ein Ausatmer sind und der Behandelte ein Einatmer ist.

Wenn man es überspitzt formulieren will, könnte man sagen, dass Ihre Hände nur für jene Massage geschaffen sind, die Ihnen Ihre Körperorganisation ermöglicht. Diese Übertreibung findet allerdings in der physiotherapeutischen Praxis und auch in der Natur selbst keinen Abgleich, da Massage von Mensch zu Mensch weit mehr Komponenten kennt als die physische Intensität der Berührung. Als Möglichkeit, den Atemtyp und seine eigenen Präferenzen zu erfahren, kann die Erkenntnis hilfreich sein, dass bei der Massage an manchen Körperstellen Behandler und Behandelter nicht optimal miteinander harmonisieren. Wenn die Hände eines Einatmers die verspannte Schulterregion eines Ausatmers kräftig massieren sollen, tun sie sich meist ebenso schwer damit wie die Hände eines Ausatmers, die die gleiche Region bei einem Einatmer sanft massieren. Probieren Sie die verschiedenen Möglichkeiten aus und entscheiden Sie selbst, was Sie damit anfangen können und was nicht.

Ein extremes Beispiel des Umgangs ist das folgende: Eine Einatmerin hatte es sich zum Ritual gemacht, Ihren Mann (einen Ausatmer), nachdem er von der Arbeit heimgekommen war, am oberen Rücken und an den Schultern zu massieren, da er jeden Tag von der Computerarbeit in diesem Bereich verspannte. Das Ritual sah in etwa so aus: Die Frau begann zu massieren, und der Mann korrigierte sie: »Mach bitte etwas fester.

Stop, nicht zu fest.« Die Frau war, obwohl sie ihrem Mann etwas Gutes tun wollte, danach jedes Mal selbst verspannt. Der Mann hingegen empfand die Massage wohltuend, wiewohl er der Meinung war, dass es immer ziemlich lang dauerte, bis die Frau die richtige Festigkeit des Griffes ausführte. Als man beide mit der Atemtypologie vertraut machte, verstanden sie die Problematik. Und da sie ihr Ritual nicht aufgeben wollten, ging die Frau dazu über, die Massage statt mit ihren Händen mit ihrem Kinn auszuführen. Das war zwar zunächst gewöhnungsbedürftig, entsprach jetzt aber der Logik beider Körper. Das Kinn im Gesichtsbereich der Einatmerin kennt die Festigkeit und Spannung, die auch der Schulterregion des Ausatmers zu eigen ist. Die Massage klappte fortan reibungslos: Die Frau fühlte sich hinterher nicht mehr verspannt und der Mann sich empathischer und zielgerichteter berührt.

Dieses Beispiel ist zwar ungewöhnlich, aber eine deutliche Vergegenwärtigung der unterschiedlichen Organisation im Körper der beiden Atemtypen. Erich Wilk arbeitete als Folge seiner Erkenntnisse in der therapeutischen Behandlung sehr intensiv mit diesen Zonen, sei es mittels Massage, Bewegung oder Wärme- bzw. Kältezufuhr. Auch Sie können sich daran ausprobieren. Als Hinweise, nicht als Forderungen, sind empfohlen: Stabilisationszonen mit Kälte zu behandeln, mit kräftigen, klopfenden, reibenden Massagen und statischer Bewegungsanforderung; Beweglichkeitszonen mit Wärme behandeln, mit sanften Massagen und dynamischen Bewegungen.

Was die Bewegungsoptionen des Menschen aufgrund der unterschiedlichen Zonen angeht, hat Erich Wilk aufgrund seiner eigenen sportlichen Biographie eine Menge Hinweise gegeben, die den jeweiligen Typ fördern und die später genau vorgestellt werden. Einzig eine Begrifflichkeit, die in den Quellen von seinen Nachfolgern so beibehalten worden ist, sollte aus Sicht der Trainingswissenschaften ein wenig konkretisiert werden. In den modernen Quellen wird die generelle Konstitution des Ausatmers mit der Fähigkeit zu Spannkraft und zu Halte- und Tragearbeit bezeichnet. Dies ist sinnvoll. Etwas verwirrend hingegen ist die Bezeichnung »Schnellkraft« für die Grundkonstitution des Einatmers. Schnellkraft bezieht sich nicht nur auf die Fähigkeit, eine Handlung besonders schnell auszuführen, sondern auch auf die Notwendigkeit einer dafür ausgebildeten kräftigen Muskulatur. Die Schnellkraft setzt in den Trainingswissenschaften eine hohe Grundkraft voraus. Genau das ist für den Einatmer und seine Sichtweise irreführend. Besser wäre es, den Begriff Schnellkraft durch »dynamische Kraft« zu ersetzen. Was Wilk meint, wird dann klarer. Aus seiner Sicht unterstützen alle schnellen, vom Körper weg zielenden Bewegungen (Drehungen, Schwingungen, Stöße, Würfe) das Dehnungsprinzip des Einatmers, während alle Spannkraftbewegungen zum Körper hin (Halten, Tragen, Stabilisieren) das Prinzip der Verengung fördern.

Ein Diskuswerfer arbeitet nach dynamischen Prinzipien, während ein Speerwerfer (obwohl er auch etwas wirft) nach stabilisierenden Prinzipien arbeiten muss. Demzufolge sind die Voraussetzungen für diese Sportart unterschiedlich. Dass dies im Umkehrschluss nicht heißen soll, dass alle erfolgreichen Diskuswerfer Einatmer und alle hochklassigen Speerwerfer Ausatmer sind, versteht sich von selbst. Es heißt nur, dass der jeweilige Sport entweder das Dehnungs- oder das Stabilisationsprinzip unterstützt. Wie der einzelne Mensch mit seinem Typ und anderen Anlagen sowie seinen erworbenen Fertigkeiten damit umgeht, ist eine andere Sache.

Durchblutung im Gehirn

Auch bei der Durchblutungsorganisation nimmt der Kopf eine besondere Rolle ein, der damit den anatomischen Vorlagen folgt. Das Gesicht und das Vorderhirn des Ausatmers sind stark durchblutet, wärmebedürftig und dynamisch und damit – auch über die Mimik, die die emotionale Befindlichkeit ausdrückt – ein wichtiger Teil der Bewegungskontrolle. Dafür ist beim Ausatmer der Hinterkopf das Gebiet der Ruhe, der Fels in der Brandung und die statische Grundlage. Das Gewebe ist weicher und der Stoffwechsel gedrosselt. Beim Einatmer sind die Voraussetzungen genau umgekehrt.

Blut fließt im Kopf nicht einfach herum, ohne etwas zu bewirken. Wenn die Durchblutung die muskuläre Energieversorgung gewährleistet, sind auch die in jenen Zonen liegenden Organe direkt betroffen. Einfach formuliert, zirkuliert das Blut des Ausatmers im vorderen Kopfbereich und regt diesen an; das Blut des Einatmers pulsiert verstärkt im Hinterkopf. Genau an jener Stelle sitzt das Zentrum der visuellen Wahrnehmung des Menschen. Direkt hinter dem Kleinhirn, am hintersten Rand der Gehirnwindungen, befindet sich der visuelle Cortex, wo die Wahrnehmungen der Augen empfangen, verarbeitet und gedeutet werden. Notwendigerweise wird die Tätigkeit dieses Gehirnbereiches von dem dort fließenden Stoffwechsel beeinflusst. Das hört sich theoretisch an und soll hiermit bebildert werden.

Stellen Sie sich vor, Sie sitzen im Theater, und das Bühnenbild breitet sich vor Beginn der Aufführung vor Ihren Augen aus. Wo sitzen Sie? Lieber auf der Empore, um hinunter, oder im Parkett, um nach oben zu schauen?

Stellen Sie sich zunächst das Bühnenbild als großartiges Ensemble einer statischen Ordnung vor. Zwei Räume, die durch eine verschlossene Tür verbunden und mit allerlei statischen Gegenständen ausgefüllt sind: Wände mit einfarbigen Tapeten, Teppiche, Stühle, Tische, Betten, Regale mit Büchern und Geschirr, an den Wänden Bilder mit Stilllebenmotiven; dazu kleinere Gegenstände, die auf den Tischen oder in den Regalen liegen oder stehen. Es ist ein reichhaltiges, verschwenderisches Bild voll mit statischen Objekten, die ihrerseits einfache Strukturen und symmetrische Anordnungen beinhalten. Wie viel können Sie sehen? Was können Sie überblicken? Wie verschaffen Sie sich einen Überblick über diese ruhige Gesamtsituation? Welchen Zugang haben Sie generell, um sich visuell einen Gesamtüberblick zu verschaffen?

Widmen Sie sich wieder dem Bühnenbild mit den vielen Einzelheiten und lassen Sie dann zwei Personen von der Seite in einen der Räume treten, die beginnen, sich zu unterhalten. Was passiert jetzt mit Ihrem Gesamtüberblick?

Diese Frage ist eine sehr bedeutende, und Erich Wilk hat sich intensiv mit ihr auseinandergesetzt, um eine biologische Wirklichkeit zu erklären. Wenn der Stoffwechsel im visuellen Cortex des Menschen je nach Typ unterschiedlich abläuft, dann sollte dies Auswirkungen auf die grundlegenden Wahrnehmungsmuster des einzelnen haben. Dies können Sie mit dieser Übung überprüfen, deren Effekte zu den allerersten Folgen der Atmung in der Entwicklungsgeschichte des einzelnen gehören.

Wenn in eine statische Umgebung Dynamik hineinkommt, wie in dem Bühnenbild, dann wird der Ausatmer sich auf die beiden Personen fixieren und den Überblick über den Rest aufgeben. Der Einatmer wird hingegen erst durch die Lebendigkeit der Personen dazu aufgefordert, sich den Überblick zu verschaffen, um zu realisieren, wie, wo und warum diese Dynamik nun stattfindet. Deswegen wird er mit Hilfe des Auftretens der beiden Personen einen besseren Überblick bekommen, während der Ausatmer ihn verliert. Um es zusammenzufassen: Die visuelle Wahrnehmung des Ausatmers ist statischer Natur, die des Einatmers dynamischer Natur.

Statisches Sehen/Malen | **Dynamisches Sehen/Malen**

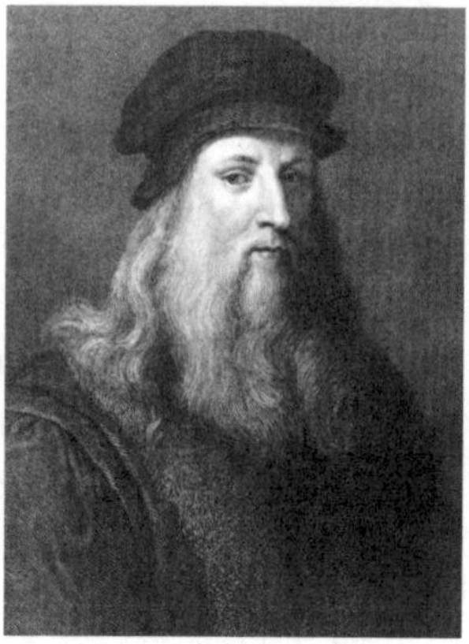

Statischer Ausdruck
in statischem Arrangement

(Leonardo da Vinci,
Selbstportrait)

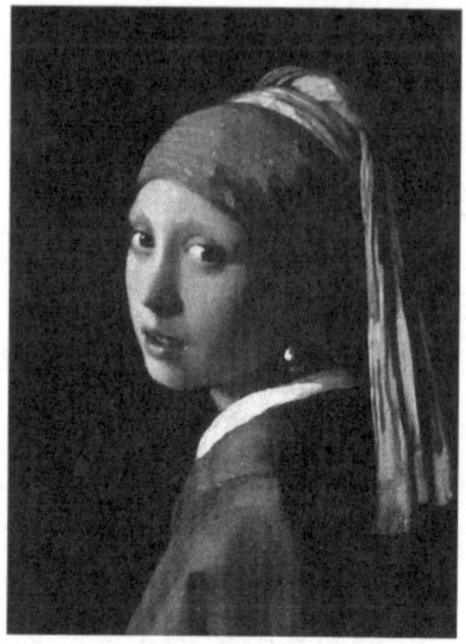

Dynamischer Ausdruck
in statischem Arrangement

(Jan Vermeer,
Das Mädchen mit dem Perlenohrgehänge)

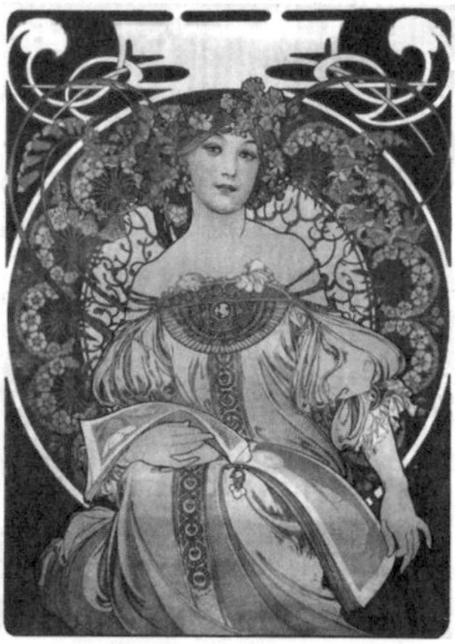

Statischer Ausdruck
in dynamischem Arrangement

(Alfons Mucha, Plakatgestaltung)

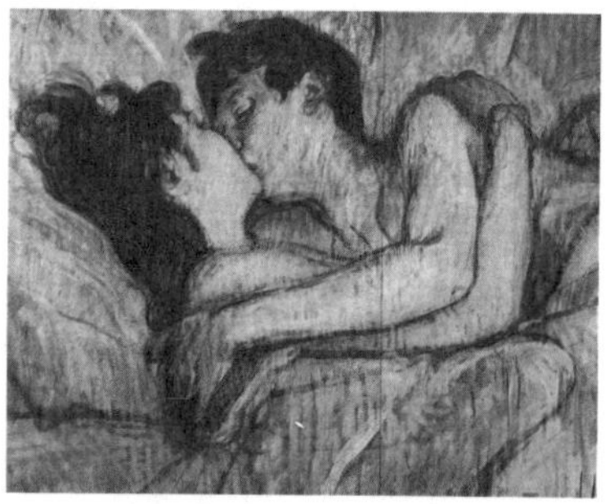

Dynamischer Ausdruck
in dynamischem Arrangement

(Henri de Toulouse-Lautrec, Der Kuss)

Mehr zu den unterschiedlichen Seharten finden Sie auf www.atemformen.de/augenblicke

Ja, gucken wir denn nicht alle gleich? Nein, das Sehen selbst ist ein und derselbe Vorgang, die Reproduktion im Inneren unterschiedet sich aber.

Abb. 11: Wer statisch sieht, drückt sich auch statisch aus. Wer dynamisch sieht, drückt sich dynamisch aus. In einer Reinform ist dieses Verhalten bei berühmten Malern nicht einfach wiederzufinden. Das liegt weniger an einem »untypischen« Malstil des Künstlers, als an der Fähigkeit, diese Form der visuellen Verarbeitung im Bild zu erkennen. Dazu bedarf es zunächst einer Unterscheidung: einerseits die Qualität des Inhaltes, die Sie gewöhnlich wahrnehmen, und andererseits die Qualität des Sehvorgangs an sich. *Schauen Sie sich die vier Bilder ausnahmsweise mal nicht so an, dass Sie Personen, Gegenstände, Thema, Wirkung oder Kraft des Gemäldes empfinden, benennen und bewerten können, sondern so, dass Sie die reine Anordnung und Form, die sich Ihrem Sehsinn offenbart, in sich aufnehmen. Nicht was sie sehen ist von Bedeutung, sondern wie Sie sehen. Was fällt Ihren Augen leichter, was schwerer? Wo müssen Sie vom Detail aufs Ganze schließen, wo vom Ganzen aufs Detail? Wo behalten Sie den Überblick über das Grundsätzliche, wo verlieren Sie sich in der Einzelheit? Welche Bilder ziehen an, welche drücken sich aus? Für welche Bilder hegt Ihr Auge – und nicht Ihr Herz, Ihre Intuition oder Ihr Verstand – mehr Sympathie?* Das Gemälde von Mucha ist bei dieser Übung besonders anspruchsvoll, aber auch ein guter Ratgeber. Die zahlreichen Formen und Muster verhindern auch beim Ausatmer (und seinem statischen Sehen) einen schnellen kompletten Überblick; dennoch wird es ihm in der Regel leichter fallen, das Gesamtensemble – unabhängig von seinen konkreten Einzelheiten – aufzunehmen. Der Einatmer wird bei diesem Bild nur einzelne Details hervorheben können, der Gesamtüberblick ist ihm bei diesem Bild nahezu unmöglich.

Schauen Sie sich Bilder an, in Ihrer Wohnung, in Büchern, im Internet. Lassen Sie die einzelnen Bilder auf sich wirken und bestimmen Sie, ob sie statisch oder dynamisch sind. Bei manchen ist es ganz einfach, bei manchen schwierig und bei manchen vielleicht unmöglich. Was bevorzugen Sie? Ein Stillleben oder Action? Ruhige Farben oder grelles Spektakel?

Wie ordnen Sie selbst die Gegenstände in Ihrem Leben ein, dass Sie sich visuell an Ihnen orientieren können? Vertragen Sie viel, aber alles in einer notwendigen Ordnung, oder bevorzugen Sie weniger, dafür aber mit Dynamik und Pep?

Die visuelle Wahrnehmung folgt mit Hilfe des Stoffwechsels der Atmung und ist entweder dynamisch oder statisch orientiert. Alternativ kann man an dieser Stelle auch mit den aus der Psychologie übernommenen Begriffen der Introversion und Extroversion arbeiten. Statisches Sehen ist introvertiert, die Bilder gelangen ohne eigenes Zutun zum Betrachter und werden intern verarbeitet. Dynamisches Sehen hingegen ist extrovertiert. Die Bilder werden im Außen vom Betrachter arrangiert. Bevor Sie Einspruch erheben: Visuelle Wahrnehmung findet im Inneren des Körpers statt; aber es ist ein Unterschied, ob der Betrachter bemüht ist, die Bilder selber zu gestalten oder ob es ihm genügt, sie so aufzunehmen, wie sie sind.

Eine gute Möglichkeit, einen Einatmer und seine visuelle Organisation zu erkennen, ist dessen Notwendigkeit, aus statischen Bildern dynamische zu machen. Wenn Sie es gewohnt sind, Linien und Muster anzuschauen und sie gedanklich miteinander zu verbinden, entspricht das der Notwendigkeit Ihres Körpers, das Statische in Bewegung zu bringen. Das, was dem Ausatmer normalerweise genügt (also unbelebte, geradlinige, logische Anordnungen), muss der Einatmer dynamisieren, im äußersten Fall beseelen. Beseelen ist keine psychologische Krankheit, sondern bedeutet, dass man vermeintlich statischen Gegenständen eine innere Kraft zuschreibt, damit sie beweglich werden. Wenn ein Einatmer auf einem Amt sitzt und auf seinen Termin wartet, dann langweilen ihn in der Regel die symmetrischen Kacheln des Bodens, die langen Gänge mit geometrisch angeordneten Türen zu jeder Seite und Stühlen zum Warten davor. Die dem jeweiligen Amt zugewiesenen Verordnungen an den Wänden tun ihr übriges. Der einzige Ausweg ist, in den Fugen der Kacheln dynamische Muster zu erkennen, sich vorzustellen, was hinter den Türen Aufregendes passieren kann (was auf einem Amt zugegebenermaßen schwierig ist) oder die paar wenigen Zimmerpflanzen, die im Gang stehen, als einzig lebendige Alternative zum Gespräch aufzufordern. Die visuelle Wahrnehmung des Einatmers braucht die Dynamik, und wenn sie nicht vorhanden ist, erzeugt er sie so gut es geht im Innern.

Ganz anders der Ausatmer und sein statisches Sehen: Alles, was das Gesamtbild stört, allzu grelle Farben, massive Asymmetrien oder dynamische, bewegliche und chaotische Anordnungen werden abgelehnt. Wenn er sie selbst nicht korrigieren kann, was er in seinen eignen vier Wänden häufig tun wird, dann weicht er mit dem Blick jenen Eindrücken aus, die sein statisches Bild gefährden.

Diese neurobiologische Folge im visuellen Cortex wird als primäre Auswirkung der Atemform angesehen, da die Prägungen des Sehnervs sich bereits wenige Wochen nach der Geburt der vorgegebenen Atmung anpassen. Sie ist so früh verankert, dass andere Faktoren der Erziehung oder Entwicklung sie nicht mehr fundamental beeinträchtigen können. Selbstverständlich kann mittels persönlicher Neigung oder Konditionierung auch ein Mensch, der statisch sieht, dynamische Bilder bevorzugen (und umgekehrt), aber die grundlegende Veranlagung seiner Sinneswahrnehmung im visuellen Bereich ist fest eingebaut. Oder können Sie sich vorstellen, wie man einen Menschen dazu bringen kann, die Arbeitsweise seines visuellen Cortex' zu verändern?

Ganz anders stellen sich die biochemischen Folgen in anderen Körperbereichen dar. Auch hier gilt: Starke Durchblutung versetzt die entsprechenden Organe mehr, schwache weniger in Aktion. Dies trifft neben dem Kopf noch auf die beiden Bereiche Rumpf (mit den meisten inneren Organen) und Becken (mit wenigen, sehr bedeutenden Organen) zu. Deren Auswirkungen werden aber als sekundäre Folgen betrachtet, da sie maßgeblich von äußeren Einflüssen abhängig sind; die Verdauungsorgane beispielsweise von dem Was und Wie der Nahrung.

Plus und Minus

Erich Wilk bezeichnete diese beiden spezifischen Körperzonen als Pluspol (Dynamik, Beweglichkeit, hoher Stoffwechsel) und Minuspol (Statik, Stabilisation, geringer Stoffwechsel). Zuerst wirken diese Begriffe vielleicht befremdlich, da hier versucht wird, Begriffe aus der Elektrotechnik für die Biologie zu verwenden. In einem übertragenen Sinne stimmt diese Bezeichnung zwar, für den Praktiker sind die Begriffe Wärme- und Kältezone oder Stabilisations- und Beweglichkeitszone zunächst einladender.

Dennoch kann man den tierischen Körper auch über die Elektromechanik begreifen und sogar messen. In der klassischen Physik ist für jeden Körper eine elektromagnetische Spannung bekannt, die nicht einheitlich durch den Körper zieht, sondern, damit sie überhaupt fließen kann, den beständigen Wechsel von positiver zu negativer Spannung durchläuft. Speziell bei einem so vielschichtigen Organismus wie dem tierischen Körper ist es naheliegend, dass es Stellen mit erhöhter Ladung und solche mit niedrigerer geben muss. In der Physik spricht man in so einem Fall von einem Ladungsausgleich, der dafür sorgt, dass sich positive und negative

Ladungen insgesamt (aber nicht an einzelnen Stellen) ausgleichen. Erich Wilk hat nichts anderes getan, als diese Stellen verstärkter und verringerter Ladung zu messen. Auch das ist an sich nichts Besonderes, die moderne Gesundheitspflege arbeitet in Zeiten elektromagnetischer Dauerstrahlung (Elektrosmog durch Handys, Computer usw.) recht ähnlich, indem sie versucht herauszufinden, welche Geräte oder Orte eine hohe, gesundheitsgefährdende Strahlung aufweisen. Man kann diese Wellen als elektromagnetische Resonanzfrequenz, als elektromagnetische Strahlung oder Magnetresonanz bezeichnen. Wie auch immer, sie überschreitet in ihrer Wirkweise die Grundannahmen der modernen Medizin; das aber nicht, weil sie nicht vorhanden wäre, denn Sie können diese Strahlung mit den entsprechenden Geräten und wenn Sie besonders sensibel sind, dann auch ohne sie an jedem Lebewesen messen. Sie ist vorhanden und ein Teil des modernen naturwissenschaftlichen Verständnisses. Dieses nimmt aber nur wenig oder gar keine Rücksicht auf die individuelle Organisation.

Dass Wilk mit entsprechenden Geräten an den Zonen der jeweiligen Typen eine erhöhte oder geringere Ladung hat messen können, ist nur ein Hinweis auf die eigentliche Bedeutung. Für die körperliche Wirklichkeit ist es vorteilhafter, von Zonen der Stabilisation und der Flexibilität zu sprechen. Diese kann man nachvollziehen, spüren und somit ermessen. Der Körper als Empfindungs- und Wahrnehmungsorgan ist an dieser Stelle entscheidender als ein Mensch, der mit Apparaten Beweise erbringt.

Dynamik und Statik

Wilk bezeichnet die beiden Atemtypen ausschließlich als Dynamiker und Statiker, wofür es zwei gute Gründe gibt. Den ersten haben Sie in den Übungen herausgearbeitet, nämlich die zwei tendenziellen Möglichkeiten der Orientierung im Körper. Entweder verwurzelt man sich mit dem Boden (Ausatmer, Statiker) oder man streckt sich dagegen und nimmt Bezug zum umgebenden Raum (Einatmer, Dynamiker). Der zweite Grund ist anatomischer Natur und wurde in den letzten Abschnitten erläutert. Die Körperzonen bilden sich aufgrund der Atmung nicht nur gegengleich, sondern auch unterschiedlich stark heraus. Während beim Einatmer die stabilisierenden Körperzonen (Becken, Hals und Gesicht) nur einen sehr geringen Anteil der Gesamtfläche des Körpers ausmachen, sind sie beim Ausatmer dominierend.

Wenn Sie sich bislang bei allen Übungen deutlich als Ausatmer erkannt haben und nun hören, dass man Sie verallgemeinernd als Statiker bezeichnet, werden sie vielleicht verärgert oder traurig sein. Dabei bezieht sich die Begrifflichkeit zunächst nur auf die körperliche Vorgabe. Ihre charakterlichen, konditionierten, anerzogenen und angelernten Eigenheiten spielen dabei eine ganz andere Rolle. So sind also nicht alle Zappelphilippe automatisch als Einatmer zu klassifizieren, genausowenig wie alle lethargischen Schlafmützen als Ausatmer. In diesem Punkt wird bewusst von den Ideen Erich Wilks und denen seiner Nachfolger abgewichen, die aus der körperlichen Formung eine grundsätzliche Charakterisierung (in einem psychologischen Sinne) vornehmen. Jene charakteristischen Entwicklungen werden hier deshalb nur als mögliche sekundäre Folgen verstanden und im nächsten Kapitel analysiert. Die beiden Begrifflichkeiten indes sind hervorragend gewählt, da sie den Grundprinzipien des Universums folgen, was man aus Sicht der Erde gut an Sonne und Mond erkennen kann. Die eine steht statisch im Zentrum, der andere kreist dynamisch um den Mutterplaneten herum.

Was man nicht vergessen darf: In jeder statischen Natur muss das dynamische Element vorhanden sein, so wie jede Dynamik nicht ganz auf die Statik verzichten kann. Denken Sie an das Yin und Yang und nehmen Sie diese polare, sich gleichzeitig ergänzende Kraft des Lebens in sich auf. Ein starres Entweder-oder-Schema wird von einem flexiblen Sowohl-als-Auch abgelöst, das sich ausschließlich in seiner Ausprägung und nicht in seiner Absolutheit zur Typologisierung eignet.

Praktische Folgen für den Alltag

Die praktischen Folgen für den Alltag sind nicht lösungs- sondern versuchsorientiert. Sie ergeben sich aus den primären Auswirkungen der Atmung und sind für die meisten Menschen hilfreich, zum Teil auch eine Offenbarung. Es sind naheliegende Möglichkeiten, aber keine zwanghaften Gesetzmäßigkeiten, da vielschichtige Faktoren Einfluss auf die Form des Menschen nehmen.

Krankheiten

Die Wirkung von Wärme und Kälte der entsprechenden Zonen kann man sich auch im Krankheitsfall zunutze machen. Die Bedingungen sind: Es ist ein lokalisierbarer Schmerz und er ist nicht Teil eines umfassenderen medizinischen Phänomens. Die Regel dazu ist einfach: Auf die Wärmezone Wärme, auf die Kältezone Kälte. Das beste Beispiel sind Kopfschmerzen. Sind Sie im vorderen Bereich, probiert der Einatmer einen kalte Auflage, der Ausatmer eine wärmende. Sind sie im Hinterkopfbereich, gilt das Umgekehrte. Interessant ist die Idee von Christian Hagena, eine Kette von Wärme und Kälte aufzubauen, um auch die entsprechenden Nachbarbereiche in die Therapie mit einzubeziehen. Das heißt also: Egal, wo die Kopfschmerzen auftreten, es werden beide Bereiche je nach Typ mit Kälte und Wärme versorgt, um den notwendigen Temperaturfluss umfassend und komplementär anzuregen.

Ein anderes häufiges Phänomen sind Gelenk- oder Muskelschmerzen, insbesondere im unteren Rücken. Nach der Atemtypologie würde das bedeuten, dass der Einatmer im Lendenbereich Wärme, der Ausatmer dort Kälte benötigt. Zusätzlich kann man auch hier wieder den komplementären Ansatz wählen und am Becken (unter dem Kreuzbein) die gegenteilige Maßnahme ergreifen.

Auf ein drittes Phänomen – Bauch- oder Magenschmerzen – bezogen, bedeutet dies das gleiche. Dem Einatmer bekommt hier Wärme, dem Ausatmer Kälte. Wenn Sie sagen, dass Sie als Ausatmer seit Jahr und Tag ihre Magenprobleme mit Wärmflaschen behandeln und Ihnen das guttut, dann weichen Sie nicht von der Typologie ab, sondern handeln so, wie Sie es für richtig erachten. Das ist gut so! Die Wärme-Kälte-Therapie ist nur eine von jedem zu prüfende und nicht blindlings zu übernehmende Möglichkeit, sich dem eigenen Typ anzunähern.

Kleinkinder

Im Mutterleib ist der Embryo von seiner Mutter abhängig und noch nicht von seiner Atmung. Fast das gleiche gilt für die ersten, entscheidenden Lebensjahre, nur dass jetzt die Atemform die Konstitution und Bedürfnisse des jungen Menschen mitgestaltet. Das ist insbesondere dann ein spannendes Phänomen, wenn Mutter und Kind vom Typ her unterschiedlich sind. Sind sie vom gleichen Typ, ergeben sich in der Regel keine Probleme, da Verhalten und Lebensgewohnheiten – davon ausgehend, dass die Mutter ihrem Typ folgt – für beide stimmig sind. Interessanter ist der gegenteilige Fall. Was also, wenn das Kind nicht den gleichen Atemtyp ausgebildet hat wie die Mutter? Was hat sich die Natur dabei gedacht? Muss die Mutter ihre Vorbildfunktion auf den Typ des Kindes abstimmen?

Sie wird dies automatisch tun, um den animalischen Bedürfnissen des Kindes freien Raum zu lassen, so dass auch gegensätzliche Typen ihr jeweiliges Zuhause finden können.

Die vielen Ratschläge für Mütter und Kinder (die vor allen Dingen bei Hagena und Seidler-Winkler vorgebracht werden) ergeben nur dann einen Sinn, wenn man deren Verhalten als widernatürlich bezeichnet, wenn man davon ausgeht, dass ein Individuum – auch das jüngste – nicht in der Lage ist, eigene Entscheidungen zu treffen. Auch kleine Kinder wissen sehr wohl (und müssen es wissen, denn sonst überleben sie nicht), was ihr Körper braucht und was nicht. Es ist nicht nötig, Dinge bewusst anders zu machen, als es die eigene Natur vorgesehen hat. Am Beispiel der Position beim Schlafen kann dies verdeutlicht werden. Natürlicherweise lässt jede Mutter ihr Kind so schlafen, wie es will. Tendenziell liegt dabei der Einatmer lieber auf dem Rücken, der Ausatmer lieber auf dem Bauch. Erst in dem Moment, wo die moderne verstandesgeprägte Gesellschaft diese Begebenheiten medizinisch thematisiert (dies oder jenes ist gesünder oder gefährlicher), entsteht eine ungünstige Einflussnahme, die rückwirkend der Mutter ihre Intuition nimmt. Das einzige, was also zunächst gesagt werden kann, ist: Wer nicht gestört wird, entfaltet sich typengerecht. Wer wird nicht gestört? So gut wie niemand!

Dennoch sollte man mit generellen pädagogischen Ratschlägen vorsichtig sein, auch dann, wenn sie sich ganz offensichtlich den Atemtypen zuordnen lassen. Es ist besser, der mütterlichen Intuition ihren Raum zu geben und nur vorsichtig zu intervenieren, wenn die moderne Mutter ihre eigenen Empfindungen unsensibel auf ihr Kind überträgt. Die Einatem-Mutter, die weiß, wie wichtig die Wärme am Hinterkopf und Ohren und wie schädlich die gleiche an Hals sein kann, wird nur dann ihr gegentypisches Kind so kleiden und Empfehlungen aussprechen, wenn sie sich ihrer ursprünglichen Rolle in der Natur nicht bewusst ist. Dem Wärme-Kältebedürfnis, dem unterschiedlichen Bewegungsdrang und weiteren

Faktoren, auf die im nächsten Kapitel eingegangen werden kann, wird so gesehen immer Folge geleistet. Inwieweit ist es nötig, die Umsetzung vom Verstand her zu leiten?

Unabhängig vom Mutter-Kind-Verhältnis, bieten sich kleine Kinder als Beobachtungsobjekt für den Atemtyp aufgrund ihrer noch gering ausgebildeten Störungen besonders an. Wenn Sie besonders feinfühlig wahrnehmen können, erkennen Sie die oben beschriebenen anatomischen Auswirkungen schon bei wenige Wochen alten Säuglingen. Vor allem das aktive oder passive Strecken in den Gelenken der Arme und Beine ist eine faszinierende Möglichkeit, die unterschiedlichen Mechanismen der Typen ungefiltert und naturgegeben zu erleben.

Noch deutlicher können Sie die angesprochenen unterschiedlichen Temperaturen an allen Zonen des Kleinkinderkörpers wahrnehmen. In der Regel genügt eine kurze Berührung des Hinterkopfes, des Gesichtes und der Hände, um nicht nur den Atemtyp des jeweiligen Kindes zu erahnen, sondern auch einen deutlichen Hinweis des Körpers auf die Wirklichkeit der unterschiedlichen Atemformen zu bekommen.

Ebenso einfach in der Wahrnehmung, aber dafür nicht so verlässlich in der Deutung sind grundlegende Bewegungsmechanismen, auf die in der Literatur hingewiesen wird. Das Einatmer-Kind durchläuft in der Regel eine kürzere Krabbelphase, da es das in den Kopf schießende Blut nicht sonderlich gut verträgt. Das Ausatmer-Kind hingegen bevorzugt eine längere Krabbelphase verbunden mit einem frühzeitigen Aufrichten, um stehend in die Weite blicken zu können.

Vor allen Dingen die zuletzt genannten Merkmale sind Möglichkeiten, bieten aber keine verallgemeinernde Sicherheit beim Erkennen. Menschen werden in ihrer Entwicklung von vielen Dingen, nicht nur von ihrem Atem geprägt. Dennoch kann folgende Übung für Sie erstaunlich sein.

Ein Kleinkind, das das Laufen lernt, wird sich immer wieder an der helfenden und stützenden Hand der Eltern festhalten. Aber wie ist der Griff, den das Kind an die Hand anlegt? Fest oder weich?

Warum wird das eine Kind, seiner Anatomie folgend, Ihre Hand nur weich umfassen, das andere sie deutlich stärker umschließen?

Arbeitsleben

Eine der Biologie und Medizin entlehnte Logik wird auch von Christian Hagena postuliert, nämlich, dass auf den Atemtyp bezogen ungerechtes Verhalten sich erst ab dem vierzigsten Lebensjahr deutlich negativ bemerkbar macht. Dies ist verständlich, denn jeder, der ein gewisses Alter erreicht hat, wird bestätigen können, dass bestimmte Verhaltensweisen sich dann viel schneller schmerzhaft bemerkbar machen als in jungen Jahren. Menschen folgen den Gesetzmäßigkeiten des Lebens, zu denen das Alter gehört. Bezogen auf das Arbeitsleben soll damit unterstrichen werden, dass sich bestimmte schädliche Verhaltensweisen nicht sofort als solche zu erkennen geben. Das gilt natürlich für alle anderen Bereiche der Praxis auch, nur ist das Arbeitsleben in der Regel vom körperlichen Aufwand her der dominierende Faktor und deswegen so interessant.

An dieser Stelle wird auf die primären anatomischen Folgen nur in Bezug auf die Haltung des Körpers bei der Arbeit eingegangen; andere Bereiche, die sekundär beeinflusst werden, sind mit Hilfe der Aussagen des nächsten Kapitels selbständig zu erproben. Dass die Haltung im Arbeitsleben eine wichtige Rolle spielt, ist seit vielen Jahren Teil der volksmedizinischen Aufklärung. Der Begriff Volksmedizin wird gewählt, da es im Sinne einer staatlich verordneten und von Krankenkassen und medizinischen Instituten betriebenen Wissensvermittlung heute zunächst darum geht, die Volkswirtschaft zu gesunden, und erst in zweiter Linie um das Einzelschicksal. Bislang gelten diese Hinweise zur Haltung für eine hypothetische Menschmaschine, ausgehend vom Grundsatz der modernen Medizin: Wir haben einen kausal zu verstehenden und berechenbaren Körper, der nicht auf die Präferenzen des Atemtyps ausgerichtet ist, obwohl gerade der Blick darauf besonders effektiv sein könnte.

Wer sitzend vor einem Bildschirm arbeitet, stellt seine Position so ein, wie im Abschnitt über das Sitzen beschrieben. Wer andersartig arbeitet, richtet seine Bewegung nach den Grundlagen der Anatomie aus. Der Einatmer bleibt nicht lange stehen oder an einem Ort verwurzelt, sondern sucht nach Möglichkeiten, sich zwischendurch zu bewegen. Der Ausatmer achtet, wenn er ständig in Bewegung ist, darauf, nicht den Kontakt zum Boden zu verlieren und seine Bewegungen von Becken und Kopf und nicht vom Brustkorb zu steuern. Wer viel trägt, hebt, schiebt oder zieht, achtet auf die jeweiligen Gelenkpositionen (wo findet die Streckung statt?) und positioniert seine Arbeitsgeräte entsprechend. Je älter Sie sind, um so eher können Sie die Auswirkungen spüren. Probieren Sie Ihre Arbeitshaltung nach den in diesem Kapitel beschriebenen anatomischen Grundgedanken aus, nehmen Sie sich wahr und entscheiden Sie, was förderlich und was hinderlich ist. Üben heißt, sich dem zu öffnen, was kommt, nicht sich zu verbessern oder irgendetwas richtig zu machen. In vielen Fällen werden Sie zudem die Erfahrung machen, dass Sie bereits automatisch den Vorgaben Ihres Körpers gefolgt sind.

Bewegungsablauf

In den Büchern von Christian Hagena werden die von Erich Wilk entwickelten Funktions- und Positionsübungen ausführlich dargestellt und beschrieben. Sie sollen das typengerechte Verhalten des Körpers unterstützen und in erster Linie den Stoffwechsel in den entsprechenden Zonen anregen. Sie sind als gymnastisch-präventives Gesundheitsmanagement zu verstehen und können in den entsprechenden Quellen genauer nachgelesen werden. Bei den Funktionsübungen handelt es sich um das gezielte Anspannen und Entspannen bestimmter Bereiche, bei der Positionsübung werden eine bestimmte Stellung sowie der Atem kurzzeitig gehalten. Die Übungen folgen jeweils den Grundprinzipien der beiden Typen, und Erich Wilk erzielte nicht nur bei sich, sondern auch als Therapeut für andere Menschen gute Erfolge damit.

Aus anthropologischer Sicht ist es nicht nötig, einen täglichen Aufwand von zwanzig oder dreißig Minuten Übungszeit vorzugeben; nicht, weil sich das nicht positiv auswirken könnte, sondern weil Zeitformeln in einer natürlichen Umgebung keine Bedeutung haben. Wenn jemand sich seinem Typ entsprechend verhält, warum sollte er – vom Kopf gesteuert und nicht vom Körper – zusätzlichen Aufwand betreiben? Dies gilt in der Regel für alle bewegungstherapeutischen Interventionen: Sobald sie den Eindruck erwecken, vom Mathematiker zu stammen, werden Sie nicht glücklich damit. Oder hat schon mal jemand ein Kleinkind dazu anhalten können, sich jetzt noch elf Minuten zu bewegen und dann nicht mehr? Bewegung muss einem inneren Impuls entspringen, sonst wird sie zur Kunstform. Die ist im Yoga oder Breitensport so gewollt, in der Bewegungspädagogik aber so lange fehl am Platz, wie der eigene Körper nicht seine Zustimmung gegeben hat. Angebote, Hinweise, Tips und Tricks werden gerne genommen, solange sie einen wirklichen inneren Abgleich finden. Hier heißt das Motto: ausprobieren, offen bleiben, nachspüren und dem Wunsch des Körpers folgen. Wer seine Wahrnehmung geschärft hat, wird nicht anders können, als dem Atem zu folgen. Denn dieser ermöglicht das Erleben.

Sport

Erich Wilk war selbst ein begeisterter Sportler und hat sich intensiv mit den damals so genannten »Leibesübungen« beschäftigt und seine Erkenntnisse zu den Atemtypen teilweise auch dadurch gewonnen. Seine Überlegungen beziehen sich auf die anatomischen Bedingungen und sind als Anregungen zu verstehen.

Ein erster Punkt ist das Aufwärmen vor der eigentlichen sportlichen Betätigung. Bislang geht die Sportwissenschaft von einem einheitlichen Modell aus, das durch leichte und dynamische Bewegungen den Kreislauf anregen, die Gelenke mobilisieren und die Stoffwechselfunktionen bereitstellen soll. Das ist physiologisch nachvollziehbar und hilfreich. Zur Verfeinerung (konkreter: zur Verletzungsminimierung und zur Leistungsoptimierung) sind auch Wilks Ideen interessant.

Davon ausgehend, dass der Einatmer bereits eine gute Durchblutung mitbringt, sollte es bei ihm in erster Linie um die Mobilisierung der Gelenke und die Lockerung der Muskulatur gehen. Er wird bei einer sportlichen Tätigkeit die dynamischen Elemente in den Vordergrund stellen und bei einer gleichen Tätigkeit (etwa einer Ballsportart) seinen Körper ganz anders einsetzen als der Ausatmer. Der Einatmer nutzt Füße und Brustkorb zur Steuerung für federnde, schwingende und weitreichende Bewegungen. Genau dieses Verhalten gilt es im Aufwärmen vorzubereiten, indem die entsprechenden Muskelgruppen dynamisch gedehnt und mobilisiert werden.

Auf der anderen Seite steht der Ausatmer mit einer weitgehend schwachen Durchblutung des Rumpfes und der Extremitäten, die er aber in den meisten Sportarten braucht. Bei ihm ist es demzufolge wichtig, die dort arbeitenden Muskeln gezielt zu erwärmen. Funktionelles Kräftigen, am besten mit Hilfe von isometrischen Spannungsübungen, ist hier von Vorteil. Ein lockeres, den ganzen Körper betreffendes Warmlaufen oder Schwunggymnastik sind aus dieser Sicht nicht unbedingt angebracht.

Die gleichen Prinzipien gelten für die Nachbereitung. Der Einatmer sieht zu, dass er seine nach der Betätigung unter Spannung stehenden Muskeln in Rumpf und Extremitäten lockert, der Ausatmer konzentriert sich in erster Linie darauf, diese Bereiche statisch zu dehnen oder grundsätzlich mit einem Entspannungsprogramm abzuschließen, damit er wieder seinem Element, der Ruhe und des Sich-Hingebens, folgen kann.

Dass sämtliche Hinweise und Übungsanforderungen während einer sportlichen Betätigung dem jeweiligen Typen zugute kommen können oder nicht, versteht sich von selbst. Wenn Sie hören, dass Sie den Bauch einziehen und sich auf die Muskelspannung konzentrieren sollen, wissen Sie mittlerweile von welchem Typ diese Idee ausgedacht oder weitergegeben wurde, genauso, wie Sie es wissen, wenn jemand Sie auffordert, die Arme weiter in den Raum zu strecken oder die Bewegungen ein bisschen schneller auszuführen. Die Folgen, vor allen Dingen für den Leistungssport, sind enorm und werden am Ende des Buches noch einmal aufgegriffen. In der Regel kann man sich an den Ideen Erich Wilks gut orientieren, der sinngemäß folgendes formulierte: Willst du etwas unternehmen, und dein Blut arbeitet plötzlich in den Verengungsstellen, dann lass es sein oder sei vorsichtig. Wenn sich die Dehnungszonen erregen, dann ist der eingeschlagene Weg richtig.

Für die jeweiligen Typen lassen sich folgerichtig auch Präferenzen für bestimmte Sportarten ableiten. Der Einatmer ist für Ausdauer, der Ausatmer für Kraft geschaffen. Und wie bereits erwähnt, sind das nur Tendenzen, die in keiner Weise der Realität entsprechen müssen. Eine Mannschaft oder ein Verein wird aus beiden Typen zusammengestellt sein, und es lassen sich dann nur die entsprechenden feinen Unterschiede erkennen und im Optimalfall auch nutzen.

Sehr lesenswert und inspirierend sind diesbezüglich Wilks spezifische Beobachtungen. So beschreibt er den statischen Boxer als denjenigen, der seinen Gegner in die Ecke zwingt und ihn mit einem Stellungskampf zermürbt. Er hat Zeit und Geduld und wartet in aller Ruhe auf den Fehler des anderen. Sein Gesicht und seinen Hals wird er besonders schützen, da sie seine empfindlichsten Zonen sind. Der dynamische Boxer gewinnt, wenn er fintenreich, schnell und beweglich ist und seinen Brustkorb und seinen Rumpf gut schützt. Haben Sie schon einmal einen Boxkampf gesehen und würden Sie sich mittlerweile zutrauen, den Typ anhand des Stils zu erkennen?

Ebenfalls interessant sind seine ausführlichen Beschreibungen zum Fußballsport, wo Wilk davon spricht, dass der Einatmer der geborene Angreifer und der Ausatmer der geborene Verteidiger ist. Dies mag von der Grundidee (der eine expandiert, hat Zug zum gegnerischen Tor; der andere bleibt verwurzelt, verteidigt das eigene Tor) sinnvoll sein, muss aber in der Praxis scheitern. Vielmehr lässt sich ein interessantes Prinzip festmachen, nämlich, dass ein Spieler je nach Typ eine unterschiedliche Spielweise bevorzugt. Wer Erich Wilks Ideen widerlegen will, wird anführen, dass der ehemalige Weltklasseangreifer Gerd Müller ein Ausatmer ist. Trotzdem brach er viele Rekorde und war auf seinem Gebiet einzigartig und höchst erfolgreich. Dennoch ist es naheliegend, ihm einem Typus zuzuordnen, denn die Art seines Spiels (eine sehr intuitive, weniger von seinen körperlichen Voraussetzungen als von seinem Spielverständnis her erfolgreiche Art) unterscheidet sich deutlich von Weltklasseangreifern, die als Einatmer einzuordnen sind. Christiano Ronaldo ist ein solcher, nicht weniger erfolgreich als Gerd Müller, aber doch in seiner Spielweise ganz anders.

Bevor man das ganze als nette Spielerei abtut, sollte man bedenken, dass es hier auch darum geht, das Optimum für die persönliche Sportpraxis zu erreichen; nicht nur in einem leistungsorientierten Sinn, sondern in einem körperorientierten. Der Körper ist immer bestrebt, seinen Vorgaben zu folgen. Tore schießen macht Ein- wie Ausatmern Spaß, nur der Modus, den sie wählen, folgt ihrem Typ.

Ein anderes interessantes Phänomen der sportlichen Gruppenarbeit wird von Romeo Alavi Kia in seinem Buch beschrieben. Dort berichtet ein Kardiologe, der zunächst – weil er schulmedizinisch ausgebildet war – nichts von einer Typologie annehmen konnte und sich schließlich an seine Zeit als Rudertrainer erinnerte, in der ihm folgendes Phänomenen aufgefallen war: Es gab Ruderer in einem Mannschaftsboot, die beim Ziehen der Ruder aktiv ein-, und solche, die aktiv ausatmeten. Die Effektivität der Mannschaften in einem Zweier, Vierer oder Achter erhöhte sich signifikant, als er gleiche Atemtypen in ein Boot beorderte. Diese Erinnerung half dem Mediziner, sich dem Verständnis dieser Atemtypen zu öffnen.

Abschließend ein Blick auf den Tanzsport oder besser das Tanzen als Vergnügen. Es ist nicht verwunderlich, dass viele Ausatmer südländische Tänze bevorzugen, da hier dem Becken die dynamische Aufmerksamkeit zuteil wird, die der Ausatmer benötigt. Vor allen Dingen der Sambatanz entspricht in vielen Bereichen den Anforderungen des Ausatmers. Auf der anderen Seite kann der Dynamiker Tänze wie Walzer (das drehende und schwingende Element) oder den Stepptanz (die dynamischen Beinbewegungen) bevorzugen.

Auch hier gilt wieder: Wenn Ihr Wunsch genau anders herum ist, liegen Sie damit richtig, denn Ihr Wunsch ist Ihre Natur. Nur Ihrem Körper wird es leicht oder schwer fallen, diese Bewegungen auszuführen. Es gibt nicht den idealen Sport für den einen oder anderen Typen, sondern nur die ideale Umsetzung, die der Form folgt.

Schüler-Lehrer-Verhältnis

Für die Einflussnahme jeder äußeren Kraft ist der Atemtyp sehr sensibel. Da er sich von Geburt an ausgebildet hat, wirken alle Hinweise, Ratschläge und Aufträge immer für oder gegen den Typ. Je jünger der Mensch ist, um so aufnahmebereiter ist er und um so weniger kann er sein eigenes Empfinden dagegenstellen. Nicht nur, was bewusst in Ausbildungsanstalten oder von den Eltern mitgegeben wird, sondern auch, was ganz nebenbei (in den Medien, unter Freunden) vermittelt wird, wirkt auf das Körperbild. Jeder Hinweis wird aufgenommen und verarbeitet. Jedes »Es ist nicht gut, in die Brust zu atmen« und jedes »Setz dich gerade hin« wirkt über kurz oder lang auf die Organisation des sich entwickelnden Wesens. In gleichem Maße wirken auch die bloßen Bilder oder das Verhalten und die Bewegungen der Vorbilder. In der modernen Medizin hat sich hierfür mittlerweile der Begriff der »Spiegelneurone« etabliert. Das visuelle Spiegeln motorischer Handlungen ist eine Grundvoraussetzung für menschliches Lernen überhaupt und wird unbewusst ständig aktiviert. Der Standpunkt wird zuerst körperlich und dann geistig verarbeitet und aufgenommen. Lernen vollzieht sich fortwährend und in den meisten Fällen unbewusst.

Welche natürliche Ursache steckt hinter diesem Phänomen? Was hat sich die Natur dabei gedacht, Lebewesen in vielen Fällen entgegengesetzte Typen zum Vorbild zu geben? Aus biologischer Sicht ist davon auszugehen, dass dies in der Natur keine negativen Konsequenzen nach sich zieht, denn das Vorbild erkennt intuitiv die spezifische Wesenheit des anderen an. Das Vorbild muss seinen eigenen Typ nicht verstellen und kann trotzdem den Schüler in seinem Wesen fördern. Klingt unmöglich? Nur in einer Welt, in der die Bewegung analytisch interpretiert und mit Hilfe von Anweisungen gemaßregelt wird. Aber wir leben in so einer Welt, werden Sie berechtigt einwerfen. Das stimmt. Um so wichtiger ist der bewusste Umgang bei der Vermittlung unserer eigenen Vorstellungen.

Wenn ich meinen Standpunkt als Gesetzmäßigkeit hinstelle, bin ich nicht in der Lage, mich in andere hineinzuversetzen, die wiederum nicht in der Lage sein werden, das, was ich sage, als meine individuelle Eigenheit zu verstehen. Es wird stattdessen zu einem natürlichen Konsens, einer Notwendigkeit. Sie kennen die Ratschläge, haben das »Jetzt atme aber mal tief ein« oder »Mach mal eine lange Ausatmung, das tut dir gut« schon gehört. Sie wissen schon von welchem Standpunkt aus derjenige argumentiert. Vielleicht haben Sie mittlerweile auch entdeckt, dass in fast jeder Bewegungsanleitung (bei der Funktionsgymnastik, im Yoga, beim Sportunterricht) der Typ des Lehrers offensichtlich wird. Schauen Sie sich das einmal genauer an und suchen Sie im Internet unter den Millionen von Videos solche, die Ihrer Betätigung entsprechen. Je funktioneller die Anleitung gedacht ist, um so besser können Sie es entdecken. Welche Hinweise gibt der Lehrer, welche Bewegungen macht er? Vermeidet er es partout, den Kopf in den Nacken zu legen? Wird großen Wert auf die Bauchmuskulatur gelegt? Wird bei Dehnungen empfohlen, sich über die Fersen und die Finger in den Raum zu strecken? Genauso gut können Sie Ihre Heimbibliothek durchstöbern oder sich in der Bücherei Praxisratgeber anschauen. Yogawerke sind von daher ein gutes Anschauungsobjekt, weil sie so viel Wert auf Funktionalität legen.[5] Seien Sie sich aber im klaren, dass nur in seltenen Fällen wirkliche Typenreinheit vorherrscht. Die meisten Lehrer leben zwar ihren Typ vor, haben aber gleichzeitig auch wiederum untypische Verhaltensweisen von anderen übernommen. Nichtsdestotrotz werden Sie viele interessante Erfahrungen machen und vielleicht auch begreifen, warum Sie den einen Autor bevorzugen und sich mit dem anderen schwerer tun.

Selbstverständlich gilt das gleiche auch für den geschriebenen Text. Der Dynamiker wird Worte wählen, die seinem Empfinden entsprechen,

Formulierungen wie »Raum nehmen, dehnen, wachsen, aufwärts streben, den Widerstand nutzen, spreizen oder ziehen«. Der Statiker spricht eher von »mit dem Gewicht gehen, verankern, verwurzeln, schieben, lösen, Bezug nehmen oder Spannung abgeben«. Auch dies kann mehr oder weniger ausgeprägt sein, aber immer so, dass dem Schreiber keine andere Möglichkeit bleibt, als so zu sein, wie er ist. Auch in diesem Buch müssen Sie mit einem Typ und seiner Sprache zurechtkommen. Auch wenn der Eindruck entstehen darf, dass beide Typen gleichberechtigt bedient werden, ist es nicht möglich, sich seiner persönlichen Prägung zu entziehen. Viele Übungen der Wahrnehmung können für den Gegentyp nur theoretisch beschrieben und nur mit Hilfe der Aussagen anderer Anwender vermittelt werden. Wahrnehmungs- und Bewegungsmuster sind so tief und unbewusst verankert, dass man selten beide Typen in sich spüren kann. Sie haben es selbst an manchen Stellen schon gemerkt, wenn Sie eine Übung für beide Typen ausprobiert haben: Wie soll das denn gehen? Wozu soll das gut sein? Das sind natürliche Fragen, die Ihrem Wesen nicht nur entsprechen, sondern Sie auch davor schützen, etwas zu tun, was Ihnen nicht bekommt.

Deswegen ist es wichtig, sich bei allen Übungen und Formulierungen, die nicht nur hier in diesem Buch, sondern in der Welt dargereicht werden, folgende Fragen zu stellen: Führen die Formulierungen zum Erleben hin oder von ihm weg? Verschafft mir die Übung und die Wortwahl mehr Klarheit oder engt sie mich ein? Gewinne ich Kraft oder erschöpft es mich? Motiviert oder langweilt es mich? Sie sind aufgefordert, es selbst herauszufinden!

Und wenn Sie selbst als Pädagoge oder Elternteil andere begleiten und fördern möchten, müssen Sie nicht Ihr gesamtes Tun hinterfragen, sondern können anhand des Wissens Vorschläge machen: »Du kannst entweder den Nacken lang halten oder den Kopf nach hinten fallen lassen. Probiere aus, was für dich am besten ist.« »Entweder atmest du mal ganz tief ein oder ganz langsam aus. Mach das, was dir am besten bekommt.« So eröffnet sich dem Schüler die Möglichkeit, der eigenen Wirklichkeit näherzukommen. Wenn Sie darüber hinaus sogar feststellen können, welchem Typ derjenige angehört, dem Sie etwas beibringen möchten, ergeben sich daraus natürlich viele Möglichkeiten für die Praxis, auf die im letzten Kapitel noch einmal eingegangen wird.

Fazit

An dieser Stelle haben Sie viele grundsätzliche Möglichkeiten zur Bestimmung der Atemform und den daraus resultierenden Folgen für den Atemtyp kennengelernt. Sie können Ihre Atmung, Ihren Körper und Ihre Bedürfnisse auf die Vorgabe der Natur einstellen und verstehen, warum der eine das besonders gut und der andere es eben nicht so gut kann. Sie können nachvollziehen, dass diese Dinge biologischer Natur sind, dass sie den Gesetzen der Lebendigkeit folgen und es nicht notwendig ist, sich selbst dabei einzuschränken. Wenn Sie wollen, können Sie an dieser Stelle das Buch beenden. Sie haben die Auswirkungen der beiden Atemformen kennengelernt und wissen diese zu würdigen. Wie intensiv Sie das tun, hängt von Ihrer Erfahrung und Ihrem Willen ab.

Allerdings ist auch mit dem Großteil der vorgestellten Wahrnehmungsübungen nicht gesichert, ob Sie tatsächlich dominant ein- oder ausatmen. Alle Übungen, speziell die in diesem Kapitel vorgestellten anatomischen Folgen, können sich aufgrund der Konditionierung des einzelnen im Erwachsenenleben gegenteilig entwickeln. Das ist kein Beleg für die Problematik der Atemtypen, sondern ein Zeichen für die unerschöpfliche Anpassungsfähigkeit des Menschen. Es gibt zahlreiche Personen, die bei fast allen Übungen – auch bei Wahrnehmungsübungen bezogen auf den Atem im Wachzustand – das Gefühl haben, einem Typ zuordbar zu sein, und nur bei den Schlafgeräuschen tatsächlich als das Gegenteil erkannt werden können. Das liegt häufig an einer Freizeitgestaltung, die in besonders starkem Maße Muskulatur und Stoffwechsel und somit auch die Körperzonen verformt. Professionelle Kletterer, Turner oder Kraftsportler arbeiten automatisch viel mit dem Prinzip der Verengung des Rumpfes, woraufhin sich der Körper anpasst, so dass ein dominanter Einatmer meinen könnte, er wäre ein Ausatmer. Umgekehrt gibt es Tätigkeiten, die das Einatmen fördern (bei Betätigungen, die Dynamik, Gleichgewicht oder Streckung benötigen) und die bei einem dominanten Ausatmer einen Körper formen, der auf einen Einatmer schließen lassen könnte. Im Einzelfall ist es am besten, sich auf die Schlafgeräusche zu verlassen, auf den natürlichen Atem, der in der Ruhe seine Form finden darf, um dann auf den Typ zu schließen. Wenn der Rest dem zunächst nicht folgt, kann man behutsam versuchen, die vorgeschlagenen Verhaltensweisen wieder (in dem Sinne, das man es als Kind mit Sicherheit bereits getan hat) zu integrieren. Besonders auffällig wird das typische oder gegentypische Verhalten und seine Auswirkungen erst mit zunehmendem Lebensalter – wie bewusst oder aktiv man dies umsetzen möchte, liegt in der Absicht des Atmenden.

In Fällen der Unsicherheit oder Verwirrung können auch die im zweiten Teil des Buches vorgestellten sekundären Folgen der Atemform helfen. Hier handelt es sich um Auswirkungen, die der Atem vorgeben kann, die aber auch von einer Reihe anderer Faktoren beeinflusst werden. Das macht die Ergebnisse vielschichtiger und schwerer durchschaubar. Das gilt auch für die Fragen nach dem Ursprung der Atemform und der Ausprägung von dieser in einen Typ. Auch wenn besonders im letzten Kapitel komplexe wissenschaftliche Zusammenhänge vorgestellt werden, wird es noch wichtiger als bisher sein, »Gesetze« oder Verabsolutierungen hintanzustellen. Sie sind in erster Linie unbegreiflich und einzigartig und erst viel später ein sogenannter »Typ« mit dem Hang zur Dynamik oder zur Statik.

Theoretische Zusammenhänge

Wie wäre das Leben, wenn es sich auf Dinge wie den Atemtyp reduzieren ließe? Man könnte hemmungslos analysieren, rechnen und pauschalisieren. Es wäre ein Leben fern der Wirklichkeit, fern der nicht zu begreifenden Fülle des Daseins. Die Atemform ist eine biologische Konstante, doch der Atemtyp ist keine Formel. Er ist eine beachtliche Einflussgröße auf das Dasein eines Lebewesens, aber keine alleinige Bedingung.

Von vielen, die den Atemtyp kennen und mit ihm arbeiten, wird er als Gesetz verstanden. Eine Tatsache, die für andere Bereiche der Typologisierung im wahrsten Sinne des Wortes »typisch« ist. Der Genetiker, der Psychologe, der Pädagoge, der Anatom oder der Ernährungswissenschaftler: Sie alle berufen sich auf ihr Fachgebiet und nehmen in diesem bestimmte typologische Bestimmungen als gegeben hin. Seien es Familientraditionen (genetische wie charakterliche), Geburtstraumata, Erziehungsmethoden, biochemische Parameter, Umweltbedingungen oder Besitzverhältnisse: Sie alle formen Mensch und Körper, doch erst ihre Verwobenheit miteinander lässt das Gesamtwesen in seiner Tatsächlichkeit erscheinen.

Die bereits vorgestellten primären Folgen der Atmung sind führend, fordernd, einleuchtend und beständig, wiewohl auch Ausnahmen Teil dieser Beständigkeit sein müssen. Die sekundären Folgen sind nicht minder einleuchtend, aber sie treffen auf andere Voraussetzungen, auf Mit- und Gegenspieler, auf offensichtliche Bedingungen, die von anderen Einflüssen herrühren. Die Energieversorgung, der Herzmuskel, das lymphatische System, aber auch der Ort, an dem man lebt, die Familie, in der man groß wird, oder der Charakter, den man ausbildet, beeinflussen den Körper maßgeblich und vielschichtig.

Das Blut wird dem Atem folgen und den Stoffwechsel in den Verengungs- oder Dehnungszonen erhöhen oder drosseln, wird aber darüber hinaus von anderen Faktoren beeinflusst. Wenn Sie ein vergiftetes Lebensmittel zu sich nehmen, ist die Vergiftung Ihres Körpers eine primäre biochemische Folge. Die weiteren Auswirkungen aber hängen von Ihrer immunologischen Konstitution und der Fähigkeit ab, damit umzugehen. Der Grad der Vergiftung ist also eine sekundäre Folge, die sich aus verschiedenen Parametern zusammensetzen lassen wird. So verhält es sich auch beim Atemtyp.

In der Grundlagenliteratur wird jede Folge der Atmung als zwingend behandelt, egal ob es sich um eine direkte anatomische (wie die Verlagerung des Schwerpunktes) handelt oder um eine sekundär mögliche (wie die durch den Blutkreislauf entstehenden Auswirkungen auf die Ernährungsverarbeitung). Deswegen werden zunächst die wichtigsten Quellen und ihre Herangehensweisen vorgestellt, um danach die sekundären Folgen aus einer übersichtlicheren Perspektive angehen zu können.

Erich Wilk

Obwohl der Musikpädagoge Erich Wilk als erster Beschreiber der Atemtyplehre gilt, ist sein Leben ein Mysterium und sein Werk in großen Teilen vergessen. Das Grundlagenwerk »Typenlehre« erschien 1949 in einer kleinen Auflage und wurde von ihm auf eigenem Wunsch bald wieder zurückgezogen. Zu groß waren die unüberbrückbaren Gegensätze zu einer Gesellschaft, die keinen Individualismus, zumindest keinen biologischen, wünschte. Alles, was über ihn bekannt ist, stammt als mündliche Überlieferung von der Familie Hagena, auf die später näher eingegangen wird.

Erich Wilk wurde am 2.12.1915 in eine Bauernfamilie geboren und bezeichnete sich selbst als Kind von ländlicher Herkunft. Von klein auf waren ihm deshalb »kosmische Einflüsse«, so wie er es selbst formulierte, selbstverständlich. In der Landwirtschaft wird – so un-kosmisch die Welt heute auch erscheinen mag – noch der moderne Bauer sein Tun zumindest nach der Sonne und der von ihr beeinflussten Atmosphäre ausrichten. Wilk begann schon als Kind und Jugendlicher Beobachtungen anzustellen und Aufzeichnungen anzufertigen, wie es ehedem sehr viele Menschen aus Notwendigkeit taten, um ihre Lebensgrundlage zu sichern: Bei welcher Wetterlage ereignen sich welche Phänomene, zu welcher Tages- und Jahreszeit sind welche landwirtschaftlichen Fähigkeiten angebracht und wann nicht. Darüber hinaus beobachtete er, welcher Mondstand das Wachstum der Pflanzen begünstigt oder behindert. Doch nicht nur die pflanzlichen Lebewesen, vor allen Dingen der Mensch und sein Verhalten waren es, die Wilk animierten, sich speziellen Forschungen zu widmen.

Auf der anderen Seite war er ein talentierter Geigenspieler, der schon in jungen Jahren Konzerte gab und dem dabei sehr früh seltsame Phänomene auffielen. Sein Musiklehrer erschien ihm unpassend, da er Techniken und Methoden anwandte, die ihm nicht so gut gelingen wollten. Löste er sich von diesen Vorschlägen und hörte er auf seine Intuition, klappte vieles von dem, was er sprachlich und instrumental zum Ausdruck bringen wollte, viel besser. Dies war für ihn der erste wichtige Hinweis auf ein ungleiches Lehrer-Schüler-Verhältnis und der Impuls für den Blick auf die Polaritäten, die sich in den Strukturen menschlicher Körper wiederfanden.

Auch in seinem privaten Umfeld fand er – und finden auch die Menschen heute – diese Andersartigkeit wieder, was schnell zu dem Ergebnis führen kann, dass man Misserfolge seiner eigenen Unfähigkeit zuschreibt. Erich Wilk suchte stattdessen nach Gesetzmäßigkeiten für die Gegensätzlichkeit. Nach der Schule absolvierte er ein Musikstudium, interessierte sich zugleich aber auch für die Sport- und Bewegungswissenschaften (die damals noch nicht so genannt wurden), da auch sie in seinen Augen besonders auffällig diesen Gesetzmäßigkeiten unterworfen sein mussten. Überall da, wo sich Erkenntnismaterial bot, war Wilk hellwach, um es in seine Überlegungen einzubauen. Körperliche Verfassung, seelische Bereitschaft, alles, was den Menschen bedingt, war ihm wichtig. Die Frage, die bis heute geblieben ist, lautete: Wie gelange ich zur Ausschöpfung meines wirklichen Potentials? Es ging ihm nicht darum, Grundsätzliches in Abrede zu stellen, sondern Vorhandenes zu optimieren.

Einen wichtigen Bruch markierte – nicht nur für Wilk – der Zweite Weltkrieg, in dem er als Soldat Teil der Armee des deutschen Generals Rommel in Afrika war. Aufgrund der militärischen Ereignisse wurde er in der ägyptischen Wüste drei Jahre gefangengehalten. In dieser Zeit durfte Wilk gezwungenermaßen seine Erkenntnisse noch einmal ausbauen, denn unter diesen für den Menschen extrem unangenehmen Bedingungen stellte sich die Frage nach der Qualität noch dringlicher. In solchen Momenten kommt es auf Nuancen an, um sein Überleben zu sichern.

Und auch hier wurde Wilk einiges offenbart: Wie konnte es sein, dass die eine Hälfte der Gefangenen mit der nordafrikanischen Hitze so viel besser zurechtkam als die andere Hälfte? Warum wirkte sich die erzwungene Kasernierung beim einen so und beim anderen so aus? Warum bekamen die einen aufgrund der Unterversorgung an diesen Körperstellen Probleme, warum die anderen an jenen? In der Zeit entstand in ihm das Bedürfnis, die Erkenntnisse, die er bis dahin gefunden hatte, weiterzugeben und den musikalischen Teil seiner beruflichen Fähigkeiten hintanzustellen. Er entwickelte spezielle gymnastische Funktionsübungen, systematisierte die Beobachtungen und veröffentlichte seine Schrift.

Da der Erfolg zumindest auf der öffentlichen Bühne ausblieb und er seine eigene Wichtigkeit nicht in den Vordergrund stellen wollte, zog er sich in die praktische Arbeit zurück. Er wirkte jahrelang als Therapeut in einem Sanatorium in Bad Pyrmont unter einer Leitung, die sich seinen Überlegungen gegenüber offen zeigte und ihn in seinem Wirken bestärkte. Im Jahre 1960 begegnete er dort der Kinderärztin Charlotte Hagena, der er mit Hilfe seiner an die Typenlehre angelehnten Therapie zur Gesundung verhalf und deren Zusammenarbeit mit ihm fortan das Wissen um die Atemtypen sicherte. 84jährig starb Erich Wilk im Jahr 2000. Seine Erkenntnisse haben überlebt.

Die Familie Hagena

Die Familie Hagena (genauer die Kinderärztin Charlotte Hagena und ihr ebenfalls als Mediziner tätiger Sohn Christian) darf als Synonym für die öffentliche Verbreitung der Atemtyplehre gelten. War sich Wilk zwar innerhalb seinen Forschungen der Sache sicher, wie man eindrucksvoll in seinem Buch nachlesen kann, so war doch die allgemeine Umsetzung nicht das Seine. Womöglich hat die Entdeckung und Zusammenfassung jenes Wissens seine Kräfte diesbezüglich aufgebraucht, denn für die Verbreitung wählte er sich ab den 1950er Jahren stille Orte und ließ im Laufe seines Lebens keine weiteren Veröffentlichungen mehr zu. Was genau ihn dazu bewogen hat, kann man erahnen: eine aus allen Fachbereichen, speziell dem medizinischen, kommende große Ablehnung und persönliche Diffamierung.

So war es erst jene Begegnung im Jahr 1960, die verhinderte, dass seine Erkenntnisse verlorengingen. In dem Sanatorium in Bad Pyrmont, in dem Wilk therapeutisch tätig war, begegnete er einer Ärztin, die nach einem Autounfall und mit körperlicher Instabilität und Herzinsuffizienz als Patientin zu ihm geschickt wurde. In den drei zur Verfügung stehenden Wochen therapierte er Charlotte Hagena ohne Medikamente, nur mit den von ihm entwickelten Körperübungen und Ernährungsratschlägen.

Charlotte Hagena lernte so nicht nur Wilk persönlich, sondern vor allen Dingen seine Therapiemethoden kennen und schätzen. Sie wurde mit dem Wissen um den Atemtyp vertraut, in die unterschiedlichen Körper-, Ernährungs- und Lebensgewohnheiten eingeführt und, was das Wichtigste war, regenerierte und heilte auf eindrucksvolle Art und Weise. So hatte sie die Erkenntnisse der Atmung leibhaftig erfasst, und die Übernahme dieses Gedankengutes war für sie selbstverständlich. Es kann nur derjenige durch dieses Wissen »aufatmen« und ins Leben eintauchen, der es erlebt.

Charlotte Hagena hielt auch nach Ende der Kur den Kontakt mit Erich Wilk und begann obendrein seine Erkenntnisse und Übungen in ihre eigene therapeutische Arbeit mit Kindern einfließen zu lassen. Durch seine Mutter kam auch Christian Hagena schon früh mit Erich Wilk, der nach der Erstbegegnung einen regelmäßigen persönlichen Austausch mit der Familie pflegte, in Kontakt. Als Jugendlicher erfuhr er von der Typenlehre, erlernte die Körperübungen und profitierte von den anregenden Besuchen eines aus seiner Sicht außergewöhnlichen Menschen. Christian Hagena ist zur Zeit derjenige, der die Atemtyplehre systematisch weitergibt und sie mittels zahlreicher Veröffentlichungen einem breiten Publikum zugänglich macht. Das erste Buch, welches 1990 erschien, firmierte noch unter dem Autorenduo Charlotte und Christian Hagena, alle weiteren Schriften wurden von ihm allein verantwortet. Seit 1996 leitet er Ausbildungen und Seminare, in denen Wilks Erkenntnisse offiziell weitergegeben werden. In seiner praktischen Arbeit und den Veröffentlichungen besteht Christian Hagena, ähnlich wie Wilk in seinem Buch, auf ein bedingungsloses Einhalten der typischen Charakteristika. Dies ist – neben der Regel, auf die später eingegangen wird – ein bedeutender Faktor, der verhindert, dass dieses Wissen einem breiteren Publikum vertraut werden kann. Auch und gerade wenn die praktischen Erfahrungen das Gegenteil erscheinen lassen, ist es nicht möglich, eine mathematische Wirklichkeit daraus zu konstruieren. Dieses Problem haben viele alternative medizinische Konzepte, wenn sie versuchen, sich einer mathematischen Gesetzmäßigkeit, die im Rahmen einer naturwissenschaftlichen Medizin unabdingbar ist, anzupassen. Dabei bestünde die Alternative gerade darin, diese Gesetzmäßigkeit aufzulockern. Vor allem in einer Therapieform, die den individuellen Typ herausstellt, sollte genügend Platz sein für Normabweichung und Unregelmäßigkeit.

Die Formelhaftigkeit

Den sehr hellsichtigen und in seinem Wirken einzigartigen Schweizer Psychologen Carl Gustav Jung kann man an fast jeder Stelle seines Gesamtwerkes zitieren. Er traf Sachen auf den Punkt und verband auf unnachahmliche Art und Weise das Logische mit dem Intuitiven. Seine Typenlehre (nicht auf die Atmung, sondern den Charakter bezogen) ist ebenso wertvoll wie seine psychologischen Erkenntnisse, die der Geisteswissenschaft so fruchtbare Folgen wie das kollektive Unterbewusstsein, die Archetypen oder die Synchronizität geschenkt haben. Einen besonders interessanten, anthropologisch essentiellen Standpunkt hat er in Bezug auf Religionen vertreten. Den fünf großen Weltreligionen (Hinduismus, Buddhismus, Judentum, Christentum, Islam), denen der Großteil der Erdbevölkerung angehört (egal, ob sie daran »glauben« oder nicht), hat er die Unmöglichkeit attestiert, wirklich religiös zu sein. Aufgrund des Formelhaften einer Religion, so Jung, könne eine Religion niemals zum wirklich Göttlichen führen.

Diese Formelhaftigkeit mit ihrer Disziplinierung verhindert Erkenntnis, Erleuchtung oder Rückbesinnung, die stets abseits von Normen und Regeln erfolgen. Denn gerade das macht die Besonderheit des Lebens aus. Wer kennt nicht die Momente, in denen etwas, das scheinbar überhaupt nicht funktionieren will, erst dann klappt, wenn man die bis dahin angewandten Regeln oder Vorstellungen ad acta legt. Auch in wissenschaftlichen Fachbereichen kennt man das Problem der Formelhaftigkeit. Es gibt keine festen Wahrheiten, wenn man sich Disziplinen wie Molekularphysik, Astrophysik oder Biologie widmet, von denen man meint, sie hätten die unumstößlichen Regeln für das Leben aufgestellt und zusammengefasst. Tauscht man sich mit einem Spezialisten solcher Fächer aus oder schaut in die entsprechende Fachliteratur, wird schnell klar: Es handelt sich bei allen sogenannten Gesetzen immer nur um Annäherungen. Als bestes Beispiel dient die Erde, mit ihrer Rotation um sich selbst und der Drehung um die Sonne. 24 Stunden oder 365 Tage sind keine Gewissheiten, sondern Momentaufnahmen. Das Sonnensystem ist ständig in Bewegung und die Umlaufzeiten immer unterschiedlich. Das Problem dabei ist, dass Menschen – kosmisch gesehen – so unbedeutend, kurzlebig und kurzsichtig sind, dass sie jene größeren Zusammenhänge nicht erkennen und stattdessen von Regeln sprechen, die besser als momentane Auffälligkeiten und Möglichkeiten der Handhabung bezeichnet werden sollten. Mit denen – siehe Isaac Newton und die Folgen für die moderne Welt – lässt sich bis zu einem gewissen Punkt sehr gut arbeiten.

Genau diesen Punkt meint Carl Gustav Jung, wenn er von der Formelhaftigkeit spricht. Denn wenn die Demut der Überheblichkeit, die Ungewissheit der Gewissheit und die Annäherung der Verabsolutierung gewichen ist, ist der wahre Kern (das Göttliche) entschwunden. Stattdessen machen dann vernunftgesteuerte Prinzipien aus der Welt der Wunder eine Welt der »Wahrheiten«.

Diese Formelhaftigkeit kann man auch auf die Atemtypen anwenden, da so, wie sie in den wenigen Schriften, die vorhanden sind, beschrieben werden, wenig Raum für die Möglichkeit bleibt, sich in der angestrebten Individualisierung wirklich frei zu entfalten.

Bislang wurde davon ausgegangen, dass alle oben beschriebenen Auswirkungen sich am Atem orientieren und sich als biologische Notwendigkeit aus der Atemform ergeben, ob Bewegungsverhalten, Stoffwechsel oder stimmliche Voraussetzungen. Folgt man diesen Vorgaben, lebt man typengerecht. Die Atemform ist aber nur eine von mehreren typologischen Besonderheiten, die den Menschen ausmachen. Da wären neben der unter anderem von Jung ausgearbeiteten Charaktertypologie vor allem Konstitution, Erziehung und Lebensumstände zu nennen. Diese verändern den Atemtyp zwar nicht, beeinflussen ihn aber.

Betrachtet man die grundsätzliche Unterscheidung in Statiker und Dynamiker, wie Wilk ursprünglich die beiden Typen bezeichnete, kommt man damit im Rahmen der menschlichen Charaktere nur bedingt zurecht. Wenn einem statischen Ausatmer ein cholerisches Temperament mitgegeben worden ist, ist er dann genau so statisch wie ein Ausatmer mit phlegmatischem Temperament? Nach wie vor gelten die biomechanischen und biochemischen Folgen der Atmung, nichtsdestotrotz wird der phlegmatische Ausatmer sie wahrscheinlich intensiver leben als der Choleriker, für den es aufgrund seines Charakters (und nicht seines Atems) notwendig ist, in Bewegung zu bleiben, obwohl sein Atemtyp eher das Gegenteil von ihm verlangt.

Haben Sie mittlerweile schon ein wenig mit den Atemtypen experimentiert? Haben Sie in Ihrem Freundes- und Bekanntenkreis Beobachtungen angestellt? Sie brauchen nicht mehr als zwei Menschen gleichen Typs, um Folgendes zu prüfen: Was ist das Ähnliche an diesen beiden Menschen, abgesehen davon, dass sie beide entweder das Ein- oder das Ausatmen bevorzugen? Etwa, dass sie beide den langen oder den flexiblen Nacken bevorzugen?

Je mehr Menschen gleichen Typs Sie kennen, um so klarer wird Ihre Antwort ausfallen. Lassen Sie sich Zeit und charakterisieren Sie die Menschen gleichen Typs (nicht in einem wertenden, sondern einem beschreibenden Sinne). Was fällt Ihnen auf? Dass sie trotz der Gemeinsamkeiten beim Atem Eigenständigkeit besitzen? Dass sie trotz aller Typengleichheit doch keine gleichen Typen sind?

Ist der eine vielleicht besonders laut, der andere leise, der eine eruptiv, der andere pedantisch – und das obwohl sie beide Statiker (oder Dynamiker) sind? Beantworten Sie diese Frage so lange, bis Ihnen klar ist, dass nicht allein der Atem den Menschen formt.

Am deutlichsten wird die Gefahr von zu enger Kategorisierung in den sekundären Folgen, die sich aus dem Atemtyp ergeben können, aber nicht müssen.

Sekundäre Folgen

Ernährung

Dieser so wichtige Aspekt der menschlichen Grundversorgung kann nicht behutsam genug angesprochen werden und ist von vornherein für alle Konzeptualisierungen ein heikles Thema. Allein an der Masse von Ernährungsratschlägen und -meinungen, die in der wissenschaftlichen wie populären Meinung kursieren, kann man erkennen, wie vielschichtig und unterschiedlich gedacht und begriffen wird. Aus anthropologischer Sicht lässt sich zunächst festhalten, dass die Ernährung für die Energieaufnahme lebensnotwendig ist und entwicklungsgeschichtlich die größte Rolle spielt, um das Gleichgewicht des Organismus aufrecht zu erhalten. Dieses Gleichgewicht entspricht den natürlichen Vorgaben, wie man bei wild lebenden Tieren auch heute noch erkennen kann. In der Natur gibt es keine übergewichtigen und, wenn es ihr Habitat erlaubt, auch keine untergewichtigen Tiere.

Wie beim Atem stellt auch in diesem Fall der Mensch eine Besonderheit dar, indem er anfällig für Manipulationen ist, die ihn von seinen animalischen Bedingungen entfernen. Dies führt nicht nur zu einer Mechanisierung des menschlichen Körpers, sondern auch zu einer Mathematisierung der Nahrung und einer künstlichen Synthese. Die Frage der Ernährung ist Teil einer gigantischen mentalen Überforderung. Hier müssen auch physiologische Bedingungen berücksichtigt werden, die unter anderem vom Atemtyp herrühren.

Laut Christian Hagena durchdringt die Atemform die Ernährungsweise primär, aus zwei Gründen: Zum einen liegen die Verdauungsorgane im Rumpf und demzufolge in einer je nach Typ entweder stark durchbluteten oder weniger durchbluteten Zone. Daraus ergibt sich, ähnlich wie im Gehirn, eine differenzierte Funktionsweise der Organe des Verdauungsapparates. In der Literatur wird erklärt, dass Ausatmer eine labilere Verdauung besitzen oder schneller auf Verdauungsprobleme anspringen als Einatmer, weil ihre Organe in einer Verengungszone liegen. Diese weniger gut durchblutete Zone des Ausatmers, in dem seine Verdauungsorgane liegen, arbeitet langsamer und statischer im Gegensatz zu einer schnelleren, häufig reibungslosen Verdauung des Einatmers. In der Erfahrung gibt es auffällige Bestätigungen für beides, die sind jedoch weitaus uneinheitlicher als bei der ebenfalls vom Blutstoffwechsel angeregten Wahrnehmungsfunktion des visuellen Cortex. Dies ist damit zu erklären, dass das Sehen entwicklungsgeschichtlich kurz nach der Geburt ausgebildet worden ist, die Ernährungsfunktionen aber tagtäglich auch von anderen Eigenschaften beeinflusst werden.

Der zweite in der bisherigen Literatur angebrachte Punkt bezieht sich auf das Verhältnis von Ein- und Ausatmung, das je nach Typ variiert. Die Atemdominanz sorgt dafür, dass die jeweilige Präferenz länger und intensiver vonstatten geht. Ob es sich in Ruhe um einen 3:1-Rhythmus und in Anforderungssituationen um einen 4:1 Rhythmus handelt, wie bei Hagena postuliert, lässt sich nicht einfach feststellen. Besser wäre es, und das kann man beobachten, von einer generellen Verlängerung in die ein oder die andere Richtung zu sprechen, aus der sich zwei unterschiedliche Stoffwechsel ergeben: Einer, der durch forcierte und verlängerte Einatmung gekennzeichnet ist und ein anderer, der durch verstärkte und verlängerte Ausatmung in Gang gehalten wird. Das bedeutet folglich, dass der Einatmer mit mehr Sauerstoff arbeitet als der Ausatmer und dementsprechend mehr Verbrennungsenergie mobilisieren kann. Das hat wiederum auf die Verarbeitung der Nährstoffe einen großen Einfluss.

So weit die bisherige Theorie. Grundsätzlich sind beide Überlegungen naheliegend. Sie vergessen aber, dass es offensichtlich eine Reihe weiterer Faktoren gibt, die auf die Verarbeitung der Nahrung einwirken. Ein anthropologisch nachvollziehbarer Ansatz ist die Anatomie menschlicher Blutgruppen. Entwicklungsgeschichtlich ist davon auszugehen, dass sich die Blutgruppen des Menschen aus einer ursprünglich einheitlichen Art (Blutgruppe 0) weiter differenzierten. Ein möglicher Ansatz, dies zu erklären, sind kulturelle Entwicklungen (Sesshaftwerdung/neolithische Revolution, Nomadentum), durch die sich die Blutgruppen A und B ergeben haben könnten. Sie sind biologische Anpassungen an die Anforderungen der unterschiedlichen Nahrung und der veränderten Umwelt vor ungefähr 12.000 Jahren. Die vierte Gruppe, AB, ist eine relativ junge Mischform, die durch die Annäherung der asiatischen und europäischen Kultur entstanden ist.

Diese biologische Hypothese wird seit den 1970er Jahren im Rahmen einer therapeutischen Diätetik von dem amerikanischen Arzt Peter D'Adamo vorgebracht, der versucht, den jeweiligen Blutgruppen eine spezifische Ernährung zuzuordnen.

Beide Ansätze (Atemtypen, Blutgruppen) werden von der biochemisch ausgerichteten Ernährungswissenschaft nicht akzeptiert, da dort die mathematische Berechnung anhand von mikroskopisch sichtbaren Inhaltsstoffen im Vordergrund steht. Die Formeln für die Aufnahme von Kilojoule, Kohlenhydraten, Fetten, Eiweißen, Vitaminen und Mineralien sind seit vielen Jahrzehnten der Staus Quo der wissenschaftlichen Arbeitsweise. Auch diese hat ihre Stärken und Sinnhaftigkeit, greift aber aufgrund der individuellen Notwendigkeiten, die explizit nicht mit einbezogen werden, zu kurz. Dementsprechend entwickelten sich seit über hundert Jahren viele weitere Ansätze, die dieses biochemisch einseitige Denken erweitern (u. a. Trennkost, moderne Diätformen) oder über es hinausreichen wollen (u. a. Rohkost, ökologisch oder emotional bedingter Vegetarismus). Die Ansätze der Blutgruppen und Atemtypen sind zwei von vielen weiteren Möglichkeiten, die zwar nachvollziehbar, aber nicht alleingültig sind.

Dennoch sind einige der sich aus der Atempräferenz ergebenden Überlegungen für die Praktiker interessant und können im eigenen Erfahren überprüft werden. Zunächst ergibt sich aus der oben beschriebenen, grundsätzlich anders gearteten Stoffwechselsituation ein unterschiedlicher Flüssigkeitsbedarf. Mehr Verbrennungsenergie, wie beim Einatmer, erfordert für die Verbrennung eine erhöhte Flüssigkeitsaufnahme, was die allgemein gültigen Ernährungsratschläge (so viel trinken wie möglich, mindestens aber so und so viel Liter) unter einem anderen Gesichtspunkt erscheinen lässt. Nur dort, wo mehr verstoffwechselt wird und entsprechend mehr Abbauprodukte anfallen, müssen diese auch intensiv ausgeschwemmt werden.

Wie ist es bei Ihnen? Haben Sie häufig Durst und folgen diesem Bedürfnis? Steht immer eine Flasche Wasser (oder was Sie bevorzugen) in Ihrer Nähe?

Oder gehören Sie zu den Menschen, die zwar schon oft gehört haben, sie sollen mehr trinken, es aber nur mit Widerwillen oder aus vernunftgesteuerten, aber nicht innerlich wahrnehmbaren Motiven tun?

Sagt Ihnen Ihr Körper, wie viel Sie trinken sollen, oder Ihr Verstand?

In einigen Fällen kann man dem Ausatmer Abhilfe verschaffen, wenn man ihn von dem Druck befreit, so und so viel trinken zu müssen. Darüber hinaus erkennt man, wie weit sich moderne Menschen von ihrer eigenen Konstitution entfernt haben können, da ihr ureigener Trieb (der Durst) nicht mehr von ihrem Körpergefühl, sondern von den Ratschlägen anderer abhängig ist. Allerdings ist diese Auswirkung, ob sie nun dem eigenen Bedürfnis entspricht oder nicht, nicht in dem Maße mit den primären Folgen der Atemform zu vergleichen. Gleiches gilt auch für die nächste Frage.

Was können Sie aus eigener Erfahrung zu Ihrem Ernährungsverhalten aussagen? Wie vertragen Sie große oder kleine Mahlzeiten, wie ist Ihre Verteilung der Nahrungsaufnahme über den Tag?

Haben Sie zwei oder drei große Essenszeiten oder nehmen Sie öfter und dafür weniger zu sich?

Wie bekommt es Ihnen, wenn Sie zwischendurch etwas essen? Mal eben ein Sandwich, ein Stück Kuchen oder die Reste vom Vortrag... Belastet Sie das oder halten Sie genau so Ihren Organismus in Schwung?

Hier lassen sich zwei Verdauungsmechanismen beschreiben, die Rosina Sonnenschmidt in Anlehnung an die chinesische Medizin sinnigerweise als das große und kleine Verdauungsfeuer bezeichnet. Das große Verdauungsfeuer des Einatmers braucht nicht nur viel Flüssigkeit, sondern auch entsprechend große Mahlzeiten, um richtig in Schwung zu kommen. Die Mahlzeiten dürfen kräftig und stark gewürzt (auch gesalzen!) sein. Großer Hunger ist in diesem Fall nicht belastend, sondern notwendig. Füttert man diesen Magen aber beständig, muss das große Feuer jedes Mal neu angeheizt werden, was nicht nur das Verdauungssystem irritiert, sondern häufig auch die Persönlichkeit des Essenden. Große Buffets, bei denen über mehrere Stunden mal hier und da etwas aufgenommen wird, sind in so einem Fall ungünstig und irritieren das innere System.

Auf der anderen Seite ist genau so ein Verhalten für das kleine Verdauungsfeuer optimal. Es braucht wenig Flüssigkeit, wenig Hunger und, wenn möglich, auch weniger kräftige und gewürzte Kost, damit es nicht zu einer Überlastung oder Erschöpfung kommt. Man kann in so einem Fall, unabhängig von diätischen Interventionen, bedenkenlos zu jeder Zeit essen, da der Stoffwechsel die entsprechende Grundlage bietet. Der Ausatmer ist höchstens von einem zu vollen und fettigen Mahl erschöpft (das überfordert das kleine Feuer), während der Einatmer Probleme damit bekommt, wenn er das große Feuer beständig anwerfen muss.

Diese theoretischen Überlegungen lassen sich in der Praxis bestätigen, und wenn Sie sich und Ihr Verhalten hier wiederfinden, haben Sie weitere Hilfen für Ihr persönliches Befinden. Sie sollten sich aber nicht wundern, wenn Ihre Erfahrung deutlich von der theoretischen Vorgabe abweicht. Ernährung ist nicht nur von der Atmung abhängig.

Nichtsdestotrotz können bei einer entsprechenden Ausprägung, die vorher selbst wahrgenommen und nicht aus Tabellen übernommen werden sollte, die zahlreichen Ernährungshinweise in den Büchern von Christian Hagena hilfreich sein. Dort werden aufgrund der Stoffwechselverarbeitung auch die Nahrungsmittel und ihre Bestandteile katalogisiert;

und zwar auf die für den Atemtyp übliche gegengleiche Art und Weise. Das heißt, dem einen bekommen diese Produkte besser, dem anderen genau die entgegengesetzten.

Schon Erich Wilk postulierte in seiner Schrift eine grundsätzliche Aufteilung: Der Dynamiker mit seiner großen Bewegungsenergie benötigt kräftige Kost, vor allem Fette und Mineralien. Der Statiker hingegen bevorzugt Kohlenhydrate und Eiweiße. Der allgemein anerkannte Verteilungsschlüssel der Grundnährstoffe wird so nicht gänzlich aufgegeben (jeder Mensch braucht Kohlenhydrate, Fette und Eiweiße), aber anders gewichtet. Wenn Sie in den entsprechenden Tabellen der Atemtypliteratur nachschauen, werden Sie sich vielleicht in einigen Punkten bestätigt fühlen, in manchen aber auch nicht. Das hängt letztlich davon ab, wie sich die Verarbeitung der Nährstoffe als sekundäre Folge der Atmung bei Ihnen ausgeprägt hat. Es wird nicht immer so sein, wie Charlotte Hagena es beschreibt, dass jeder Einatmer, den man mit Magerquark und Salaten gesund zu ernähren glaubt, bei einem in Butter gebratenem Steak zu voller Vitalität findet. Es wird auch nicht immer so sein, dass Kleinkinder, denen man aus dieser Sicht typengerechte Ernährung darreicht, besser schlafen oder aufhören zu weinen, wenn man nicht weiß, woran es liegt. Aber es ist nichts dagegen einzuwenden, diese Vorschläge einmal auszuprobieren. Nicht um sie zu bestätigen, sondern um sich seiner eigenen Ernährungswirklichkeit anzunähern, in der der Atemtyp nur einer von mehreren Gesichtspunkten sein kann.

Beachten sollten Sie bei der Herangehensweise, dass es zunächst nicht darum geht, welche Form der Ernährung Sie lieben, sondern wie diese auf Ihren Körper wirkt, also wie Sie sie vertragen. Auch wenn Sie vielleicht gewohnt sind, nach dem Essen auf anderes zu achten, kann es (unabhängig vom Atemtyp und der Intention dieses Buches) hilfreich sein, sich zu fragen, wie man sich konkret nach dem Essen fühlt: Belastet oder genährt? Organisch überfordert oder vital? Schlecht oder gut gelaunt? Oder von allem ein bisschen?

Da diese Form der Selbstwahrnehmung an sich schon schwer genug ist, sei noch einmal darauf hingewiesen, dass Ernährung für eine bipolare Katalogisierung nur sehr bedingt herhalten kann. Wenn man die Auswirkungen der Atemformen weiter erforschen möchte, kann auch die Verwertung der Fette etwas aussagen. Die Frage ist einfach: Butter oder

Margarine aufs Brot? Oder konkreter: Margarine nur im Notfall oder: Macht mir nichts aus? Beantworten Sie selbst, ob Sie sich hier wiederfinden oder nicht. Der Einatmer bevorzugt das tierische Fett, der Ausatmer das pflanzliche, weil Letzteres leichter zu verdauen ist und dem kleinen Verdauungsfeuer entgegenkommt, während die Butter optimal für das große und schwere Verdauungsfeuer ist.

Charlotte Hagena überträgt die Ernährungskonstitution der Atemtypen in eine medikamentöse Therapieform, unter anderem, wenn es um die therapeutische Verabreichung von Calcium geht. Der Bedarf dieser intrazellulären Kittsubstanz ist dann erhöht, wenn der Kontraktionsmechanismus der Muskulatur dies erfordert. Da der Großteil der Muskulatur des Ausatmers beständig nach dem Prinzip der Spannkraft arbeitet, lässt sich aus Hagenas Sicht die gute Verträglichkeit von Calciuminjektionen für diesen Typ erklären, wohingegen beim Einatmer damit keine Erfolge zu erzielen seien. Hat also der Einatmer einen geringeren Calciumbedarf als der Ausatmer? Das ließe sich im Einzelfall so erklären, aber es ist wie bei allen Ernährungsvorschlägen nur ein möglicher Ansatz.

Laut der Atemtypliteratur muss man die Ernährungsverarbeitung als »Erfahrungstatsache« hinnehmen. Im Rahmen dieser Untersuchung wird von einer Erfahrungsmöglichkeit ausgegangen.

Schriftbild

Das Schriftbild des Menschen ist in erster Linie von der momentanen Situation abhängig, also wie Nerven und Organismus in einem bestimmten Moment in der Lage sind, Stift oder Feder zu führen. Nichtsdestotrotz hat jeder Mensch ein typisches Schriftbild, das sich durchgängig in seinen Aufzeichnungen wiederfinden lässt. Als Folge der Atemdominanz, die einen dynamischen und einen statischen Typ kennt, kann sich auch das Schriftbild dynamisch oder statisch darstellen.

Schreiben Sie etwas auf, vielleicht den letzten Satz, den Sie gerade gelesen haben.

Wie wirkt dieses Bild Ihrer Schrift auf Sie? Dynamisch oder statisch? Sehen Sie große Bögen, Schnörkel und Abweichungen von einer geometrischen Linie? Oder können Sie unter und oberhalb der Schriftlinien ein Lineal ansetzen, und die Grundstruktur bleibt gleich?

Schauen Sie sich die Schriften Ihrer Freunde und Familienmitglieder an? Was erkennen Sie dort?

Auch hier könnte sich eine Bestätigung der Vorgabe finden lassen. Der Einatmer weicht in seiner Schrift von einer gedachten Ideallinie häufiger ab als der Ausatmer, was nicht heißt, dass der Ausatmer immer gerade und schön schreibt und der Einatmer wild und unleserlich, sondern eher, dass der Abstand zwischen oberem und unterem Ende der Schriftlinie beim Ausatmer stabil, eben statisch bleibt, während beim Einatmer dieser Abstand durchaus nach oben oder unten abweichen kann.

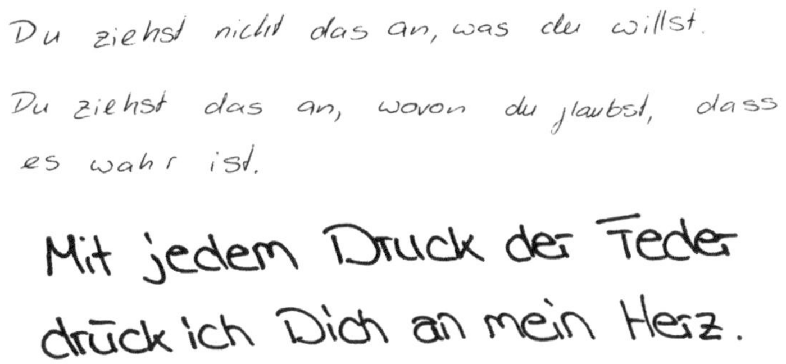

Abb. 12: »Typisches« Schriftbild: Der Einatmer mit einer uneinheitlichen Ideallinie und sanftem Zug. Der Ausatmer mit einer einheitlichen Ideallinie und festem Druck.

Wie bei der Ernährung auch kann in diesem Fall ein ganzes Buch darüber berichten, wie Schrift zu vollziehen, zu deuten und zu analysieren ist. Der oben beschriebene Effekt sei als sekundäre mögliche Folge vorgestellt und kann, muss aber nicht, in der Praxis bestätigt werden.

Bewegung oder Ruhe

Das Element des Einatmers ist die Bewegung, das des Ausatmers die Ruhe.

Stellen Sie sich vor, Sie kommen nach einem langen Arbeitstag nach Hause. Was brauchen Sie dann?

Bewegung, Ausgleichssport oder lieber die Couch und das Fernsehen oder ein gutes Buch? Verschaffen Sie sich Ihre persönliche Regeneration durch Aktivität oder Passivität?

Die Frage bezieht sich auf den Umgang mit Stress und Überlastung und meint nicht, dass der Ausatmer sich generell wenig bewegt und der Einatmer ständig aktiv ist. Die Frage bezieht sich darauf, über welche Form man persönlichen Ausgleich findet und wie man in einer Erholungsphase wieder zu sich kommt. Für den Ausatmer mag es erstaunlich klingen, wenn jemand dann am liebsten körperliche Arbeit tut oder wahllos in Büchern herumblättert, während es für den Einatmer qualvoll sein kann, sich vorzustellen, genau dann gar nichts zu tun.

Nichtsdestotrotz sollten Sie auch diese Generalisierung nicht überbewerten oder falsch verstehen, eventuell sogar dahingehend, dass der Einatmer grundsätzlich der stressigere Typ und der Ausatmer der ruhigere ist. Hier spielen neben der Atemauswirkung eine Vielzahl von sozialen, persönlichen und auch biographischen Werten und Vorstellungen eine Rolle. Dort, wo die Behauptung zutrifft, kann mir ihr gearbeitet werden, dort, wo sie auf Widerstand trifft, sollte man sich an den primären Formen orientieren.

Kreislauf

Der Kreislauf bildet das biochemische Pendant zu dem oben angesprochenen Verhalten, und das Zusammenspiel von Herz und Atem, das die Gefäße erweitert oder verengt, das Atemvolumen vergrößert oder verkleinert, beruht auf dem gleichen Grundsatz.

Die Einatmung fördert physiologisch die Funktion des Sympathikus, der (vereinfacht gesprochen) im vegetativen Nervensystem zuständig für die Energiebereitstellung von Aktivität ist, während die Ausatmung verstärkt den Parasympathikus fördert, der für Entspannung zuständig ist. Dieses ursprüngliche Nervensystem wird aber nicht ausschließlich vom Atemrhythmus beeinflusst, sondern auch von allen anderen Rhythmen und Bewegungen der äußeren und inneren Körpersysteme, so dass auch der Kreislauf eine mögliche sekundäre, aber keine unbedingte Folge der Atmung sein kann.

Einen weiteren Zusammenhang zwischen Herztätigkeit und Atmung hat Charlotte Hagena untersucht, und die schulmedizinische Auffassung, in der die Ausatmung die Systole (die Verengung des Herzens) und die Einatmung die Diastole (die Erschlaffung) begünstigt, mit Hilfe der Atemtypen beschrieben. Die Aktivität des Herzens wird durch die Atmung direkt beeinflusst.

Wenn Sie in der Lage sind, Ihren Puls zu messen, legen Sie Ihre Finger an Hals oder Handgelenk und Sie spüren ihn. Gleichzeitig achten Sie darauf, wie er auf die Atmung reagiert.

Unabhängig davon, ob Sie verstärkt ein- oder ausatmen, können Sie einen Unterschied zwischen beiden Atemphasen erkennen. Welchen?

Vielleicht verstehen Sie, warum die Ausatmung in vielen spirituellen Praktiken oder schulmedizinischen Ansichten gefördert wird. Ihr Element ist die Ruhe. Das heißt aber nicht, dass Ausatmer generell einen niedrigeren Puls haben als Einatmer. Der individuelle Herz-Kreislauf wird von der Atmung beeinflusst, aber auch von vielen anderen Faktoren. Die Folge der Atemform kann für den Einzelfall und eventuelle therapeutische Maßnahmen wichtig sein, darf aber nicht als Unabdingbarkeit missverstanden werden.

Denken

Das Denken ist ebenso wie die Ernährung in der modernen Gesellschaft ein besonders heikles Thema. Das hat zum einen damit zu tun, dass Denken häufig mit dem verwechselt wird, was Menschen oft tun: ihren inneren Monolog aufrecht erhalten, ein ständiges Selbstgespräch, das kein klares Denken ist, sondern eine Mischung aus Gefühlen, Vorstellungen und Beschreibungen. Deswegen fällt es Kognitionswissenschaftlern auch nicht schwer zu behaupten, dass der moderne Mensch weniger als fünf Prozent seiner tatsächlichen Denkfähigkeit einsetzt.

Zum anderen ist das Denken so vielschichtig und beeinflussbar wie keine andere Organtätigkeit, und jede Pauschalisierung wird sich in der Unendlichkeit des Nervensystems verlieren müssen. Trotzdem hat es Erich Wilk gewagt, die Präferenzen der Atmung auf die geistigen Tätigkeiten zu übertragen. Der Grund liegt, wie bei der visuellen Wahrnehmung auch, in der unterschiedlich durchbluteten Region des Kopfes. Das statische und dynamische Sehen lässt sich somit auch auf ein statisches oder dynamisches Denken übertragen. Das Problem ist ähnlich wie das der Ernährung. Das Sehen entwickelt sich in der Regel besonders früh und ist unabhängig von anderen Einflüssen, das Denken tritt deutlich später in der Entwicklung auf und ist jederzeit von außen manipulierbar. Dementsprechend sollten diese Überlegungen als Möglichkeiten und nicht als Gewissheit angesehen werden.

Was ist statisches oder dynamisches Denken? Statisches Denken operiert mit festen Zeiten und der Berechnung klarer Strukturen, dynamisches Denken bevorzugt die Analyse, aus der heraus sich neue Möglichkeiten ergeben. Wilk beschreibt das am Beispiel der höheren und der reinen Mathematik. Höhere Mathematik beschäftigt sich mit Werten, aus denen heraus auf bislang unbekannte Werte geschlossen werden kann, und ist das bevorzugte Mittel des Dynamikers, während hingegen die reine Mathematik nach Möglichkeiten sucht, die Berechnung zwischen zwei schon bekannten Werten zu vervollkommnen und die naturgemäß dem Statiker liegen soll. Das gerade Gesagte ist alles höhere Mathematik für Sie, weil Sie nicht mehr mitkommen?

Wie reagiert Ihr Denken, wenn Sie unter Stress stehen, wenn die Anspannung groß und die Möglichkeiten klein sind? Haben Sie den Eindruck, in Momenten der Überforderung auf Ihre Geisteskraft zurückgreifen zu können, oder bricht dann alles zusammen?

Kennen Sie Menschen, die in Momenten der Hektik die Ruhe bewahren, und diejenigen, die daran zerbrechen? Was für ein Typ sind Sie?

Vereinfacht ausgedrückt, bergen Stresssituationen ein großes Maß an Statik, da sich die Möglichkeiten begrenzen und die Lage zuspitzt. Wie Sie sicher schon geschlossen haben, sind solche Momente im Rahmen der Atemtypologie für die Ausatmer wie geschaffen. Die Statik ist ihr Element, und sie werden in solchen Situationen eher einen kühlen, nämlich stabilen Kopf bewahren, was nicht heißt, dass sie gerne oder bereitwillig auf solche Situationen zusteuern.

Unabhängig von derlei besonderen Momenten werden Sie im Laufe Ihres Lebens mit zahlreichen mentalen Anforderungen konfrontiert. Die Frage, die sich Wilk dabei stellte, war: Was ist hierbei besonders gefragt? Meine Fähigkeit, abstrakt oder konkret zu denken? Muss ich mit statischen oder dynamischen Fragen umgehen?

Auch das können Sie in Ihrem eigenen Verständnis nachspüren. Es gibt geistige Anforderungen, die Ihnen leichtfallen, und andere, die Sie scheuen und die Sie möglichst lange aufschieben. Geht es dabei möglicherweise um Themen, die man als statisch (starr, stabil, fest, korrekt) oder dynamisch (kreativ, flexibel, locker, experimentierfreudig) bezeichnen kann?

Bevorzugen Sie rhythmische oder melodiöse Musik, schreiben Sie lieber faktische Berichte oder erlebnisreiche Aktionen, malen Sie gerne konkrete Formen oder bewegliche Dinge? Erich Wilk zufolge wird je nach Anforderung eine unterschiedliche Durchblutung im Gehirn angeregt, die sich dann je nach Typ positiv oder negativ auswirken soll. Auch hier werden Sie feststellen, dass Sie sich manchmal (vielleicht auch häufig) dieser Typologie zuordnen können, aber genau so gut auch nicht, weil Sie hier an die Grenzen der Gesetzmäßigkeit stoßen müssen.

Dennoch kann diese sekundäre Folge der Atmung für Sie hilfreich sein und für die Einschätzung des Verhaltens Ihrer Mitmenschen von Bedeutung.

Beobachten Sie in einem Gespräch sich selbst und Ihr Gegenüber. Welches Problem stellt sich zuvorderst, welche Bedürftigkeit ist die größere? Haben Sie den Eindruck, dass ein Mensch nicht alles loswerden kann, was er möchte, oder ist es vielmehr so, dass er nicht alles bekommen kann, was er will?

Denken Sie in diesem Zusammenhang daran, dass die aktive Einatmung die Luft ansaugt, sich nach ihr sehnt und die aktive Ausatmung sie hinausdrückt, sie loswerden möchte.

Ohren und Augen

Eine weitere sekundäre Folge, die sich aus der unterschiedlich gearteten Stoffwechselsituation ergibt, bezieht sich auf die beiden Sinnesorgane Augen und Ohren. Sie liegen in zwei verschiedenen Zonen (die Augen im vorderen Bereich des Kopfes, die Ohren im hinteren) und somit je nach Typ einmal in einer stoffwechselreichen, einmal in einer stoffwechselarmen Zone. Die bereits von Erich Wilk vorgebrachte Behauptung wird heute in fast allen Quellen fortgeführt und besagt, dass der Einatmer als primäre Wahrnehmung die Ohren, der Ausatmer die Augen nutzt. Sie liegen jeweils in der durchbluteten Zone des Typs und sollen vor allen Dingen bei der Informationsaufnahme (Lernen, Verstehen) eine tragende Rolle spielen.

Wenn Sie es nicht schon getan haben, stellen Sie sich vor, Sie würden ein Musikinstrument lernen und hätten die Wahl zwischen der visuellen Unterstützung, indem Sie mit Hilfe eines Notenblattes ein Verständnis für die Umsetzung bekommen, oder der auditiven Umsetzung, bei der Sie sich ganz allein auf den Klang verlassen. Können Sie sich vorstellen, Musik ohne Noten zu spielen?

Diese Frage wurde bereits von Wilk so formuliert und lässt sich in der Praxis nur bedingt mit den Typen in Einklang bringen. Das liegt daran, dass nicht allein die Konzentration des Blutes in den verschiedenen Kopfarealen für die Bereitschaft der Organe sorgt, sondern auch die Konditionierung in der Kindheit, also welche Wahrnehmungskanäle gefördert, unterstützt und angesprochen wurden. Das Prinzip des Entweder-oder greift bei der Gegenüberstellung von Augen und Ohren zu kurz, da es ein Miteinander ist, das sich nicht so deutlich unterscheiden lässt wie beim statischen oder dynamischen Sehen. Überprüfen Sie selbst, wie gut Sie diese Folge wahrnehmen können.

Was ergreift Sie mehr, ruft stärkere Gefühle in Ihnen hervor und lässt Sie das Beschriebene besser integrieren: ein Hörbuch oder ein gedrucktes (oder virtuelles) Buch?

Ähnliches können Sie auch auf andere Bereiche übertragen. Fesselt Sie eine Sportübertragung im Radio mehr als im Fernsehen?

Zum Lernen: Wie können Sie sich eine Telefonnummer besser merken? Indem Sie sie aufschreiben und vom Blatt lernen oder indem Sie sie aufsagen (oder je mand anderes es für Sie tut)?

Vielleicht werden Sie auch bei diesen Fragen übereinstimmende Ergebnisse mit Ihren bisher gemachten Einschätzungen erzielen, aber generell ist die Abweichung von der Typologie hier besonders ausgeprägt, was auch für die folgende, von Rosina Sonnenschmidt vorgeschlagene Übung gilt.

Stellen Sie sich vor, Sie kommen in einen fremden Raum und haben nun zwei Möglichkeiten der Ersterkennung. Lassen Sie Ihre Augen blitzartig umherschweifen und nehmen jedes Detail, Strukturen und Proportionen wahr oder achten Sie auf Atmosphäre, Schwingungen und dem, was Sie auch ohne Augen zu sehen vermögen?

Vertrauen Sie also primär dem, was Sie sehen, oder dem, was Sie spüren?

Die Erfahrung zeigt, dass über diese Übungen tendenziell die Atemtypen begriffen werden können, aber die bisher vorgebrachten Generalisierungen (sehen kann der Ausatmer grundsätzlich besser als der Einatmer) sollten vorsichtig hinterfragt und überprüft werden.

Interessant ist in diesem Zusammenhang die Arbeit von Alfred Tomatis, einem 2001 verstorbenen französischen Kinderarzt und dominantem Einatmer, der in seinen Büchern vehement auf die Bedeutung der Ohren hinwies und zahlreiche Experimente mit Kindern im Mutterleib durchführte, die ihn zu der Aussage brachten, dass das Hören die erste wichtige Wahrnehmungsoption des Menschen ist.

Abschließend dazu noch eine Frage: Bekommen Sie manchmal eine Geschichte vorgelesen? Oder können Sie sich an Zeiten erinnern, als man Ihnen viel vorlas? Können Sie sich dabei an Menschen erinnern, denen Sie gerne zugehört haben und an andere, deren Vorlesestimme Sie eher langweilte oder störte? Brigitte Seidler-Winkler glaubt, dass ein gegengleicher Typ dem anderen nicht gern beim Vorlesen zuhört. Können Sie dies bestätigen, vorausgesetzt Sie kennen den Typ des Vorlesers? Oder sind es vielmehr der Mensch und sein Wesen, das sie beim Vorlesen als erstes beurteilen?

Warum ein Atemtyp?

Der Atemtyp ist eine Reaktion auf die Bedingungen der Umwelt. Auf Bedingungen, die das auf die Welt gekommene Lebewesen auffordern, sich ihnen anzupassen. Diese Bedingungen sind die Kräfte des mit der Geburt einsetzenden Gasaustausches, die entweder zur verstärkten Einatmung oder zur verstärkten Ausatmung auffordern. So ähnlich wie in einem bestimmtem Moment die Lichtverhältnisse die Augen dazu auffordern, sich an Dunkelheit oder Sonnenlicht anzupassen, gibt es auch Konstellationen, die den Atem auffordern, sich zu entscheiden, ob er der aktiven Expansion oder der aktiven Verengung folgt. Eine dritte Wahl hat er nicht, denn in der irdischen Natur kann keine dritte Atmung möglich sein.

Die Furcht, sich zu entscheiden, kennt nur der Mensch. Kein Tier wollte diese Polarität in Frage stellen. Es ist sich seiner notwendigen Umweltanpassung bewusst und lebt entsprechend den Vorgaben. Der moderne Mensch hingegen glaubt, dass nicht die Natur seine Entscheidungen fällt, sondern er selbst. Wie sollte ich mir von der Natur vorschreiben lassen, wie ich zu atmen habe? Warum sollte ich ein Wesen sein, dessen Atemform bei der Geburt meinen Typ prägt?

Wenn Sie sich, wie die meisten, nicht an Ihre Geburt erinnern können, so stellen Sie sich einfach vor, wie es für ein Lebewesen sein muss, geboren zu werden: einen Organismus, der unverbraucht und begierig in die Welt dringt und der mit einem Male ganz anderen, bedrohlicheren Umweltbedingungen ausgesetzt ist als im schützenden Mutterleib. Was für einen Effekt wird es wohl haben, wenn Sie mitten in einer kalten Winternacht geboren werden? Wenn die Natur in den ersten Tagen Ihres Lebens kein Mal die Frostgrenze überspringt, wenn es dauerhaft friert und die Eiskristalle die Haut reizen? Können Sie sich vorstellen, dass die ersten biologischen Anpassungen, die in einem Körper passieren, ganz anders sein müssen, als wenn Sie im Hochsommer bei dreißig Grad geboren werden?

Glauben Sie, dass es einem Lebewesen egal ist, weil es vermeintlich noch kein Bewusstsein hat, ob die Tage bei der Geburt gerade länger oder kürzer werden? Dass es unerheblich ist, ob auf die Wassermoleküle der Erde gerade eine verstärkte oder abgeschwächte Anziehung wirkt?

Wurden Sie einfach nur geboren, ganz ohne Reaktion, weil Sie noch nicht sehen, sprechen oder gar denken konnten? Waren Sie ein formbarer Klumpen genetischen Materials, der erst später durch Erfahrung und Erziehung zu dem wurde, was er ist? Bewegt Sie der Moment Ihres größten Geschenkes, Ihrer Geburt, nicht? Oder anders herum gefragt: Was muss das für ein großer Moment gewesen sein, als Sie ins Leben drangen?

Die Regel

Was im Folgenden die Regel genannt wird, ist eine Natur*beobachtung*, aber kein Natur*gesetz*. Sie ist das erste Angebot, wie man sich auf der Erde zurechtfinden kann und wie man der wird, der man ist. Man mag aktiver Ausatmer oder aktiver Einatmer sein, aber zuerst ist man ein undurchdringbares Wesen namens Mensch, das sich von der Regel, die Erich Wilk beschrieben hat, führen lassen kann. Die Regel ist einfach und orientiert sich an den Grundpfeilern der Naturwissenschaften, an den primären Bedingungen, die für das Leben auf der Erde notwendig sind, an der vorgegebenen ur-ersten Polarität des irdischen Daseins: an Sonne und Mond.

Die Regel besagt, dass Sonne und Mond ein jeweiliges Quantum an maximaler und minimaler Energie zur Verfügung haben. Sommersonnenwende mit dem Maximum an Sonnenlicht (gesprochen für die Nordhälfte der Erde) wird mit 100 Prozent quantifiziert, Wintersonnenwende mit dem Minimum von 1 Prozent. Das gleiche gilt für den Mond. Der Neumond hat 1 Prozent, der Vollmond 100 Prozent. Wie in Abbildung 15 erkennbar, verlaufen aufgrund der unterschiedlichen Umlaufzeiten beide Kurven in ihrem eigenen Rhythmus und bilden je nach Tagesqualität Momentaufnahmen, an denen eine von beiden Energien führend ist, abgesehen von den Momenten, wenn beide gleich stark sind. Auf die wird später eingegangen. Ein Tag mit vorherrschender Sonnenenergie fordert die Lebewesen auf, sich einer aktiven Ausatmung anzupassen; ein Tag mit vorherrschender Mondenergie fordert die aktive Einatmung ein.

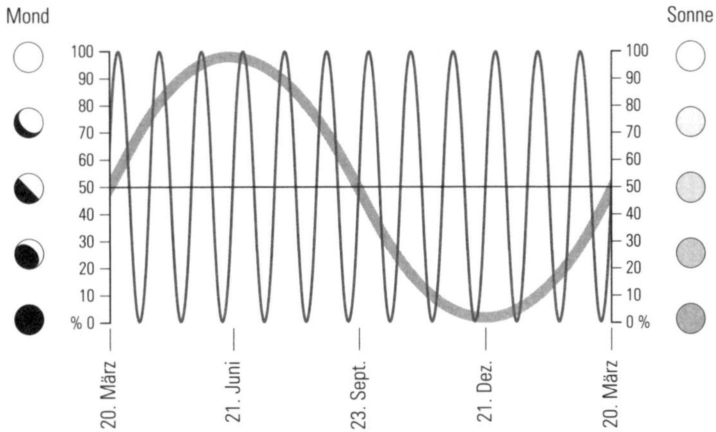

Abb. 13: **Mond- und Sonnenzyklus**
Die Kurvenverläufe ergeben in jedem Moment einen Wert für das Verhältnis der Einflüsse von Sonne und Mond. Es bilden sich unterschiedliche Differenzen, die im höchsten Fall 99 Prozent betragen, und die zu gleichen Teilen zu Gunsten der Sonne und des Mondes ausfallen können. Jeden Mondumlauf einmal kreuzen sich beide Verläufe und sind gleich stark (0 Prozent Differenz).

Ist das die Erklärung für die Atemformen? Abseits einer stetig reproduzierbaren Regel ist die Antwort: Ja. Die wichtigere Frage ist: Was haben Sie gegen die Vorstellung, dass bei Ihrer Geburt eine kosmische Kraft wirkt, die Ihr Leben beeinflusst?

Dies hängt vermutlich mit der Astrologie zusammen, die sich mit dem Geburtshoroskop genau an der kosmischen Konstellation orientiert. Heute wird sie häufig falsch verstanden, da ihre Zukunftsdeutung und nicht die

Momentqualität, die sie aufzeigt, betrachtet wird. Das führt zu einer emotionalen Abwehr vieler Menschen und einer wissenschaftlichen Verklärung. Erstaunlich, denn wir wissen doch alle, wie wichtig die Geburt ist. Wir feiern dieses Ereignis, schreiben Glückwunschkarten und machen Geschenke. Im Todesfall ist es ähnlich: Wir schreiben Beileidskarten und drücken Betroffenheit und Trauer aus, wenn jemand gestorben ist. Geburt und Tod sind die Eckpfeiler des Lebens.

Wenn Sie unter ungünstigen Bedingungen geboren werden, wenn die Geburt traumatisch und schwierig verläuft, oder wenn sie im Gegenteil leicht und unkompliziert verläuft, hat das Einfluss auf Ihr Leben, denn Ihr erster Atemzug verbindet Sie mit der Welt. Das hört sich esoterisch an, ist aber ganz naturwissenschaftlich gemeint, denn in diesem Moment springen biochemische und biomechanische Prozesse an, die es Ihnen erlauben zu funktionieren. Die Bedeutung der Geburt kann nicht hoch genug eingeschätzt werden. Wie sollten Sie sonst auf der Welt sein, wenn Sie nicht geboren werden? In welche Welt wurden Sie geboren? In eine, in der alle Voraussetzungen immer gleich sind? In der es nur auf den Vorgang ankommt, ein Ich zu bilden, das unabhängig von der Außenwelt existiert? Es ist gerade die Umwelt, die Ihr Leben ermöglicht. Ohne Ihre Eltern wären Sie nicht da. Und genauso wären Sie ohne die Kräfte, die zum Zeitpunkt Ihrer Geburt auf der Erde wirken, kein Atmer.

Diese Kräfte sind zunächst rein naturwissenschaftlich beschreibbar. Es geht es um das biochemische Milieu des Körpers und um das Zellwasser. Es geht um Druck- und Zugausgleich und nicht unmittelbar um Sonne und Mond. Wollen Sie darüber hinaus akzeptieren, dass die irdische Atmosphäre von der Sonnenkraft erzeugt und die Bewegungen des Wassers vom Mond reguliert werden? Wenn ja, widmen Sie sich dem folgenden Experiment.

Lassen Sie in Ihrem Inneren im Zeitraffer Ebbe und Flut sowie Sommer und Winter geschehen. Stellen Sie sich beide polare Gesetzmäßigkeiten vor und erleben Sie diese innerlich in Form von Bildern, Gefühlen oder Empfindungen. Was löst der Sommer, was der Winter in Ihnen aus? Wie fühlt es sich an, wenn die Sonne hoch im Zenit oder tief am Horizont steht, wenn Wassermassen auf Sie zukommen oder vor Ihnen ablaufen?

Erinnern Sie sich jetzt an irgendeine Übung dieses Buches und vergegenwärtigen Sie sich, dass Ihr Körper eine von beiden Möglichkeiten bevorzugt. Ihr Sehen ist introvertiert oder extrovertiert, Ihr Rumpf ist statisch oder dynamisch, Ihre Hände warm oder kalt. Wiederholen Sie diese Übung und erlauben Sie sich zu erfahren, dass Ihr Körper deshalb auf dieser Frequenz reagiert, weil entweder der Mond zum Zeitpunkt Ihrer Geburt führend (nämlich ziehend) gewesen ist oder die Sonne (nämlich drückend). Sie folgen dieser Prägung der Expansion oder Kontraktion, weil Ihr erster Atemzug Sie dorthin geführt hat.

Wenn Sie mit dieser Regel zunächst nicht viel anfangen können, ist das nachvollziehbar. Die Zusammenhänge werden im letzten Kapitel genauer dargelegt, um auch den Verstand an dieser Überlegung teilhaben zu lassen. Bis dahin können Sie, wie in der obigen Übung, weiter experimentieren oder sich mit den bisher erklärbaren Naturphänomenen anfreunden. Sonne und Mond bestimmen mit ihrem Licht und der Bewegung der Flüssigkeiten das Leben auf der Erde. Sie sind ein kosmisches Wesen und davon abhängig.

Konkrete Berechnung

Das Problem der bisherigen Quellen zum Atemtyp ist das folgende: Sie berufen sich auf den Zeitpunkt der Geburt und berechnen anhand der Sonne-Mond-Energien den Atemtyp. In den Schriften der Familie Hagena wird erklärt, dass diese Vorgehensweise sich in vierzig Jahren als richtig erwiesen hat und größte Sorgfalt dabei anzuwenden ist. »Lassen Sie sich das Geburtsdatum doppelt schriftlich geben und wiederholen Sie mehrmals die Berechnung.« Geht es hierbei um den Atem oder um Mathematik?

Der Ansatz in diesem Buch ist ein anderer. Es soll zunächst die Atmung selbst betrachtet werden, an die sich der Körper mit allen primären und sekundären Folgen anlehnt. Die Geburtsberechnung kann anschließend eine Bestätigung der korrekten aber auch fehlerhaften Analyse sein. Es gibt viele Menschen, die aufgrund ihrer Konditionierungen ihren Atemtyp gegentypisch ausleben. Nichtsdestotrotz sei empfohlen, die Beobachtung zunächst ohne Berechnung, die Sie über die Literatur oder im Internet durchführen können, anzugehen. Es schärft Ihre Sinne und Ihren Zugang zu Ihrer körperlichen Wirklichkeit. Es macht Sie empfänglich für die Geräusche und Sensationen des Atems und verhindert, dass Sie sich so der Sache nähern, wie sie keine Lebendigkeit verspricht – nämlich mathematisch.

Erst auf der lebendigen Wahrnehmung aufbauend sind Erich Wilks Rechenprinzipien zu Rate zu ziehen. Sie sind einfach und korrespondieren mit dem Lichtquantum von Sonne und Mond und in welchem Verhältnis sie zueinander stehen. Für den Mond gilt die Berechnung überall (Vollmond ist überall zur gleichen Zeit), doch die Sonne hat zwei Besonderheiten. Zum einen die nördlich oder südlich des Äquators gelegene Umkehrung, zum anderen die unterschiedlichen Lichtverhältnisse auf den Breitengraden der beiden Hälften. Wenn es am 15. November in Oslo deutlich dunkler ist als in Rom, werden für beide Orte im Rahmen der Berechnung die gleichen Sonnenlichtwerte angenommen, nämlich ungefähr 20 Prozent des Maximums an Sonnenenergie. Warum? Weil nicht das tatsächlich wahrnehmbare Licht für die von Wilk behauptete Regel entscheidend ist, sondern die Stellung der Sonne zur Erdachse, die Mitte November auf der Nordhalbkugel einen bestimmten Winkel erreicht, der diesen Wert bestimmt. Dieser Wert erhöht oder verringert sich – je nachdem ob die Tage länger oder kürzer werden – täglich um etwa 0,54 Prozent.

Dass am 15. November ein Sonnenwert von 20 Prozent vorliegt, gilt in jedem Jahr. Beim Mond ist das anders. Für die annähernd 30 Tage, die der Mond für einen vollen Zyklus benötigt, kann man pro Tag mit einer Zu- oder Abnahme von 6,6 Prozent rechnen. Bezogen auf den 15. November muss man also jedes Jahr schauen, wie der Mond stand. Im Jahr 2001 war an jenem Tag Neumond, die Mondenergie lag also bei 1 Prozent. Alle dann geborenen Atmer sind der Regel zufolge Ausatmer, da die Sonnenenergie stärker gewesen ist. Ein Jahr später lag der Mondwert bei 72 Prozent, da am 15. November 2002 der Mond zu fast drei Vierteln beleuchtet war. Alle Atmer, die an diesem Tag geboren wurden, sind der Regel zufolge Einatmer, da die Mondenergie dominierte.

Wichtig ist: An jeder Stelle der Erde herrschen im Jahresmittel ausgeglichene Kräfte, nämlich immer 50 Prozent Sonnenenergie und 50 Prozent Mondenergie. Es gibt keinen Ort, wo Sonne oder Mond überwiegt, sondern nur eine Zeit, die dies bestimmt.

Fragezeichen

Bleiben jene Atmer, die zu Zeiten geboren werden, zu denen keine der beiden Energien führend gewesen ist, die »Fragezeichen«. Laut Erich Wilk ist das nicht nur der kurze Moment, in dem Sonne und Mond das gleiche

Energieniveau haben, sondern ein etwas weiter gefasster Rahmen, der 6,6 Prozent (also einen Mondtag) nach oben oder unten abweichen kann. Wesen, die in dieser Zeit geboren werden, sind der Regel zufolge für beide Richtungen offen.

Der 15. November 2004 war solch ein Tag. Die Mondenergie lag bei 22 Prozent, die Sonnenenergie bei 20 Prozent. In dem Fall ist es unerheblich, dass die Mondenergie leicht führend ist. Die Regel besagt, dass alle geborenen Wesen an diesem Tag die eine oder die andere Atemform ganz nach ihrer persönlichen Neigung wählten. Diese darf nicht mit einer bewussten Entscheidung verwechselt werden, sondern ist Ausdruck der natürlichen Wahlmöglichkeit, die instinktiv und automatisch vollzogen wird. Bei dem einen wird an diesem Tag der erste Atemzug mit einer aktiven Einatmung vollzogen, bei dem anderen mit einer aktiven Ausatmung. Der Begriff »Fragezeichen« ist insofern irreführend, als dass er impliziert, der Atmende wäre zwischen beiden Polen hin- und hergerissen. Das gilt, wie später gezeigt wird, nur für sehr wenige Menschen. Die meisten an einem solchen Tag geborenen Menschen sind keine Fragezeichen, sondern eindeutige Atmer mit einer Präferenz für das ein oder das andere.

Was man in Anlehnung an Christian Hagena konstatieren kann, ist, dass solche Typen eine höhere Toleranz für das Verhalten des Gegenübers aufweisen. Über diesen Sachverhalt gibt es in der Literatur keine klaren Meinungen, daher sei empfohlen, dies im eigenen Erleben zu überprüfen. Wie bereits erwähnt, ist der Atemtyp eine dominante, aber individuell immer eigene Ausdrucksform. Ob nun diejenigen Atmer, die an einem solchen Fragezeichentag geboren werden, tendenziell weniger dominant in ihrem persönlichen Atem und Verhalten sind als diejenigen, die an einem klar erkennbaren Tag geboren werden, sollte man für sich überprüfen.

Viel wichtiger ist die Frage nach der vermeintlichen Differenz, die zu einem Fragezeichenmoment führt. Erich Wilks Behauptung, dass es sich dabei um einen Mondtag handelt (maximal 6,6, Prozent Abweichung), wird von seinen Nachfolgern mittlerweile als überholt angesehen. Stützt man sich auf das von der Familie Hagena angebotene Rechenmodell im Internet, erkennt man, dass die Spannbreite auf 10 Prozent ausgeweitet worden ist. Aufgrund der Arbeiten, die für dieses Buch ausgeführt worden sind, wäre es angebracht, diesen Wert noch einmal zu erhöhen, nämlich auf bis zu 14 Prozent.

Diese Verschiebung der Toleranzgrenze ist kein Eingeständnis, dass der Geburtsmoment und der Atemtyp nur schwer miteinander in Einklang zu bringen sind, sondern bedeutet nur, dass dieser Zusammenhang nur spärlich erforscht worden ist und man sich vor allem auf die eigenen Erfahrungswerte stützen muss.

Für eine absolute Regel mit einem mathematisch exakten Toleranzwert gibt es keine biologische Notwendigkeit, für eine annähernde Regel aber eine Vielzahl von Überprüfungsmöglichkeiten. In den allermeisten Fällen werden Sie bei den Überprüfungen eine Bestätigung der Regel (mit bis zu 14 Prozent Abweichung für Fragezeichentypen) finden und nur in ganz wenigen Fällen wird Ihnen die Berechnung auch nicht weiterhelfen. Das ist kein Zeichen dafür, dass die grundsätzliche Überlegung fehlgeleitet ist, sondern dass die Menschen den Kosmos nicht zur Gänze verstehen können.

Analyse von Erich Wilks Typenlehre

»Erfolg hat nur der, der mit den Naturgesetzen arbeitet. Sie zu erkennen und zu leben ist die größte Wahrheit.« Dieses Zitat von Erich Wilk gleich zu Beginn seines Buches von 1949 ist aussagekräftig. Den Erfolg, den er anspricht, hatte er im persönlichen Umfeld, nicht jedoch bei den Ärzten oder anderen Wissenschaftlern. Dort blieben seine Erkenntnisse in den meisten Fällen unerhört oder wurden abgelehnt. Liegt es daran, dass er Gesetze formulierte, die man nicht als Gesetze sondern besser als Annäherungen oder Impulse zu deuten hat? Mit Behauptungen, wie Wilk sie formuliert hat, wird die moderne Wissenschaft herausgefordert, und sie erteilt mit Hilfe der ihr zur Verfügung stehenden Methoden dieser Regel eine klare Absage – so sehr die Praktiker auch von den Atemtypen und der dazu gehörigen Regel überzeugt sein mögen.

Unter dieser Voraussetzung sollten Erich Wilks Vorstellungen noch einmal untersucht werden. Sein Zugang zum Wissen und die Erfolge durch die empirische Beobachtung der ihn umgebenden Natur sind ein archaischer, nachvollziehbarer Ansatz, der sich jedoch wegen seines Absolutheitsanspruchs und seiner mathematischen Formulierung von der Lebendigkeit abwendet. So sind die folgenden Belege aus seinem Buch, die ihn zu seinen Erkenntnissen geführt haben, einerseits ein Beispiel für die herausragende Bedeutung natürlicher Zusammenhänge, andererseits aber auch eine Warnung vor ausufernder Katalogisierung.

Einen ersten Zugang zu seiner Typenlehre fand Erich Wilk bereits als Jugendlicher, als er in hellen Vollmondnächten im Zeltlager die Erfahrung machte, dass er dann am besten lernen konnte und sein Bewegungsdrang besonders ausgeprägt war. Darüber hinaus wurde ihm klar, dass er selbst nicht auf jede Form der Bewegung gleich ansprach. Ausdauersport bekam seinem Organismus deutlich besser als Kraftübungen, so dass er strikt zwischen beiden Formen unterschied.

Man muss seine Überlegungen im Zusammenhang mit seiner Zeit sehen, die von klaren Positionen und ideologischen Kämpfen geprägt war, darüber hinaus von einem positivistischen Weltverständnis, das nur solche Dinge anerkennt, die man sinnlich wahrnehmen, messen und berechnen kann. In vielen Bereichen gab es deshalb seit Ende des 19. Jahrhunderts Bestrebungen, zu einer ursprünglichen Sichtweise zurückzukehren, die heute unter dem Stichwort Lebensreform zusammen gefasst werden. Die Ideen von einer ökonomischen Körperpädagogik und einem ökologischen Umweltverständnis haben hier ihre Wurzeln und sind ein Trend, der bis heute anhält. Sie sind der notwendige Gegenpol zur modernen Arbeits- und Lebensweise, die auf Disziplinierung und mechanische Manipulation aufgebaut ist und die mit ihren medizinischen und wirtschaftlichen Erfolgen (Lebenserwartung, Luxusgesellschaft) die idealen Werte der Moderne geschaffen hat.

Sehr häufig liegt das Kardinalproblem zahlreicher Alternativbewegungen darin, dass sie indirekt nicht nur die gleichen Werte anstreben (Lebenserwartung, Luxusgesellschaft), sondern auch versuchen, die gleichen Methoden wie die moderne Naturwissenschaft (Überprüfbarkeit, Berechenbarkeit) anzuwenden. Auch Erich Wilk beschrieb seine Entdeckung formelhaft und propagierte eine auf den Atemtyp abgestimmte therapeutische Vorgehensweise als »ganz ungeheuer gesundheitliche Wirkung«, die einen »kerngesund bis ins hohe Alter« werden lässt.

Damit lädt er den Leser ein, aus der natürlichen Vorgabe eine Gesetzmäßigkeit zu konstruieren. Nur weil er bei sich selbst die Erfahrung gemacht hatte, dass bestimmte Sportarten den »Körper ruinieren«, heißt das nicht, dass es für alle in dem gleichen Maße gilt. Sobald nur ein einziger mit den Sportarten zurechtkommt, die aus Wilks Sicht nur für den anderen Atemtyp geschaffen sind, verfallen die angeblichen Gesetzmäßigkeiten.

Immer dann, wenn Wilk kosmische Kräfte eins zu eins auf den Körper übertrug, machte er sich angreifbar. Die heute nach dem Prinzip der Verengung und Dehnung benannten Zonen, bezeichnete er als Sonne- und Mondteilchen. In seinem Analogieverständnis war das zwar ein logischer Schritt, für die biologische Wirklichkeit der Moderne war dies jedoch ein unangebrachtes und verkomplizierendes Vorgehen. Im übertragenen Sinne hat er recht, wenn er schreibt: »Der Sonnenstelle muss eine Mondstelle folgen, sonst fließt keine Energie.« Dennoch ist es leichter zu begreifen, dass die Atmung den Körper in unterschiedliche Festigkeits-Zonen formt, als sich vorzustellen, dass Becken, Rumpf oder Gesicht Sonnen- oder Mondteilchen sind. Hier sind eher die von Wilk gewählten Begriffe der Statik und Dynamik hilfreich, da sie die Notwendigkeit erklären, warum ein lebendiger Körper in dieser Art von wechselgleichem Spannungsfeld leben muss.

Wilk bewegte sich auf einem schmalen Grat zwischen beschreibbarer und sinnbildlicher Anthropologie. Einmal war er kreativ und ein genialer Geist, dann wieder naiv und angreifbar wie ein kleines Kind. Beides kommt in folgendem Zitat besonders gut zum Ausdruck: »Um mit der Ärzteschaft Frieden zu halten, betätige ich mich nur als Magnetopath.« Dies sollte man sich vergegenwärtigen: Erich Wilk arbeitete mit einem Sensor, dem Magnetopathen, um die elektromagnetische Spannung der jeweiligen Körperzonen zu messen. Dies mag diagnostisch sinnvoll sein; aus Sicht eines ausgebildeten Arztes aber versucht hier jemand, sich in einer unwirklichen Welt zu behaupten.

Darüber hinaus hatte er ein anderes Ideal von Natur und Gesellschaft; ein Ideal, das – begreift man es nicht als Ausdruck seiner Zeit – zu Verwirrung führen kann. »Bei Naturvölkern ist es noch heute üblich, Verbrecher per Gedankenkraft zu töten. Zivilisierte Menschen haben zu wenig Naturkraft, um solche Dinge zu verstehen.« Diese Aussage mag in sich stimmig sein, widerspricht aber in dieser Form einem Verständnis der modernen Welt. Denn wenn die zivilisierten Menschen zu wenig Naturkraft haben, warum ihnen dann mit derlei Behauptungen das Verständnis noch schwieriger machen?

Auch seine Vorstellungen der vermeintlich menschlichen Größe sind, anthropologisch betrachtet, in Frage zu stellen. »Die Schöpfung hat als einziges den Menschen mit Sprache begabt.« Zunächst wäre zu fragen, wie Sprache definiert wird, zum anderen ist zu erkennen, dass Begriffe wie Begabung oder Schöpfung bewertende Urteile sind. Wenn Wertungen eine Typologie durchziehen, erschweren sie dem nüchternen Anwender die eigentliche Annäherung. Aus der wertneutralen Totalität entwickelt sich so eine spezifische Normierung.

Das wirkt sich besonders in seinen Ansichten zu »einer rassischen Ideologie« aus. Sie erschweren es dem Leser, sich seinen anderen Behauptungen anzunähern, auch wenn er sich dabei an biologischen (und nicht an persönlich motivierten) Vorstellungen orientiert. Laut Wilk gibt es keine besseren oder schlechteren Rassen, nur sollten Populationen da bleiben, wo sie herkommen. Eine Rassentheorie, die in der Zoologie auch heute noch angewandt wird. Bestimmte Arten leben aufgrund der biologischen Notwendigkeit nur an einem bestimmten, ihnen von der Natur zugewiesenen Platz. Das Prinzip *form follows function* hat auch hier seine Gültigkeit. Es lebt sich dort am besten, wo die Voraussetzungen der Umwelt mit den persönlichen korrespondieren. Nicht bedacht hat Wilk bei seinen Formulierungen (vereinfacht gesagt: Afrikaner bleiben in Afrika, Europäer bleiben in Europa usw.), dass der Mensch nicht nur von physiologischen, sondern auch von sozialen Umständen geformt wird. Er ist das anpassungsfähigste Tier auf der Erde und von daher viel weniger als alle anderen Arten an eine bestimmte ökologische Nische gebunden. Kooperationsfähigkeit und Interaktion lassen den Menschen ganz andere, nämlich interaktive Wege gehen; nicht aus einer Laune, sondern aus einer biologischen Notwendigkeit heraus.

Wilks eingeschränkte Sichtweisen gipfeln schließlich in dem Versuch, mit Hilfe der Atemtypen eine gruppenspezifische Reinheit implementieren zu wollen. Besonders Familien und Partnerschaften sind aus Wilks Sicht nur dann harmonisch, wenn sich dort ausschließlich die gleichen Typen finden. Jedes Missverständnis des anderen in einer Beziehung ist aus seiner Sicht mit der Andersartigkeit des Atemtyps zu erklären. Auf diese Art und Weise versucht Wilk, menschliches Verhalten zu organisieren und nebenbei noch Ehen und Familien zu retten. Seine Schwärmereien von der idealen Liebesbeziehung zweier gleicher Atemtypen klingen ebenso romantisch wie die Vorstellung, dass Sportgruppen, die aus gleichen Typen bestehen, sich alle dem gleichen Bewegungsdrang hingeben können und sich das menschliche Gruppenverhalten somit allein an der Atmung orientiert. Zu verstehen sind seine Ansichten, wenn man sich den gesellschaftlich-ideologischen Habitus seiner Zeit vergegenwärtigt, der sich bei ihm nicht zerstörerisch, sondern einschränkend auswirkt.

Besonders frappierend wirkt diese Einschränkung, die größtenteils auch in den modernen Quellen übernommen wird, beim *idealen Körperbau.* »Idealerweise hat der Einatmer folgenden Körperbau: einen großen kräftigen Brustkorb und ein kleines, schmales Becken. Hat die Natur ihm einen anderen Körper zugedacht, wird er zu Krankheiten neigen. Gleiches gilt für den Ausatmer, der bevorzugt ein kräftiges, breites Becken mit einem schmalen Brustkorb haben sollte.« Auch diese Behauptung widerspricht seiner eigenen Feststellung. Der Atemtyp ist ein Geschenk des Momentes und keine Bevorzugung oder Bevorteilung. Der Mensch hat kein »Pech«, wie Rosina Sonnenschmidt behauptet, »einem Rhythmus zu unterliegen, der nicht seiner Konstitution entspricht«, sondern die Chance, sich auf alle Begebenheiten selbstverantwortlich einzustellen.

Dass typenwidrige Wesen in der Regel zugrundegehen, ist eine mögliche Logik der Natur. Aber auch das Prinzip der Mutation als notwendige und nicht krankhafte Logik der Biologie hätte Wilk bekannt sein müssen, ganz zu schweigen natürlich von der Variabilität und Anpassungsfähigkeit des Menschen. In solchen Vorstellungen steckt jener kritische Punkt der Formelhaftigkeit, der vielen Methoden eigen ist. Zunächst bieten sie einen Zugang zur Wirklichkeit, schränken ihn aber umgehend wieder ein, indem sie versuchen, eine ideale Wirklichkeit zu konstruieren; eine Wirklichkeit, die es so nicht geben kann. Es gibt keinen idealen Körperbau, sondern nur das ideale Verhalten – und das orientiert sich bedingungslos an der Natur und bedient sich dabei, wenn nötig, bei den Ideen des Verstandes.

Genau jener ist bei Wilk unter den menschlichen Fähigkeiten überproportional hervorgehoben. In einem Abschnitt behauptet er, dass »im Gehirn alle Körperfunktionen gesteuert und angeregt werden.« Dies mag – auch von manchem Wissenschaftler – der momentane Kodex der menschlichen Wahrnehmung sein, lässt sich aber mit den Voraussetzungen der Biologie nicht in Einklang bringen. Wie problematisch die von

Wilk postulierte Steuerung durch den Verstand wird, lässt sich bei seiner Schülerin Charlotte Hagena erkennen, die postuliert, dass beim Reiten darauf zu achten ist, dass Pferd und Reiter den gleichen Atemtyp haben. Wie das in einer nicht vernunftgesteuerten Welt vor Hunderten oder Tausenden von Jahren möglich oder gar notwendig gewesen sein soll, bleibt ein großes Rätsel.

Ebenso vernunft- und nicht naturgesteuert ist Wilks Vorstellung von einer unbedingten anatomischen Vorgabe des Atemtyps – auch wenn man dabei unzweckmäßig eingreift. So sollen alle Ausatmer Schuhe mit hohen Absätzen tragen, alle Einatmer hingegen nur niedrige. Anthropologisch ist jedes Tragen von Absätzen widersinnig, weil damit eine künstliche und biomechanisch belastende Körperhaltung geschaffen wird. Besser wäre es zu sagen, dass dem Ausatmer die Absätze aufgrund seines nach vorne gelagerten Schwerpunktes immer noch besser bekommen als dem Einatmer, sie aber in beiden Fällen als Dauerlösung nicht empfohlen werden können.

Den Gipfelpunkt einer verstandesmäßigen Auffassung der Atemformen ist der sogenannte Denk- und der Empfindungstyp, die Wilk in seinem Buch als erster beschrieben hat und die von seinen Nachfolgern ungefragt übernommen werden.

Denk- und Empfindungstyp

Neben den Atemtypen hat Erich Wilk noch eine weitere Beobachtung angestellt, die er mit Hilfe der Geburtskonstellation erklären wollte: die Einteilung in einen Denk- und einen Empfindungstyp. Dazu eine erste Frage: Bekommt es Ihnen gut, erst zu denken und dann zu handeln oder umgekehrt?

Erinnern Sie sich an eine emotional belastende Situation in der letzten Zeit. Jemand hat Sie beleidigt, hintergangen oder angegriffen. Wie haben Sie darauf reagiert?

Betrachten Sie Ihre Reaktion unter dem Gesichtspunkt der Frage: Erlebe ich die Demütigung und drücke ich meine entstehenden Gefühle direkt aus oder nehme ich die Demütigung wahr, bedenke sie und drücke dann meine Meinung aus? Konkret: Drücken Sie Ihre Empfindungen unbedacht oder bedacht aus?

Lassen Sie sich nicht von der modernen Sichtweise, nach der alles bedacht werden muss, irreleiten. Überprüfen Sie in aller Ruhe, welche der beiden Möglichkeiten für Sie in dieser Situation und vielleicht auch in vielen anderen die bessere ist, zum Beispiel, wenn Sie auf einer Bananenschale ausgerutscht und gestürzt sind. Sagen Sie sich: »Autsch, das tut weh!« oder »Wer hat denn die Bananenschale so rücksichtslos hier hingeworfen?«

Tatsächlich wird diese Frage unterschiedlich beantwortet, je nach Typ, den man Denk- oder Empfindungstyp nennen könnte. Aus Sicht Erich Wilks lässt sich auch dieser Typ mit Hilfe einer kosmischen Regel sicher bestimmen. Demnach sind alle Menschen, bei denen mindestens eine Energie der Geburtskonstellation – egal ob Sonne oder Mond – über 50 Prozent ihres Maximums liegt, dem Denktypus, alle bei denen beide Energien unter diesem Wert liegen, dem Empfindungstyp zuzuordnen.

Aus anthropologischer Sicht besteht einerseits kein Zweifel daran, dass es unterschiedliche Formen des menschlichen Erkennens gibt, andererseits gibt es keine schlüssigen Methoden, diese anhand der Geburtskonstellation zu bestimmen. Zwar wird in den Quellen auch über diesen Tatbestand mit positiver Erfahrung berichtet, aber eine biologische Möglichkeit, sich dem anzunähern, besteht im Gegensatz zu den Atemformen derzeit nicht. Hier fehlen plausible physiologische Begründungen und nachvollziehbare Zusammenhänge, wie es sie bei den anatomischen Folgen oder beim statischen oder dynamischen Sehen gibt, so dass an dieser Stelle darauf nicht weiter eingegangen werden kann. Vielmehr soll hervorgehoben werden, dass eine Institutionalisierung der Atemtypen nur dann in Frage kommt, wenn sie sich am Atem orientiert. Bei dem Denk-Empfindungsmodell geht es jedoch nicht um den Atem, der mit dem Geburtsmoment verbunden ist, sondern um einen berechenbaren Anteil des Atems, der mit einer Messskala in Verbindung gebracht wird.

Die Mathematisierung versperrt den Zugang zu einer biologischen Wirklichkeit und führt vom Geschenk der Atemform hin zu einer der modernen Medizin angepassten Berechenbarkeit. Die zwei folgenden Beispiele belegen dies eindrucksvoll.

Klima

Überlegungen, die sich auf den Atemtyp beziehen, müssen der menschlichen Biologie entgegenkommen, ansonsten überfordern sie in ihrer Konstruktion den Anwender. Ein besonders augenscheinliches Beispiel ist die Vorstellung des idealen Klimas für die jeweiligen Typen. So lässt sich bis heute in der Grundlagenliteratur die Behauptung finden, dass Einatmer besser in feuchten Niederungen oder in Meeresnähe oder aber in Höhen ab 1500 Meter leben, im Gegensatz zu Ausatmern, die mittlere Höhen und ein trockenes Klima bevorzugen. Den Anwendern der Bücher von Christian Hagena wird angeraten, je nach Typ trockenes oder feuchtes Klima zu meiden.

Auch hier gilt wieder: Entscheidend ist nicht der Ort, den der Atmer bei seiner Geburt bestimmen kann, sondern die Fähigkeit, sich dort anzupassen. Abgesehen davon, dass in diesem Fall physiologische Erklärungen in den jeweiligen Abschnitten der Bücher fehlen, widerspricht diese Behauptung einer biologischen Überlebensstrategie. Menschen suchen sich keine Orte, an denen ihre Nachfahren nicht oder nicht gut überleben können, sondern passen sich den Gegebenheiten an. Es kann durchaus sein, dass Sie Ihrem Typ zufolge tatsächlich die oben beschriebenen klimatischen Verhältnisse bevorzugen, aber eine Regel oder Gesetzmäßigkeit lässt sich dafür in der Praxis nicht finden.

Muskulatur

Ein anderes Beispiel, bei dem den Atemformen mehr zugemutet wird, als es die Natur vorgesehen hat, ist die Vorstellung, dass die beiden Atemtypen mit der Beschaffenheit der Muskulatur in Übereinstimmung zu bringen sind. In den Bewegungswissenschaften sind seit langer Zeit zwei grundsätzlich unterschiedliche Muskeltypen bekannt. So gibt es welche, die besonders schnell und kurz arbeiten können, und andere, die deutlich langsamer, dafür aber auch länger arbeiten. Im Englischen bezeichnet man sie als *slow twitch* und *fast twitch* Fasern. Sie spielen im sportlichen Training eine besondere Rolle, da deutlich geworden ist, dass sie sich unterschiedlich trainieren lassen. Während die schnell zuckenden Fasern prinzipiell auch auf eine langsam arbeitende Form umtrainiert werden können, funktioniert es umgekehrt mit den langsamen Fasern nicht. In der Sportwissenschaft heißt es deshalb seit langem: Marathonläufer können gemacht werden, Sprinter müssen geboren werden. Vielleicht haben Sie schon am eigenen Leibe erfahren, wie schwer es ist, seine Grundschnelligkeit zu trainieren, wohingegen die Fähigkeit zur Ausdauer relativ leicht antrainiert werden kann.

In dem Buch »Yoga und Atemtypen« wird erklärt, dass die langsamen Muskelfasern dem Ausatmer, die schnellen dem Einatmer zuzuordnen sind. Obwohl das Buch sonst durch seine anatomische Genauigkeit besticht, entwickelt sich an dieser Stelle ein künstliches Konstrukt, das in der Praxis leicht zu widerlegen ist. Man schaue, welchem Atemtyp die Olympiasieger im 100-Meter-Lauf angehören. Nach den Regeln der Trainingslehre (Sprinter werden geboren) und der Idee von Trökes/Seyd müssten alle hochklassigen Sprinter Einatmer sein. Dies ist nicht der Fall. Darüber hinaus wird die Beschaffenheit der Muskulatur im Gegensatz zur Atemform nicht bei der Geburt bestimmt, sondern konstitutionell schon bei der Zeugung. Ein Mensch wird mit seiner Muskelform geboren, die von seiner Genetik und nicht von seiner Atemform abhängig ist. Erst durch die Atemform entstehen in den unterschiedlichen Zonen unterschiedliche Muskelarbeitsweisen, die mit der Genetik zusammenspielen müssen. Ob dieses Zusammenspiel dann für die ein oder andere Tätigkeit förderlich oder hinderlich ist, ist im Einzelfall zu erfahren; eine generelle Regel aber lässt sich ausschließen.

Übungsfelder

Trotz aller oben angebrachten Kritik soll Erich Wilks Arbeit grundlegend gewürdigt werden. Besonders mit den in diesem Kapitel gemachten Einschränkungen kann man mit seinen Erkenntnissen auf einer nachvollziehbaren Ebene zielgerichtet arbeiten. Neben den wichtigen primären Folgen der Atmung gibt es in seiner Schrift viele Hinweise, die geradezu dazu auffordern, sie auszuprobieren. Da sie sich konkret weder den primären oder sekundären Faktoren zuordnen lassen, sondern der eigenen Beobachtung entsprechen, seien sie hier als Angebote aufgeführt. Viele Praktiker wissen diese Überlegungen zu schätzen, wiewohl sie besonders dann gut damit umgehen können, wenn sie sich von der Zwanghaftigkeit eines »Es-*muss*-so-sein« befreien.

Wilks Ausführungen ähneln in diesem Bereich jenen althergebrachten Hausmitteln, jener tief im Wesen eines Volkes verankerten Spiritualität, die keine grundlegenden Konzepte, sondern praktische Hinweise braucht und empfänglich ist für die Möglichkeit unterschiedlicher Begabungen.

An einer Stelle berichtet Wilk von den Heilern des Mittelalters, die seiner Meinung nach primär mit Händen und Stimmen oder aber mit den Augen gearbeitet haben. Konkret sagt er folgendes: »Der Dynamiker heilt mit den Händen und der Stimme und nimmt mit den Augen. Der Statiker heilt mit den Augen und nimmt mit den Händen und der Stimme.« Wie kann man mit solch einer Behauptung umgehen? Mit dieser und den folgenden Aussagen, die in seinem Werk lose verstreut sind und hier gebündelt präsentiert werden, geht man am besten intuitiv um, das heißt: Versetzen Sie sich intensiv in die jeweilige Position und spüren Sie nach, ob Sie sich (oder andere) dadurch besser kennenlernen können oder ob es Sie verwirrt. Beides ist in Ordnung und nachvollziehbar.

Zum Thema Ernährung schreibt Wilk: »Der Dynamiker isst mit dem Magen, der Statiker mit der Zunge.« Zum Thema Sehen: »Nachtspaziergänge beruhigen den Dynamiker, grelle Sonne den Statiker.« Zum Thema Liebe: »Der Dynamiker agiert sexuell, der Statiker erotisch.« Zum Thema Verbundenheit: »Der Dynamiker fühlt sich körperlich mit der Heimat verbunden, geistig mit der ganzen Welt. Der Statiker fühlt sich geistig mit der Heimat verbunden, körperlich mit der ganzen Welt.« Zum Thema Gesellschaftsleben: »Der Dynamiker bevorzugt Einzelhäuser, die sich um ein Zentrum gruppieren. Der Statiker bevorzugt Hochhäuser und eine Infrastruktur, in der alles beisammen ist (Arbeitsplatz, Geschäfte, Wohnung).«

Und wie wollen Sie leben? Lieber in die Breite und Weite, oder macht es Ihnen nichts aus, in einem Hochhaus oder höheren Gebäude zu leben? Gucken Sie gerne von oben auf die Welt herunter?

Und haben Sie alles gerne nah beisammen und klar geordnet oder brauchen Sie die Dynamik, ein bisschen Chaos und vor allen Dingen viel Platz um sich herum?

Nehmen Sie derlei Fragen als Inspirationen, mit denen Sie vielleicht verstehen können, warum Sie und Ihr Partner unterschiedliche Auffassungen von einer Wohnsituation haben.

Zum Thema körperlicher Arbeit: »Der dynamische Schneider/Schuhmacher arbeitet am Modell, der statische nach Schnittmuster.« Zum Thema geistiger Arbeit: »Das Beamtentum passt ideal zum Statiker, da hier Zuverlässigkeit und nüchterne Sachlichkeit gefordert sind.« Zum Thema Kochen: »Der Dynamiker ist bestens geeignet für die warme Küche und das Brotbacken, der Statiker für die kalte Küche und das Kuchenbacken.« Zum Thema Tiere: »Wer einmal erlebt hat, wie ein statischer Dackel am Tag und ein dynamischer Dackel in der Nacht eine Dogge verjagt, der weiß, dass Mut nicht eine Angelegenheit der Rasse ist.«

Man sieht, dass Wilk versucht, seine Überlegungen auf alle Lebensbereiche auszuweiten. Das ist legitim und aus seiner Sicht nachvollziehbar. Aus anthropologischer Sicht lassen sich die Aussagen nur bedingt bestätigen, da weitere charakterliche, konstitutionelle oder lebensgeschichtliche Hintergründe in seinen Beschreibungen keinen Platz haben. Gerade in diesem Abschnitt können und müssen Sie widersprechen, denn es sind nur Inspirationen, die möglicherweise passen können, die aber in keiner Relation zur anatomischen oder biochemischen Notwendigkeit stehen, wie die Auswirkungen des vorherigen Kapitels.

Zwei weitere, besonders bedeutende und in den Quellen beständig hervorgehobene Phänomene, die Wilk beobachtete, sollen gesondert aufgeführt werden. Sie zählen zu der Kategorie der Auswirkungen, die bislang keinen biologisch nachvollziehbaren Hintergrund haben und die allein aufgrund der Erfahrung für sich sprechen.

Tagesaktivitäten

Laut Erich Wilk gibt es, was die Phase des Leistungsmaximums und der Schaffensmöglichkeiten angeht, klare Zuteilungen. Der Einatmer ist abends aktiv, der Ausatmer morgens. Der Zusammenhang bezieht sich auf das analoge Prinzip der Wirkung des kosmischen Körpers, der den Atemtyp generiert. Führt die Einatmung, obsiegt der Mond und mit ihm die Nacht, führt die Ausatmung, liegt der Fokus auf der Sonne und dem Tag. Dass diese Annahme in der modernen Welt keine gültige Entsprechung findet – obwohl vielen bekannt ist, dass es sogenannte Lerchen und Eulen gibt –, lässt sich wie folgt erklären:

Besonders Ausatmer reagieren oft entsetzt, wenn man ihnen sagt, dass sie Lerchen (frühmorgens Aktive) sein sollen. Und das zu Recht! Denn hier spielt eine nicht zu unterschätzende kollektive Notwendigkeit eine zentrale Rolle, die in der klassischen Atemtyplehre vernachlässigt wird. In der modernen Leistungsgesellschaft wird das berufliche Zeitmanagement als Raubbau an der persönlichen Freiheit und als Zwangsfunktionalität verstanden. Das führt bei einem Großteil der arbeitenden Bevölkerung zu einem Unwillen, sich morgens aus dem Bett zu quälen, auch wenn man es trotzdem immer tut. Die dahinterstehende persönliche Freiheitsbestrebung ist in vielen Fällen größer als die Notwendigkeit, dem Atemtyp zu folgen. Lässt man nämlich Aus- wie Einatmer ihre Zeit (etwa am Wochenende oder im Urlaub), dann schlafen meistens beide Typen lang aus. In einigen Fällen pendelt sich dieses Verhalten nach einer Weile (etwa einem längeren Urlaub) von selbst ein, so dass die typengerechten Ausprägungen zum Vorschein kommen können. Eine generelle Gültigkeit ist aber damit nicht gegeben. Zu groß ist die kollektive Notwendigkeit, sich ab und zu dem Frühaufstehzwang zu entziehen, zu fordernd andererseits Familien- oder Arbeitsstrukturen, die den Tagesablauf regulieren und vorgeben.

Wann fühlen Sie sich am stärksten? Wann können Sie am besten lernen, aufnehmen, überlegen, schaffen? Irgendwann zwischen 7 Uhr morgens und 15 Uhr am Nachmittag; oder ab 15 Uhr, gerne auch bis tief in die Nacht?

Und wann, haben Sie das Gefühl, ist Ihr Schlaf am tiefsten, am erholsamsten? Nachts zwischen 23 und 3 Uhr oder morgens zwischen 6 und 9 Uhr?

Kleine Kinder können in diesem Punkt auch ohne Worte Auskunft geben. Sie gehen in der Regel entweder relativ früh (und problemlos!) ins Bett, wachen dafür aber auch schon früher am Morgen auf oder brauchen lange, bis sie einschlafen, können dann aber auch bis 8, 9 oder sogar 10 Uhr am Morgen schlummern.

Eine zumindest physiologische Erklärung liefert Wilk bei diesen Ausführungen gleich mit. Der Gefäßinnendruck menschlichen Gewebes kennt zwei Hoch-Zeiten, einmal um neun Uhr morgens, ein weiteres Mal um 17 Uhr am frühen Abend. Auch in der Neurobiologie wird versucht, dem Phänomen der sogenannten Eulen und Lerchen auf die Schliche zu kommen. Enzyme, die abhängig sind von periodischen Schwankungen, oder der Biorhythmus sind nur zwei von mehreren Überlegungen, um sich diese Unterschiede im Verhalten zu erklären. Die Kausalität zum Atemtyp ist eine weitere Annäherung an dieses Phänomen. Sie ist im Einzelfall zu erfahren, indem man die Alternativen ausprobiert, besitzt aufgrund der gesellschaftlichen Bedingungen aber keine allgemeine Gültigkeit.

Das Rätsel Lateralität

Wenn Sie sich vor einen Spiegel stellen und mit Ihrer linken Hand eine Bewegung ausführen, sieht es im Spiegel so aus, als vollführten Sie diese mit der rechten. Dieser Blickwinkel ändert weder die Ausführung noch die Organisation, sondern nur die Verhältnisse. Links und rechts sind vom Verstand geschaffene Definitionen, die in der Natur nicht vorkommen.

Sie brauchen einen Betrachtungswinkel, um rechts und links unterscheiden zu können. Der gängige körperliche Ansatzpunkt ist die Händigkeit, bei der die meisten Menschen eine Schokoladenseite haben. Eine Seite, mit der sie besser arbeiten, schreiben oder das Essbesteck benutzen können. Dies obliegt einem natürlichen Prinzip, das man wissenschaftlich mit »funktioneller Asymmetrie« bezeichnen kann und das bei vielen Lebewesen zu beobachten ist. Die Leber sitzt für gewöhnlich auf der rechten, die Milz auf der linken Seite, die rechte Lunge hat drei Lappen, die linke zwei und auch das menschliche Gehirn kennt zwei Seiten (Hemisphären), die unterschiedliche Aufgaben haben.

»Aufgrund der Komplexität des Nervensystems ist unser Gehirn nicht dafür geeignet, sich selbst und damit uns selbst jemals vollständig verstehen zu können.« So steht es in der Einleitung des wissenschaftlichen Grundlagenwerks zur Lateralität, das von Sally Springer und Georg Deutsch 1997 herausgebracht wurde, deren Erkenntnisse nach wie vor ihre Gültigkeit haben.

Erst seit knapp 150 Jahren gibt es ein Interesse, die Händigkeit in Bezug auf das Nervensystem des Menschen zu untersuchen. Bis in die zweite Hälfte des 19. Jahrhunderts nahm man an, das Gehirn arbeite als einzelnes Organ, so wie die Leber oder die Milz auch. Eine Zerlegung des Gehirns in eine asymmetrische und uneinheitliche Funktionalität wurde bis dahin nicht in Betracht gezogen. Ein bedeutender Wendepunkt des wissenschaftlichen Interesses waren 1861 die Entdeckungen des französischen Arztes Paul Broca, der erkannte, dass im Gehirn der Sprachausdruck seinen Sitz in der linken Hemisphäre hat. Jenes »Brocasche Areal« wurde nach ihm benannt, genauso wie das des deutschen Neurologen Carl Wernicke, der eine weitere Region in der linken Gehirnhälfte mit dem Sprachverständnis assoziieren konnte.

Da man bereits wusste, dass die Nervenbahnen vom Gehirn ausgehend überkreuz verlaufen und somit die linke Hemisphäre für die rechte Körperseite zuständig ist, bot es sich an, zu glauben, das menschliche Gehirn sei nicht nur asymmetrisch, sondern zugleich auch zerebral dominiert, nämlich von eben jener linken Gehirnhälfte. So konnte man sich zumindest annähernd erklären, warum Menschen überwiegend die rechte Hand als bevorzugte Seite benutzen. Die Quellen hierfür sind nicht eindeutig, man kann von einer damaligen wie momentanen 85- bis 95prozentigen rechtsseitigen Dominanz ausgehen.

Seit jenen ersten Entdeckungen vollzog die Gehirnwissenschaft bis in die jüngste Vergangenheit einen rasanten Aufstieg. Zahlreiche Wissenschaftler begannen, am lebenden Organ zu forschen. Die besten Objekte waren Menschen mit Hirnschädigungen, die man teilweise auch bewusst provozierte, um herauszufinden, welche Fähigkeiten auf der einen und welche auf der anderen Seite ihren Sitz hatten. War nach einem Schlaganfall oder einer konstitutionellen Veranlagung eine Gehirnseite bei einer Person geschädigt, konnte man anhand der Fehlfunktionen Rückschlüsse ziehen. Im Laufe der Jahre kam man dann zu den heute auch in der Öffentlichkeit bekannten Vorstellungen der zwei Gehirnhälften: Das linke Gehirn steuert Sprache, Analyse und Logik, das rechte Emotionen, Ganzheitlichkeit (im Sinne der visuellen, räumlichen Wahrnehmung) und Abstraktion. Weitere damit in Zusammenhang stehende Gegenüberstellungen sind bewusst (rechts) und unbewusst (links) oder explizit (rechts) und implizit (links).

Ganz so einfach aber ist diese Einteilung nicht, was ebenfalls in zahlreichen Untersuchungen belegt worden ist. Das Gehirn ist, wie jedes andere Organ in der belebten Welt auch, anpassungsfähig, so dass eine Schädigung des einen zu einer gewissen Kompensation durch das andere Gehirnteil führt. Das lässt die Rückschlüsse nicht mehr ganz so eindeutig erscheinen. Selbst als man mit sogenannten Splitbrain-Patienten arbeitete, bei denen mit einer Operationen der Balken – vereinfacht: die Kommunikationsschnittstelle beider Gehirnhälften – wegoperiert wurde, kam man zwar zu deutlichen, aber eben nicht einheitlichen Ergebnissen. Nicht alle Patienten, die nicht auf ihre linke Gehirnhälfte zurückgreifen können, haben massive Probleme mit der sprachlichen Logik, nicht alle Patienten, bei denen die rechte Hälfte ausfällt, zeigen ein entsprechendes Defizit an emotionaler Intelligenz.

Darüber hinaus wurde in den letzten Jahrzehnten deutlich, dass die streng dichotome Sichtweise ihre Lücken hat. Tatsächlich gibt es auch auf der rechten Seite sprachliches Verständnis und auf der linken emotionale Fähigkeiten – sie werden nur unterschiedlich aufgenommen oder verarbeitet.

Ein eindringliches Beispiel für eine kulturelle Gegebenheit, in der man auf beide Gehirnhälften zurückgreifen kann, hat man in Japan gefunden, wo es seit alters her zwei verschiedene Schriften gibt: eine Lautschrift und eine ideographische, also eine, die die Laute der Sprache und eine die innere Bilder oder Metaphern anspricht.

Mittlerweile erlauben neue technische Entwicklungen bildliche Verfahren, mit denen man die Gehirnstrukturen präzise sichtbar machen kann. Viele meinen, man könne mit diesen Verfahren dem Geist bei der Arbeit zuschauen und ihn aufgrund von leuchtenden Erregungszentren entsprechend katalogisieren. Es ist biologisch fahrlässig zu glauben, die Emotionen, das mathematische Können oder das Lustempfinden seien an bestimmten Stellen verortet. Diese bildgebenden Erkenntnisse sind wackelige Brücken zu einem Verständnis, das sich der Komplexität nur annähern kann, einer Komplexität, die auf Reize reagieren muss und die stets individuell operieren wird. Wie die Forscher zeigten, entwickeln sich Wachstum und Funktionalität der einzelnen Gehirnhälften nur in Folge seiner Nutzung (*form follows function*). Besonders bei gehirngeschädigten Kindern ist die Plastizität, die individuelle Anpassungsfähigkeit an unterschiedliche Areale, besonders ausgeprägt.

Wie genau also diese Prozesse miteinander in Zusammenhang stehen, ist nicht eindeutig zu beantworten, dass es aber Seitenunterschiede und Ausprägungen gibt, ist nicht nur im Gehirn offensichtlich. Auch bei Tests des dichotomischen Hörens beschäftigte man sich mit den unterschiedlichen Fähigkeiten der beiden Seiten des Ohrs und fand heraus, dass Spezialisierungen für das eine und das andere Ohr gang und gäbe sind. Das gleiche gilt für die Augen.

Schauen Sie auf einen Gegenstand, der ungefähr einen Meter von Ihren Augen entfernt ist. Fixieren Sie ihn und halten Sie Ihren Blick konstant darauf gerichtet.

Schließen Sie dann das linke Auge. Wie sieht das Bild aus? Hat es sich verschoben oder ist es annähernd gleich geblieben?

Machen Sie das gleiche noch einmal, indem Sie das rechte Auge schließen, und schauen, ob sich das Bild verändert.

In den meisten Fällen werden Sie feststellen, dass sich nur bei einem geschlossenen Auge das Bild deutlich verschiebt, bei dem anderen hingegen bleibt es stabil. Das ist Ihr dominantes Auge.

Kulturell ist die Seitenasymmetrie deutlich älter als die Erkenntnisse der Neurobiologe. In manchen Kulturen wird die linke Hand mit der Toilettenhygiene in Verbindung gebracht, was dazu nötigt, sie bei anderen, insbesondere hygienischen Verrichtungen außen vor zu lassen. Achten Sie einmal in Restaurants oder Imbissbuden mit muslimischem Hintergrund auf diesen Zusammenhang. Wird das Essen mit der linken Hand angefasst? Wenn ja, können Sie sicher sein, dass der Arbeiter dort aus einem anderen kulturellem Umfeld als dem muslimischen stammt.

Noch viel deutlicher wird das traditionelle Verhältnis von links und rechts in einem für das Abendland bedeutenden Buch: »Die Schafe zu seiner Rechten, die Böcke zu seiner Linken. Dann wird der König zu seiner Rechten sprechen: Kommt, ihr Gesegneten meines Vaters, nehmt das Reich in Besitz. Und zur Linken spricht er: Hinweg von mir, Verfluchte, in das ewige Feuer.« Die linke Seite wird also bis heute sprachlich eng mit Ungeschicktheit (linkisch) oder Hinterhältigkeit (link) in Verbindung gebracht, während die rechte Seite das Recht für sich beansprucht, rechtens und richtig zu sein. Noch heute wissen viele davon zu berichten, wie in ihrer Erziehung das böse linke Händchen verteufelt und umkonditioniert worden ist.

Obwohl sich die Forschung von derlei Meinungsbildung freimachen müsste, hat es den Eindruck, dass diese Ideologie in den akademischen Stuben fortgesetzt wird. Mittlerweile gibt es zahlreiche Untersuchungen, die das zu Gunsten der rechten Hand verschobene Gleichgewicht von rechts und links anthropologisch belegen wollen. So sind zahlreiche Kunstgegenstände und Zeichnungen der letzten 5000 Jahre untersucht worden, bei denen Rückschlüsse auf die Händigkeit gezogen wurden. Sie kommen zu ähnlichen Ergebnissen wie heutige Untersuchungen: Nur 5 bis 10 Prozent dieser historischen Werke sollen von Linkshändern stammen.

Man kann davon ausgehen, dass die Untersuchenden, die zu belegen versuchen, der Mensch sei von Natur aus in den meisten Fällen ein Rechtshänder, Ergebnisse finden, die sie finden wollen. Das gilt ganz allgemein für die Forschung – man denke an pharmazeutische Studien, die dann veröffentlicht werden, wenn sie im Sinne des Medikamentes entsprechende Ergebnisse liefern –, hat aber im Rahmen der Händigkeit eine besondere Bedeutung, da man aus der Biologie eine natürliche Alternative kennen müsste.

Bereits in den 1950er Jahren gab es erste Untersuchungen, die bis heute ausnahmslos bestätigt worden sind. Bei allen Säugetieren, bei denn sich dies untersuchen lässt (Affen, Katzen, Ratten, Vögel usw.), kommen Forscher zu dem Ergebnis, dass die rechte und linke Hand – bei den Tieren spricht man eher von Pfötigkeit oder Hufigkeit – gleich dominant sind. In einigen spezifischen Populationen gibt es bisweilen Abweichungen in beide Richtungen, die meisten Säugetiere jedoch benutzen zu 50 Prozent die linke oder die rechte Seite bevorzugt. Dass der Mensch von dieser Tatsache eine Ausnahme machen sollte, ist biologisch schwer vorstellbar. Oder mit welcher Begründung sollte dies so sein?

Dass eine Seite (nämlich die rechte) beim Menschen deutlich stärker bevorzugt wird, müsste demnach kulturelle und keine biologischen Ursachen haben. Dies wiederum ist naheliegend, wenn man bedenkt, welche Aufgabenbereiche man für das linke Gehirn, also die rechte Seite, entdeckt hat und welche für die andere. Vereinfacht formuliert, könnte man sagen, dass die Kultur des Menschen die dominante Rechtshändigkeit aufgrund ihrer analytischen und logischen Bedingungen geschaffen hat.

Das zeigt sich eindrucksvoll darin, dass man erfolglos versucht hat, genetische Beweise für die Händigkeit zu finden. Es ist nicht möglich, die Händigkeit bei Tieren zu züchten. Paart man Mäuse, die beide nur die rechte Pfote bevorzugen, sind die Nachkommen im Mittel wieder zu je 50 Prozent links- oder rechtspfötig.

Wie wichtig also die Konditionierung (und nicht die Prägung) ist, zeigen auch die Statistiken über das Vorkommen von Linkshändern. So steigt das Vorkommen der Linkshändigkeit bei Kindern, die mit einem linkshändigen Elternteil aufwachsen, auf 19 Prozent, sind beide Eltern Linkshänder auf 26 Prozent. Das lässt darauf schließen, dass je jünger ein Mensch ist, um so unklarer seine Händigkeit ist. Erst im Laufe des wortwörtlichen »Begreifens« der Welt, also zwischen dem ersten und dritten Lebensjahr, bildet sich eine Dominanz heraus. Dabei setzt sich beim Tier ausschließlich die Veranlagung durch, die offensichtlich nicht vom Elternteil stammt, und beim Menschen in erster Linie die Konditionierung oder das Vorbildverhalten.

Wie stark der kulturelle Einfluss der Händigkeit ist, lässt sich daran erkennen, dass kognitive Defizite bei Linkshändern häufiger anzutreffen sind. In Statistiken behinderter oder leistungsschwächerer Personen bilden sie sich überproportional heraus. Um es noch deutlicher zu machen, präsentieren die Autoren des Grundlagenwerkes eine Studie, die zeigt, dass die Lebenserwartung bei Linkshändern signifikant kürzer ist als bei Rechtshändern. Die Anpassungsfähigkeit an eine Welt, die für die rechte Seite, also für die Aufgaben der linken Gehirnhälfte, geschaffen ist, ist für Linkshänder zwar gegeben, aber eingeschränkt.

Dass die generelle Bevorzugung einer Seite in der Natur keinen Abgleich findet, zeigen nicht nur die Tiere, sondern ebenso universelle Strukturen wie Plus und Minus oder Druck- und Zugkräfte. Man weiß, dass 50 Prozent der Tiere, wenn sie im Kreis laufen, die rechte Seite bevorzugen, die anderen 50 Prozent die linke Seite. Mittlerweile kann man schon kurz nach der Geburt anhand der Krümmung des Schwanzes erkennen, welche Richtung es sein wird, wenn sich die Bewegungen vollständig ausgebildet haben. Polaritäten und Seitenunterschiede sind in der Natur gang und gäbe, nur beim Menschen ist die Ausrichtung einseitig.

Um dies wieder ins Lot zu bringen, empfahl der Biologie Carl Sagan folgendes: »Der Weg in die Zukunft führt über den Balken.« Gemeint ist damit die Verbindungsstelle zwischen den beiden Hälften im Gehirn und im übertragenen Sinne die Versöhnung von Logik und Intuition. Nichts drückt dies besser aus, als Licht und Dunkelheit, die in genau gleichem Maße im Mittel auf der Erde sichtbar werden. Ebbe und Flut, positiv und negativ oder links und rechts. Nichts geht ohne das andere. Und viel wichtiger: Keines von beiden ist besser oder im Vorteil.

Das Zitat zeigt aber auch eine Vertracktheit der Moderne. Im eigentlichen Sinne ist kein Forschungsstreben notwendig oder gar die Entwickelung neuer moderner Testverfahren, sondern eine Rückbesinnung auf die Natur. Anders formuliert könnte der Satz lauten: Der Weg in die Vergangenheit führt über den Balken.

Wenn Logik und Intuition wieder zusammenarbeiten, kann man sich der Händigkeit annähern. Wie gezeigt, ist sie nicht genetisch, sondern konstitutionell vorgegeben. Sie bildet sich im Laufe des Lebens in einem frühen Stadium aus, und das in genau paritätischem Maße. Die Quellen der Atemtypen gehen davon aus, dass die Atemformen es sind, die auch bei der Lateralität maßgeblich sind.

Erinnern Sie sich an den Test des dominanten Auges? Welches war es? Laut der Atemtyplehre ist das dominante Auge des Einatmers das linke, das des Ausatmers das rechte. Trifft das auf Sie zu? Wenn nein, ist damit die Behauptung, die Atemtypen haben entscheidenden Einfluss auf die Lateralität, zunichte gemacht?

Wenn rund 90 Prozent aller Menschen Rechtshänder sind, wird die Behauptung zunächst ad absurdum geführt. Sie wissen aber bereits, dass bei der Händigkeit des Menschen nicht die Prägung entscheidend ist, sondern die konditionierte Funktion. Mittels eines Tests den Atemtyp zu ermitteln, indem man die Händigkeit zugrunde legt, ist nicht möglich, da sie in besonderem Maße von der Kultur beeinflusst wird. Interessanter wären Übungen, in denen die Menschen ihre eigene Händigkeit analysieren.

Stellen Sie sich aufrecht hin, warten Sie einen Moment und stellen Sie sich dann vor, jemand, den Sie besonders gerne mögen, taucht vor Ihnen auf. Sie gehen direkt auf ihn zu, weil Ihr Herz Sie dorthin zieht. Probieren Sie es aus und beantworten Sie erst dann die Frage.

Mit welchem Bein gehen Sie los?

In der Regel ist das Bein, mit dem Sie losgehen, Ihr Spielbein, und das, mit dem Sie den ersten Schritt stabilisieren, Ihr Standbein. Auch hier ist das Tierreich dem Menschen in seiner Klarheit voraus. Die Standbeinseite kann man als dominante oder kraftgebende Seite bezeichnen, da sich die Händigkeit (oder Pfötigkeit) in der gesamten Seite fortsetzt; beim Menschen ist dies wiederum uneinheitlich. Abgesehen davon, dass es Menschen gibt, die kein klares Stand- und Spielbein haben, gibt es häufig den Mix aus Prägung und Konditionierung. Wenn jemand das Standbein auf der anderen Seite hat als die Schreibhand, erkennt man die Vermischung, ohne erst einmal zu wissen, welche Seite geprägt und welche konditioniert wurde. Wenn der Sportlehrer empfahl, mit dem linken Bein abzuspringen, oder der Vater das Schreiben mit der rechten Hand, kann man sich dies unabhängig von einer Veranlagung antrainiert haben.

Am ehesten ist die ureigene Veranlagung über die Wahrnehmungsorgane anzupeilen. Erinnern Sie sich an den Test mit dem dominanten Auge?

Wiederholen Sie den Test mit den Augen diesmal mit einem Gegenstand, der in weiter Entfernung liegt. Suchen Sie ein Objekt in einer langen Fluchtperspektive, ein weiter Blick in die Landschaft oder eine lange Straße hinunter. Schließen Sie das eine und dann das andere Auge und nehmen wahr, wann sich das Bild verschiebt.

Dieser Test ist nicht ganz so leicht, vor allen Dingen, weil man in der Regel versucht ist, das dominante Auge weiterhin führen zu lassen. Wenn Sie feinfühlig sind, können Sie vielleicht wahrnehmen, dass in der Regel das eine Auge die in näherer Umgebung liegenden Objekte fixiert und das andere die ferneren. Genau das gleiche gilt für die Ohren.

Sie können die einzelnen Ohren nicht ausschalten wie die Augen und sind jetzt ganz besonders auf Ihre innere Wahrnehmung angewiesen. Machen Sie in dem Raum, in dem Sie sich gerade befinden, Musik an und versuchen Sie zu spüren, mit welchem Ohr Sie diese Klänge bevorzugt wahrnehmen.

Versuchen Sie dabei zu unterscheiden zwischen einer rein lokalen Aufmerksamkeit (wenn ich mit dem rechten Ohr näher an der Musikanlage stehe, höre ich es mit rechts besser; wenn ich mit dem linken näher stehe, dann mit links) und einer inneren Aufmerksamkeit, die unabhängig von dem Ort, wo Sie sich befinden, funktioniert.

Machen Sie dann das gleiche Experiment mit Geräuschen aus der Ferne (Stadtrauschen, Kirchenglocken usw.).

Ihre Feinwahrnehmung ist hier außerordentlich gefordert, und selten kann man dies beim ersten Üben klar beantworten. Rein theoretisch sollten sich jetzt die Seiten vertauscht haben. Wenn Ihr rechtes Auge das nahe Sehen bevorzugt, wird Ihr linkes Ohr das nahe Hören anpeilen und umgekehrt.

Das macht alles keinen Sinn? Nicht umsonst ist der Abschnitt der Lateralität nicht unter den primären oder sekundären Folgen aufgeführt. Eine Zuordnung gestaltet sich nicht nur in der Wahrnehmung, sondern auch in der Kausalität schwierig.

Dennoch wird es Leser geben, die beide Experimente erfolgreich durchführen können und die sogar den gesamten Behauptungen der Atemtypquellen gerecht werden. Die lauten:

Der Einatmer bevorzugt die rechte Hand, das rechte Standbein und demzufolge das linke Spielbein und die Drehung nach links. Darüber hinaus ist das linke Auge des Einatmers für das Nahsehen, das rechte für das Fern-Sehen zuständig. Bei den Ohren ist es umgekehrt, und alles Gesagte gilt für den Ausatmer genau entgegengesetzt.

Diese Behauptungen bieten eine Vielzahl von Angriffspunkten. Noch problematischer wird es, wenn man wie Frau Schaefer-Schulmeyer die

Kausalität umdreht und argumentiert, die Lateralität hätte Auswirkungen auf die Atmung. In einem 1977 veröffentlichten Artikel versucht sie als erste Autorin nach Wilks Veröffentlichung das Thema Händigkeit im Sinne der Atemtypologie zu betrachten; allerdings mit der widersinnigen Ansicht, dass die Händigkeit den Atem vorgibt, anstatt ihm zu folgen. »Nach 19-jähriger praktischer Erfahrung in Sanatorium und Arztpraxis sind wir zu der Überzeugung gekommen, dass die allgemeine Annahme, der Mensch sei Rechtshänder, nicht zutreffend ist.« Auch sie verweist auf die Erkenntnisse an Tieren und benutzt dabei sinnigerweise den Begriff, dass Menschen auf rechts dressiert sind. So wie man auch Tiere dressieren kann, was die Händigkeit angeht, ist auch der Mensch der Konditionierung unterworfen. Sie berichtet von einem Maurer, der laut Maurervorschrift täglich mit der linken Hand acht bis zwölf Kilogramm schwere Steine heben musste, während er mit der rechten Seite den Mörtel verteilte. Als er mit einer spastischen Lähmung in ihr Sanatorium eingeliefert worden war, erkannte sie mit Hilfe der Atemtypologie seine tatsächliche Kraftseite (nämlich die rechte, er war Einatmer), verhalf ihm mit den von Wilk entwickelten Übungen zu neuer Vitalität und empfahl ihm, entweder den Beruf zu wechseln oder sich nicht mehr an die Maurervorschrift zu halten.

Wie kann man diese Behauptungen nun mit dem eigenen Atem in Beziehung setzen, wie sie an sich selber überprüfen? Zunächst mit einer einfachen Frage:

Sind Sie sich jederzeit absolut sicher, wo rechts und links sind? Müssen Sie keine Sekunde überlegen, wenn Ihnen jemand sagt, schau nach links, dreh dich nach rechts, oder brauchen Sie – es kann auch nur kurz sein – ein wenig, um sich zu orientieren?

Wie wäre es, wenn Sie sich vorstellen, Sie stünden in einem Labyrinth mit dem Gesicht nach vorne und jemand würde sagen: Jetzt drehen Sie sich nach links, dann nach rechts, wieder nach rechts, nochmal nach rechts und dann wieder nach links.

Konnten Sie bereits beim ersten Mitlesen die Drehungen innerlich nachvollziehen? Können Sie jetzt sagen, wohin Ihr Blick, verglichen mit der Ausgangsposition, gerichtet ist? Oder müssen Sie sich das noch einmal durchlesen, um sicher zu sein?

Anders gefragt: Sind links und rechts komplett im Unterbewusstsein verankert, oder müssen Sie mit Hilfe der Willkür des Denkens nachhelfen?

Der Hintergrund dieser Frage ist einfach. Wenn Sie Ihrem Typ nach die normale Händigkeit ausüben, sind Sie sicher und überlegen nicht; wenn Sie gegen Ihren Typ mit einer Hand arbeiten, brauchen Sie mentale Unterstützung, oder die Sache verwirrt Sie. Ein anderes Beispiel sind Zahlendreher. Jemand bittet Sie, eine Telefonnummer aufzuschreiben und sagt 32. Kann es dann vorkommen, dass Sie das manchmal verwirrt und Sie kurz überlegen müssen, damit Sie nicht zuerst die Zwei und dann die Drei notieren? Verwirrt das Schreiben mit der typenfalschen Hand Ihren Kopf?

Dennoch lässt sich auch mit diesen Tests keine eindeutige Aussage machen, es ist ein möglicher Hinweis, aber kein Beweis. Es gibt massenweise Ausatmer, die mit rechts schreiben, genau so wie es einige Einatmer gibt, die mit links schreiben. Bei diesen Personen kommt es zwar eher bei diesen Tests zu Problemen, aber nicht immer. Darüber hinaus gibt es auch typenkorrekte Schreiber, die Schwierigkeiten mit dem Unterschied von links und rechts haben. Die Übereinstimmung von Händigkeit und Atemtyp in der Praxis zu belegen, ist nicht möglich, da unsere Kultur und maßgeblich Schrift und Sprache die linke Gehirnhälfte bevorzugen.

Dennoch gibt es Möglichkeiten, diese Zusammenhänge eingehender zu betrachten. Eine weitaus stimmigere, wenn auch längst nicht sichere Zuordnung als die über die Schreibhand erreichen Sie, wenn Sie jemanden bitten, die Arme vor der Brust zu verschränken. Der jeweils unten liegende und stützende Arm zeigt die Kraftseite an. Die rechte wiese auf den Einatmer, die linke auf den Ausatmer hin. In der Praxis lässt sich beobachten, dass die Verteilung nicht so einseitig zugunsten der rechten Seite wie bei der Schreibhand ausfällt, was darauf schließen lässt, dass die emotionale Motivation dieser Handlung früher erfolgt ist als die Konditionierung des Schreibens. Sicherheit bietet aber auch dieser Test aufgrund der vielen anderen Einflüsse nicht.

Aus Sicht einer biologischen Anthropologie spricht allerdings nichts gegen die grundsätzliche Annahme, dass die Atemtypen die Händigkeit zur Folge haben. Allein das 50/50-Auftreten sowie die Tatsache, dass sie nicht schon genetisch, sondern erst in der Entwicklung der Typus eintritt, sind deutliche Hinweise.

Dass sie sich in den seltensten Fällen rein ausbilden, ist aufgrund der vielfältigen kulturellen Einflüsse eine Gewissheit. Eine mögliche Überprüfung gäbe es zudem. Man müsste ein exaktes Experiment mit Tieren und ihrer Pfötigkeit machen und dazu die Geburtsdaten der getesteten Tiere zu Rate ziehen. Damit ließe sich ein Zusammenhang zwischen Atemtyp und Händigkeit nachweisen.

Rezeption – Der Umgang mit den Atemtypen

Neben Erich Wilks Originalschrift gibt es einige wenige Quellen, die sich auf seine Erkenntnisse berufen und die gut dafür geeignet sind, zu begreifen, warum den Atemtypen im öffentlichen Interesse ein vergleichsweise geringer Stellenwert zukommt.

In erster Linie liegt das an dem schon oben beschriebenen Phänomenen, die Typologie nicht über den Atem – also die erfahrbare Anatomie –, sondern über die Astrologie, den qualitativen Moment der Geburt zu verorten. Auch wenn davon ausgegangen wird, dass diese Behauptung zutrifft, ist sie in dieser Form ein Hindernis für viele Anwender, da die Vorstellung, der Körper hänge mit kosmischen Kräften zusammen, in der Moderne einen nicht zu unterschätzenden negativen Einfluss hat.

Natürlich wird jedem, der kurz darüber nachdenkt, klar sein, dass komische Kräfte in Form von Sonnenlicht oder Anziehungskräften das Leben auf der Erde maßgeblich beeinflussen; aber eine solche Herangehensweise kann nicht zu einer Verbreitung des Wissens führen, sondern wird im Gegenteil auf Ablehnung stoßen. Das liegt daran, dass der moderne Mensch nicht nur ein rationales und zwingend logisches Weltverständnis produziert hat, sondern dieses auch benötigt, um sich auf Neues einzulassen. Von daher ist es angebracht, den Adressaten da abzuholen, wo er gerade steht.

Terlusollogie

Der sicherlich gravierendste und nachhaltigste Einschnitt in der Atemtypologie fand in den 1990er Jahren statt, als die Familie Hagena beschloss, den Namen »Terlusollogie« als geschützten Begriff für die Methodik der Berechnung und der Arbeit mit dem Atemtyp auf den Markt zu bringen. Vom Standpunkt eines vermeintlichen Naturgesetzes ist diese Namensgebung sinnvoll, da sie die drei zentralen Körper, nämlich die Erde (Terra) als Fixpunkt sowie die beiden auslösenden Kräfte Sonne (Sol) und Mond (Luna), in sich zu vereinen sucht.

Für den modernen Anwender ergeben sich daraus aber folgenschwere Probleme. Zum einen wird der Bezugspunkt vom Atem weg auf die kosmischen Kräfte verschoben. Aus einem selbst erfahrbaren Erlebensprozess wird ein von außen übergestülpter Kodex. Zum anderen erweckt der Begriff Terlusollogie den Anschein, dass es sich um ein künstliches Produkt handelt, das erfunden statt erlebt werden kann. Als drittes stellt sich die Frage, wie man dieses natürliche Atemgeschenk (unabhängig davon, ob es Korrelationen mit Sonne und Mond gibt oder nicht) schützen lassen kann? Viele Bewegungs- und Ernährungsratschläge und psychologische Studien vermitteln den Eindruck, als ob es sich um innovative oder neu entdeckte Wissensschätze handelt. Dabei wird in der Regel nur ursprüngliches und mittlerweile verlorengegangenes Wissen wieder aufgewärmt. Der Untertitel von Charlotte Hagenas Schrift heißt »Erfahrungen mit einer neuen Typenlehre«. Was kann an dieser Typenlehre neu sein, wenn im gleichen Werk davon gesprochen wird, dass alle atmenden Wesen seit Anbeginn ihrer Zeit auf diese Weise am Leben teilhaben?

Besonders der eingetragene geschützte Name gibt ein paradoxes Bild ab. Wer kommt irgendwann auf die Idee, den Herzschlag, die Lebenslust oder das Lachen als Marke zu schützen? Naturphänomene brauchen nicht geschützt zu werden, sondern werden erfahren.

Deduktion

Das Vorgehen von Erich Wilk, sich ausschließlich auf die Deduktion – das Schließen einer allgemeinen Formel, die auch im Einzelfall gilt – zu verlassen, wird in der Regel in den Quellen fortgesetzt. Es finden sich dort keine möglichen Einschränkungen, keine Unterscheidungen in primäre und sekundäre Folgen und auch keine Hinweise für eine generelle Vorsicht mit Typologisierungen. Das ist – so lange der Erfolg dem Praktiker Recht gibt – legitim, wird aber, sobald die erste Ausnahme der Regel auftaucht, die ganze Annahme in Frage stellen.

In vielen Fällen wird erst gerechnet und danach die Reaktion auf Bewegung, Verhalten oder Ernährung geprüft, während das eigentliche Vorbild – der individuelle Mensch in der Natur – sich zuerst am Körper und seinen Begebenheiten orientiert und eventuell anschließend ursächliche Faktoren suchen wird. Wenn ich Schmerzen habe, nehme ich diese zunächst wahr und mache mich dann für den Fall, dass sie andauern oder unerklärlich sind, auf die Suche nach den tieferen Gründen. Zuerst steht die Erfahrung, dann die Erkenntnis.

Das umgekehrte Vorgehen gipfelt im Rahmen der Terlusollogie in der Annahme, dass man sich dieses ursprüngliche Wissen nur im Rahmen von Seminaren und bei speziell dafür ausgebildeten Lehrern beschaffen kann. Die Funktions- und Positionsübungen von Erich Wilk, die in den Ausbildungen vermittelt werden, bilden eine Ausnahme, da sie tatsächlich entwickelt worden sind und entsprechend geschult werden müssen. Jene Übungen orientieren sich an der Natur und sind beim Tier oder Kleinkind abgeschaut, die je nach Typ die Gelenke auf spezifische Art und Weise mobilisieren oder in Schwung bringen. Diese Übungen sind keine Sache der Pädagogik, auch wenn diese aufgrund einer fehlenden Selbstwahrnehmung vieler Anwender hilfreich sein kann. Kein Tier wird aber fragen, wie man sich ökonomisch zu bewegen hat, und kein Mensch wird diese Hinweise, vorausgesetzt er bewegt sich wie ein Mensch, benötigen. Es ist archaisches Wissen, das sich noch nicht einmal als Wissen beschreiben lässt, sondern eher als Instinkt. Die Atemform kann man nicht lernen wie den Satz des Pythagoras. Sie muss nicht erfunden werden, sondern höchstens wiedergefunden und vor allem erlebt werden.

Der Atemtyp in Asien

Eine Ausnahme bei den Quellen bilden die Bücher von Rosina Sonnenschmidt, die nicht nur bewusst esoterisch ausgerichtet sind, sondern darüber hinaus versuchen, die Tradition des Wissens um den Atemtyp zu verfolgen. Die Autorin berichtete aus eigener Erfahrung von ihren Begegnungen mit dem Atemtyp im indotibetischen Kulturkreis. Das Besondere dabei: Sie hat nicht erst von den Atemtypen im Rahmen der terlusollogischen Vermittlung gehört und ist danach in den Osten gereist, um eventuellen Traditionen nachzuspüren, sondern ist bereits vor der Begegnung mit der Familie Hagena in Asien mit diesem Wissen konfrontiert worden.

Dieses Wissen ist allerdings nicht in dem Maße zugänglich, wie man dies aus anderen Bereichen der Lebensführung und Philosophie gewohnt ist. Wenn dem so wäre, wäre der Atemtyp ja auch keine unbekannte Sache, sondern eine ernstzunehmende Größe. Frau Sonnenschmidt berichtet deshalb ausführlich von persönlichen Begegnungen, in denen ihr das Wissen um die zwei verschiedenen Atmungen vermittelt wurde. Dabei sticht vor allen Dingen der Austausch mit dem nepalesischen Tantrameister Pandit Traya Loka Rana heraus, der ihr zahlreiche Hinweise und Erfahrungen vermittelte, die dem entsprechen, was die westliche Atemtypologie entdeckt hat. Jene Hinweise sind nicht mit denen zu vergleichen, die in den anderen Quellen und auch in diesem Buch vermittelt werden. Die östliche Philosophie arbeitet mit Bildern und Metaphern, in denen bestimmte Erkenntnisse subtil oder pointiert eingebaut sind. Sanskrittexte sind mit Symbolik überhäuft; logische, für westliche Menschen verständliche Anleitungen sind dort nicht zu finden. Ein gutes Beispiel für diese gänzlich andere Methodik ist der Bericht, den Rosina Sonnenschmidt in ihrem Buch »Atemenergetik« über das Essen mit ihrem Meister verfasst hat. Jener lud sie eines Tages zum Mittagsmahl ein und stellte ihr einen doppelt großen Teller mit einer Extraportion Salzgebäck hin, während er selbst nur einen kleinen Teller mit Reis und Gemüse sowie eine Süßspeise zu sich nahm. Sein Kommentar dazu: »Mond und Sonne haben gerade zusammen gespeist.« Im Laufe des Tages gab es weiteres Essen, aber nur für den Meister, der ab und an eine kleinere Portion zu sich nahm, während dem Gast nichts mehr angeboten wurde. Weiterer Erklärungen bedurfte es nicht, und aus westlicher Sicht entdeckt man hier den Zusammenhang, der oben als kleines und großes Verdauungsfeuer angesprochen worden ist. Der Meister aß wie ein Ausatmer, die Schülerin wie ein Einatmer. Die Regeln, die auch von Wilk vorgeschlagen worden sind, finden in dieser Geschichte ihren Widerhall.

Die tatsächliche Kenntnis jener zwei Atemtypen ist in dem Kulturkreis, in den die Autorin intensiv eintauchte, so groß, dass auf Erklärungen oder Katalogisierungen nahezu völlig verzichtet wurde. Aus Sicht der Gelehrten war das Wissen um die typologische Atmung so fest verankert, dass es keiner weiteren Hinweise bedurfte; so ähnlich, wie man es im Westen hinnimmt, dass Batterien mit einem Plus- und Minuspol Strom abgeben und damit Maschinen zum Laufen bringen. Einem Besucher, der diese Tatsache nicht kennt, müsste man es erklären und begreifbar machen, für den modernen Menschen ist es hingegen eine Selbstverständlichkeit.

In den klassischen Yogaschriften finden sich Hinweise auf zwei verschiedene Atemformen, die dort als Sonnen- und Mondatmung bezeichnet werden, als Prana und Apana. Aus indischer Sicht fließt der Mondatem durch das linke und der Sonnenatem durch das rechte Nasenloch.

Die Korrespondenz zu der von Erich Wilk behaupteten Naturregel ist offensichtlich, noch größer wird die Übereinstimmung, wenn man bedenkt, dass der klassische Name für den Yogapfad, der den Körper und mit ihm die Atmung anspricht, Hatha-Yoga lautet. Hatha setzt sich aus den beiden Sanskritbegriffen Ha (Sonne) und Tha (Mond) zusammen und deutet in seiner Verschmelzung darauf hin, dass hier beide Formen der Atmung ineinander verwoben sind.

Rosina Sonnenschmidt berichtet, dass es zu der Zeit, als sie Indien besuchte (1970er Jahre), üblich war, dass ein Astrologe den Mond- und Sonnenanteil eines Neugeborenen berechnete. Erst in zweiter Linie interessierte man sich für die im Westen bekannten astrologischen Konstellationen. Auch hier fällt wieder die Ähnlichkeit zu den von Wilk gemachten Beobachtungen auf, nur dass heutzutage kein Mensch zum Neugeborenen kommt, sondern man mittels des Computers und einer Berechnung die Sonnen- und Mondanteile verfügbar macht.

In dieser jahrtausendealten Tradition sind die zwei Atemformen so selbstverständlich, dass sie nicht nur integriert sind, sondern auch überwunden werden wollen. Ein weiterer Lehrer gab Sonnenschmidt daher folgenden Auftrag: »Was kümmerst du dich um das, was jeder kann. Du bist wie ein Erdferkel, das nur auf den Boden schaut und den Himmel nicht sieht. Versuche doch mal das, was nicht jeder kann, nämlich: Sonne und Mond vereinen. Dann wirst du zum Vogel und verstehst Yoga.« Um das zu erreichen, empfahl man ihr, ein Jahr lang ausschließlich den Sonnenatem, ein weiteres Jahr ausschließlich den Mondatem. Das hieß nicht, ein Jahr lang nur durch das eine Nasenloch zu atmen und ein Jahr durch das andere (abgesehen davon, ob das überhaupt möglich ist), sondern ein Jahr lang aktiv aus- und passiv einzuatmen und ein weiteres Jahr aktiv ein- und passiv auszuatmen, um beide Qualitäten in sich zu erfahren. Diese Überwindung der Konstitution passt zu der transzendenten Vision östlicher Philosophie, hat aber in den westlichen Ländern erst dann Berechtigung, wenn die eigentliche Konstitution erfahren worden ist. Ob man anschließend, wie in Indien angestrebt, die Dualität überwinden will, ist erst dann interessant, wenn man die Dualität akzeptiert und im eigenen Körper integriert hat.

Das sogenannte dreifache göttliche Prinzip, das dieser Anschauung zugrundeliegt, kennt man auch im Westen, bekommt aber im indischen

Kulturkreis eine lebenswirkliche statt körperfeindliche Bedeutung. Dort gilt die Sonne als Vater und Lebensspender, der Mond als Mutter und lösendes Prinzip und das Kind beider als Verbindung mittels des Luftelements. So kann man den Begriff Terlusollogie auch ausdrücken und ganz nebenbei die dem Menschen eigene Mystik offenbaren.

Für den westlichen Praktiker sind diese transzendenten Überlegungen eine mögliche Bestätigung, aber keine grundlegende Ursache. Immerhin kann man verstehen, warum moderne Yogakultur wenig mit der ursprünglichen Vereinigung der beiden ursächlichen Prinzipien zu tun hat. Modernes Yoga richtet sich zumeist an Leistung (egal ob physisch oder psychisch) mit einer Vernachlässigung der Atmung aus und entfernt sich somit vom Urprinzip. Programme und Übungen, die von außen vorgegeben werden, behindern die eigene Erfahrung. Ein mentales Programm ist kein Körperwille. Traya Lana Roka drückte diese verkopfte Herangehensweise einmal eindringlich aus, als ihn Sonnenschmidt um Tips für die richtige Ernährung bat. »Du musst doch nicht mir, sondern deinem Tempel, deinem Körper, diese Frage stellen. Wie fühlt sich denn dein Magen jetzt an? Was will er? Wie fühlt sich dein Darm an, was braucht er? Was sagt dir deine Leberfabrik? Frage mich also nicht so überflüssiges Zeug!«

Wo sehen Sie sich selbst? Sind Sie ein Mensch, der in Kontakt zu seinem Körper steht? Der weiß, was die Organe brauchen, wie sie auf bestimmte Angebote reagieren? Oder verlassen Sie sich lieber auf Hinweise von Ärzten und Gesundheitspädagogen?

Vertrauen Sie Ihrem Verstand mehr als Ihrem Körper?

Haben Sie Ihren Atemtyp in diesem Buch erfahren oder haben Sie ihn verstanden?

Ist der nächste Schritt für Sie bereits die Verschmelzung und Transzendenz, weil Sie die Dualität überwunden haben, oder wollen Sie erst einmal in Ihren Körper zurückfinden?

Bewegungsverständnis im Yoga

Dass der Atemtyp im modernen Yoga (dem der letzten 500 Jahre) keine explizite Rolle spielt, wurde anhand der Textauslegungen im zweiten Kapitel gezeigt. Durch die Ausführungen Rosina Sonnenschmidts wird ersichtlich, dass er in gewisser Weise überwunden ist, weil er selbstverständlich vorhanden ist und mittels der Yogakunst diszipliniert werden kann.

Aus yogischer Sicht befindet sich der Westen mit dem wieder entdeckten Verständnis eines Atemtyps ganz am Anfang der bewussten Entwicklung.

So kann man den Atemtyp im Yoga nur indirekt über die Vorgaben der Quellen verstehen. Diese aber sprechen eine deutliche Sprache, indem sie generell beide Atemtypen integrieren. Besonders gut lässt sich dies bei den sogenannten Bandhas zeigen, die von Svatmarama ausführlich beschrieben worden sind und die zum guten Kanon der heutigen Yogapraxis gehören. Jene Bandhas können vereinfacht als »Verschlüsse« bezeichnet werden, bei denen es um das bewusste Kontrollieren energetischer Prozesse aus Sicht der Yogaphilosophie geht. Drei klassische Bandhas sind in den Grundlagentexten verankert: Mula Bandha (Verschluss des Beckenbodens), Uddiyana Bandha (Verschluss des Rumpfes im Bauch) und Jalandhara Bandha (Verschluss des Nackens).

Setzen Sie sich entspannt in den Schneidersitz oder einen anderen Sitz Ihrer Wahl und üben Sie behutsam die drei Bandhas. Beginnen Sie mit Mula Bandha, die Sie auffordert, den Beckenboden anzuspannen. Egal, welche Schichten Sie im Beckenboden kennen, ziehen Sie die Muskeln stärker zusammen. Wie stark, lassen Sie im optimalen Fall Ihren Körperwillen entscheiden.

Halten Sie dann dieses Bandha und nehmen Sie daraufhin Uddiyana Bandha hinzu. Ziehen Sie den Bauch ein, erst nach hinten, dann nach oben. Halten Sie auch dieses Bandha.

Drücken Sie abschließend das Kinn, so weit sie können, zur Brust und den letzten Halswirbel nach hinten.

Wie fühlt sich der Verschluss von Beckenboden, Bauch und Nacken an? Haben Sie den Eindruck, jetzt Energie kontrollieren zu können, oder fühlen sich manche Stellen unangenehm verspannt an? Viele sogar?

Sicher haben Sie erkannt, dass der Verschluss in Kehle und Hals den für Ausatmer so günstigen langen Nacken stabilisiert, dem Einatmer aber alle Luft zum Atmen nimmt. Umgekehrt wirkt die Befestigung des Beckenbodens, speziell der stabilisierenden zweiten Schicht, günstig auf den Einatmer (so lange er dies in moderater Anstrengung übt) und ungünstig auf das dynamische Becken des Ausatmers. Sie können also in der Regel mit den Bandhas, setzen Sie diese gleichzeitig ein, nur teilweise beglückt werden – es ist eine Win-Loose-Situation. Besonders die Bauchspannung verdeutlicht dies mit ihrer direkten Einflussnahme auf die Atembewegung.

Beide Atemformen werden in ihrer jeweiligen aktiven Phase von der Spannung im Bauch – wenn auch auf unterschiedliche Art und Weise – begünstigt, sind auf der anderen Seite aber auch an das Lösen derselben in der passiven Phase gebunden. Eine willkürliche Manipulation der Bauchspannung oder die gleichzeitige Aktivierung aller Bandhas kann nur in einer disziplinierten Körpertechnik gelingen, die sich dieser Besonderheiten bewusst ist. Sie hat den eigenen Atemtyp überwunden und sucht von da ausgehend neue Wege der Vervollkommnung.

Das gleiche gilt für viele Yogaübungen (Asanas), die in ihrer klassischen Anleitung beide Formen zugleich ansprechen und somit den modernen Anwender irritieren müssen. Im Buch »Yoga und Atemtypen« werden diese Unstimmigkeiten aufgelöst und dabei für den Praktiker sinnvolle typengerechte Herangehensweisen angeboten. Sie sind ein Übungsfeld körperlicher Integrität, kein Schema der wirklichen Bewegung. Darüber hinaus sollte man auch im westlichen Yoga anerkennen, dass die Überwindung des Atemtyps möglich ist. Einzig der Standpunkt, von dem aus, dies möglich sein wird, ist im Yoga ein ganz anderer als im Körperverständnis des Westens.

Atemtechniken

Eine besondere Atemtechnik, die zwar nicht auf die Atemtypologie Rücksicht nimmt, aber diese verständlich macht, ist das sogenannte Holotrope Atmen, das von dem tschechischen Psychiater Stanislow Grof in den 1960er Jahren entwickelt und von vielen seiner Schüler weiterentwickelt oder verfeinert worden ist. Bekannt ist unter anderem der Begriff Rebirthing, der von Leonard Orr geprägt wurde. Im Mittelpunkt dieser Techniken stehen beschleunigtes und vertieftes Atmen, häufig begleitet von tranceartiger Musik oder einer Form der Körperarbeit. Durch die dauerhafte Aktivität beider Phasen entsteht ein ununterbrochener Kreis, den man auch Energieatmung (in einem spirituellen Sinne) oder Hyperventilation (in einem pathologischen Sinne) nennen kann. Vielen Menschen wird natürlicherweise bei dieser Atemform schwindlig, kribbelig oder unwohl. Die Erregbarkeit von Muskeln und Nerven wird gesteigert und die entsprechenden Symptome drücken die verschobenen Verhältnisse von Sauerstoff, Kohlendioxid, Calcium und dem Säure-Basen-Haushalt im Körper aus.

Im therapeutischen Kontext hat dies eine Berechtigung, da hier spezielle Verhaltensmuster simuliert werden, die die persönliche Körpergeschichte nachvollziehbar machen oder zumindest anders integrieren lässt. Holotropes Atmen hat eine stark »öffnende« Wirkung. Es wird deshalb auch als Ergänzung zu klassischen Psychotherapieverfahren verwendet, wenn es innere Blockaden zu überwinden gilt. Von seinen Anwendern wird es auch als forcierter Einstieg in die spirituelle Dimension einer sogenannten transpersonalen Therapie genutzt.

Den eigenen Atemrhythmus wahrzunehmen ist – auch mit den Übungen dieses Buches und den dazu gehörigen Erklärungen – kein leichtes Unterfangen, da er in seiner Ausprägung von allen positiven, wie negativen Erfahrungen begleitet wird. Wenn es vielleicht nicht Ihrer Vorstellung entspricht, wie intensiv der Atem auf Ihre Biographie zurückgreift, so liegt das in den meisten Fällen daran, das Sie sich nicht an Ihre Geburt oder die ersten Lebensjahre erinnern können. Das heißt aber nicht, dass es Ihrem Körper und Ihrem Atem genauso geht.

Naturwissenschaftler bezweifeln, dass während eines Rebirthings tatsächlich die eigene Geburt wieder erlebt wird. Dass sie es für Halluzinationen halten, die aufgrund des Hyperventilierens auftreten, ist naheliegend. Hyperventilation kann auch außerhalb des Holotropen Atmens im Rahmen von Angststörungen und Panikattacken unbeabsichtigt auftreten und wird dann häufig von starken Symptomen begleitet. Die Effekte sind physiologisch die gleichen, nur genutzt werden sie anders, so wie jede Form einer Krise, die transformiert oder gelöst werden will.

Explizit besteht zwischen diesen Atemmethoden und der Atemtypologie keine Verbindung, aufgrund der intensiven Auseinandersetzung mit dem eigenen Atem, der wertneutral als Mittel der Therapie genutzt wird, sind die Möglichkeiten der Selbstwahrnehmung und der körperlichen Rückbesinnung aber besonders ausgeprägt.

Reach und Push

Besonders interessant sind Quellen, die eine Kenntnis der Atemtypen nahelegen, sie aber nicht konkret als solche formulieren. Der Rolfer und Tänzer Hubert Godard hat im Rahmen seiner körpertherapeutischen Praxis zwei Typen vorgestellt, die als Reach- und Push-Typ bezeichnet werden und die in ihrer anatomischen Beobachtung den Erkenntnissen Wilks entsprechen. Aus Sicht des Rolfings steht dabei aber nicht die Atmung im Vordergrund, sondern die motorische Kontrolle des Körpers – die Beschreibungen decken sich dennoch mit denen der Atemtypologie. Der ausatemfixierte Push-Typ hat das Steuerungszentrum des Körpers in der Bauchmitte, orientiert sich zum Boden und ist bestrebt, Gewicht abzugeben. Push bedeutet Drücken und erinnert an das Prinzip der Verengung des Ausatmers.

Der einatemfixierte Reach-Typ dagegen hat sein Steuerungszentrum in der Brustmitte und orientiert sich in den Raum und nach oben. Reach bedeutet greifen oder reichen und erinnert an das Prinzip der Expansion des Einatmers. Darüber hinaus gibt es auch eine Unterscheidung der Wahrnehmung, die beim Push-Typ als introvertiert und beim Reach-Typ als extrovertiert bezeichnet wird. Im Rahmen der visuellen Ausrichtung entspricht das den beiden Prinzipien des statischen und dynamischen Sehens, die Erich Wilk beschrieb. Der Ausatmer lässt die Bilder zu sich kommen (introvertiert), der Einatmer arrangiert sie dynamisch im Außen (extrovertiert).

So weit, so übereinstimmend. Unterschiede tun sich auf, wenn es um die Behandlung beider Typen geht. Ein mögliches Ziel des Rolfings kann es nämlich sein, das Gegenteil dessen anzusteuern, was man dominant bevorzugt, um somit einen harmonischen Mittelweg zu betreten. So wird den einatemfixierten Typen empfohlen, verstärkt die Ausatemübungen zu machen, und den ausatemfixierten Typen wird angeraten, die Einatemübungen zu vollziehen. Aus atemtypologischer Sichtweise würde man genau zum Gegenteil raten.

Auch wenn Rolfer, was die Atmung angeht, nicht der individuellen Präferenz entgegenkommen, arbeiten sie seit Jahren erfolgreich in der Manualtherapie und haben seit neustem mit der Faszienforschung eine bedeutende Bestätigung für ihr Tun erhalten.[6] Mit effizienten Methoden und einem anatomisches Naturverständnis wird das Bewusstsein für die eigene Wahrnehmung geschärft, abgesehen davon, dass sich die Erweiterung und nicht die Angleichung der expiratorischen und inspiratorischen Reservekapazität als sinnvoll erweisen würde.

Alpha- und Omega-Typen

Welche charakteristischen Eigenschaften hat Ihrer Meinung nach ein Großvater? Was löst allein der Begriff für Gefühle in Ihnen aus? Ein bisschen Weisheit, ein bisschen Verschrobenheit, ein alter Lehnsessel und eine Pfeife im Mund? Das Autorenduo Paungger/Poppe arbeitet seit gut zwanzig Jahren mit einem vermeintlichen Großvater im Hintergrund, der verlorengegangenes Naturwissen des Volksmundes gespeichert hat, besonders wenn es um die Verbreitung sogenannten Mondwissens geht. Der Inhalt, da er traditionelles Kulturgut des Menschen transportiert, mag für viele interessant sein, die Vorgehensweise allerdings ist zweifelhaft. Auf Quellen oder Literatur wird in jenen Büchern nicht Bezug genommen, sondern ausschließlich auf einen alten Großvater. Dass dieser nicht der alleinige Hinweisgeber sein kann, offenbart sich im 1998 erschienenen Buch »Alles erlaubt«. Dort erkennt man nahezu die kompletten Ernährungsrichtlinien aus den damals bereits erschienenen Büchern der Familie Hagena wieder. Ein wenig umformuliert wird es dem Großvater und seinem unendlichen Wissensschatz zugeschrieben.

Die Verbindung der Mondastrologie zur Atemtypologie liegt nahe, und so wird in dem Werk neben einer klassisch astrologischen ausgerichteten Ernährungsweise auch die Typologie der Ernährung vorgestellt, die »nur ein Auszug einer in der Zukunft zu veröffentlichenden, umfassenderen Typenlehre« ist, die der Großvater noch kannte. Anscheinend waren die Kopierversuche in diesem Fall zu offensichtlich, so dass bislang, trotz der Ankündigung, keine weiteren Veröffentlichungen mehr erfolgt sind.

Dass diese beiden Typen, da sie nur durch das Wissen des Großvaters bekannt geblieben sind, als Alpha- und Omegatyp bezeichnet werden, weil »noch keine schlüssigen Bezeichnungen dafür bekannt sind«, ist grotesk, und dass diese typologische Ernährung »in ein neues Jahrtausend einleitet«, übertrieben. Jenes Autorenduo und seine Veröffentlichungen geben ein augenscheinliches Bild der Moderne ab. Wenn tradiertes Wissen, das die Menschheit seit Tausenden von Jahren begleitet, als Entdeckung verkauft wird, kann es nur daran liegen, dass die Traditionen an irgendeiner Stelle versiegt sind.[7] Wer sich bezüglich der Mondastrologie in Archive wagt, wird feststellen, dass derlei Wissen noch vor einhundertfünfzig Jahren wichtiger Teil der bäuerlichen und volkstümlichen europäischen Gesellschaft gewesen ist. Aus historischer Sicht markiert erst der Beginn des 20. Jahrhunderts das tatsächliche Ende einer ursprünglich astrologisch-magischen Weltsicht, das durch die Manifestation eines berechenbar-vernünftigen ersetzt wurde. Belege dafür sind die letzten Subjekte der bäuerlichen Gesellschaft, die zu Beginn des 20. Jahrhunderts das Mondwissen aufgaben. Das Wissen von Mondkräften ist nicht den besonderen Informationen eines Großvaters geschuldet, sondern archaisches Gut der Menschheit.

Naturwissenschaften ohne Naturwissen

Viele Menschen ärgert es, dass es etwas geben soll, was nirgendwo gelehrt wird und was der gängigen Meinung der Schulmedizin und Naturwissenschaft widerspricht. In diesem Buch soll gezeigt werden, dass sich Atemformen und Naturwissenschaft nicht widersprechen, sondern einander bedingen. Dennoch gehen die meisten davon aus, dass die Atemmechanismen immer in gleicher Weise funktionieren. Vielen Wissenschaftlern ist dabei nicht bewusst, dass sie in der vermeintlich neutralen Ausführung eines wissenschaftlichen Gedankengutes ihren eigenen Atemtyp repräsentieren. Dazu ein Beispiel aus einem biologischen Aufsatz:

»Abgesehen von einer willkürlichen Ausatmung (Expiration), ist bei Säugern die Einatmung (Inspiration) ein aktiver Vorgang, die Expiration dagegen weitgehend passiv.«

In einem anderen Aufsatz heißt es: »Die aktive Erweiterung des Brustraums, die zu der für eine leichte Atmung notwendigen Druckdifferenz zwischen dem Lungenraum und der Umgebung führt, kann von der Lunge selbst nicht geleistet werden, da sie nicht über die entsprechende Muskulatur verfügt. Diese Arbeit machen vor allem das Zwerchfell sowie die äußeren Zwischenrippenmuskeln. Während das Einatmen also ein aktiver Vorgang ist, verläuft das Ausatmen unter normalen Umständen passiv, durch Entspannung des Zwerchfells bzw. der Zwischenrippenmuskeln, durch die Rückstellkraft der Brust- und Bauchwand sowie durch das Zusammenziehen des elastischen Lungengewebes in die Ausgangslage.«

Diese beiden Zitate unterstützen das Prinzip der aktiven Einatmung ebenso willkürlich wie folgender Autor das der betonten Ausatmung. »Die Atmung des Gesunden ist regelmäßig und gleichmäßig tief, von den willkürlich beeinflussten oder leistungsbedingten Unregelmäßigkeiten abgesehen. Das Zeitverhältnis zwischen Einatmung und Ausatmung entspricht etwa 1 : 2, das heißt die Ausatmung dauert etwa doppelt so lange wie die Einatmung.«

Ähnlich wie bei der Untersuchung der Atemtherapien im zweiten Kapitel lässt sich auch bei einer Analyse der wissenschaftlichen Physiologie zeigen, wie unterschiedlich das Thema Atemmechanik in den verschiedenen Lehrbüchern oder unter Fachleuten behandelt wird. Aus Sicht einer anthropologischen Atemtypologie lässt sich diese Unterschiedlichkeit nachvollziehbar erklären.

Stresstypen

Eine interessante Entsprechung der Atemtypen findet sich auch in den sogenannten Stresstypen wieder, die im Rahmen der Schulmedizin mittlerweile auch von Krankenkassen anerkannt werden. Die amerikanischen Gynäkologinnen Stephanie McClellan und Beth Hamilton haben in jüngster Zeit ein Modell entwickelt, das sich aus ihrer Sicht mit zwei unterschiedlichen Reaktionsmustern in Stressmomenten auseinandersetzt. Dabei spielen vor allem die Stränge des vegetativen Nervensystems (Sympathikus und Parasympathikus) eine entscheidende Rolle, die je nach Typ unterschiedlich aktiviert werden. Typ A tendiert zur Symphatikus-Reaktion mit Symptomen wie Herzrasen, Nervosität und höherer Erregbarkeit, während Typ B zum Parasympathikus tendiert, der äußerlich gelassener bleibt, aber auf diese Art und Weise den Ärger in sich hineinfrisst.

Wie Sie in den Abschnitten Belastung/Ruhe und Kreislauf nachlesen können, handelt es sich hierbei nicht zufällig um die beiden gegensätzlichen Prinzipien der Atemtypen. Sie werden zwar nur im Rahmen der Stressreaktion verstanden, beinhalten aber die obengenannten Auswirkungen. Da der Bezug zur lebendigen Anatomie fehlt, ist dies ein augenscheinliches Merkmal, wie die Folgen der Atemtypologie unbewusst in verschiedene Wissenschaftsbereiche eindringen können, ohne sie dadurch nachhaltig zu befruchten. Dafür wäre eine von der Atmung ausgehende Analyse notwendig.

Ein ähnliches Vorgehen, wenn auch deutlich unkonkreter, gibt es im Rahmen der Psychologie seit den 1950er Jahren. Auch hier kennt man den stressigeren Typ A und den ruhigeren Typ B. Wahrscheinlich gibt es noch eine Vielzahl weiterer Einteilungen, die sich an den Prinzipien des Atemtyps orientieren, da sie auch im Rahmen der Schulmedizin in bestimmten

Momenten offensichtlich sind. Da sie aber die Atmung nicht als Grundlage anerkennen, führen sie mit dieser oberflächlichen Hinwendung vom eigentlichen Ziel weg – der Integration der persönlichen Entfaltung.

Kritik

Je größer die Kritik, um so gefährlicher der Inhalt. Denkt man an die Astrologie, tut sich einem ein unüberschaubares Panoptikum an Schmähschriften und rational formulierten Kritiken auf, die aus Sicht eines naturwissenschaftlichen Weltbildes formuliert sind. Da die Kenntnis der Astrologie (besser: des qualitativen Einflusses kosmischer Kräfte auf die Erde) und Astronomie (besser: des quantitativen Einflusses kosmischer Kräfte auf die Erde) ursprünglich verbunden war, ist es verständlich, dass bei einer Ausrichtung auf nur noch einen Pol (den quantitativen) der andere entsprechend diskutiert werden muss. Auch heute noch kann man in jedem Astronomiebuch den einen oder anderen Hinweis finden, warum und wieso der »astrologische Aberglaube« unnötig sei. Auszurotten sei er, da sind sich alle Naturwissenschaftler einig, leider nicht. Das hängt in erster Linie damit zusammen, dass sich die beiden Betrachtungsweisen, die Qualität und die Quantität, in jeder Situation des Lebens ergänzen müssen. Auch wenn dies in der modernen Welt nicht gern gesehen ist, hat die qualitative, also nicht direkt messbare Wahrnehmung einen mindestens gleichwertigen Einfluss. Eine sich jeden Tag abspielende Realsatire soll dieses Problem kurz umreißen.

Bei der morgendlichen Chefarztvisite spielen sich in Krankenhäusern eindringliche Szenen ab, die das Verhältnis dieser beider Faktoren in der Moderne widerspiegeln. Viele Krankenschwestern oder Pfleger kennen diese Situationen. Im Krankenbett liegt ein Mensch, der in wenigen Stunden oder Tagen sterben wird. Andere Menschen können diese Qualität wahrnehmen, genauso wie Schwangere spüren, wann ihr Kind kommen möchte. Man kann aber Leben und Tod nicht anhand einer Tabelle messen, und es gibt keine wissenschaftlich gültigen und reproduzierbaren Anzeichen, dass der Mensch bald sterben wird. Es gibt nur ein Gefühl für die Qualität der den Menschen umgebenden Wirklichkeit. In Krankenhäusern passiert also häufig folgendes: Der Sterbende liegt in seinem Bett und der Chefarzt kommt herein. Der bekommt von einer Schwester den Krankenbericht inklusive Blutbild gezeigt und verkündet, ohne groß auf den Patienten zu blicken, dass die Blutwerte absolut in Ordnung seien. »Das sieht richtig gut aus«, verkündet der Chefarzt lauthals in den Raum. Alle anderen, die sich nicht allein von den quantitativen Werten des Blutbildes beeinflussen lassen und den Menschen sehen und ihn wahrnehmen, wissen, dass etwas anderes passieren wird und dass sich das gute Aussehen des Blutbildes nur bedingt im Kranken wiederfinden lässt.

Die qualitative Lebendigkeit (in diesem Fall abnehmend) ist der komplementäre Partner der berechenbaren Welt (das Blutbild). Dem Ernährungswissenschaftler, der ausschließlich auf Kohlenhydrate, Fette und Eiweiße achtet und nicht auf die Lebendigkeit der Nahrung, wird es ebenso ergehen wie dem Chefarzt. Es sind nicht die Nährstoffe, die den Menschen ernähren, sondern die Lebendigkeit der Frucht oder des Getreides.

Diese qualitative Lebendigkeit kann in einer messbaren Welt nicht berücksichtigt werden. Das mag manchen traurig stimmen und zur Auflehnung reizen, aber das ändert nichts an dem Verhalten der handelnden Personen. Deren Vorgaben werden wiederum nicht böswillig von modernen Naturwissenschaften proklamiert, sondern orientieren sich nur an der Tatsache, dass diese ausschließlich quantitativ funktionieren kann. Von daher haben Skeptiker mit ihren Vorwürfen gegen die Astrologie und all den anderen Arten des »falschen Glaubens« recht, da qualitative und gefühlte, aber nicht gemessene Werte in ihren Disziplinen nicht vorhanden sein können.

Die Atemtypologie und neuerdings namentlich die Terlusollogie erwecken den Eindruck eines sehr kleinen Fisches, der den Angriff auf die vermeintliche Hoheit der messbaren Rationalität wagt. Es gibt nur eine Monographie, die sich mit dem Thema auseinandersetzt, und einige wenige Artikel im Rahmen der Musikpädagogik, die das Thema Atemtypologie kritisch kommentieren.

Frederik Beyers »kritisch-rationale Untersuchung der Terlusollogie« ist dabei in erster Linie kritisch und nur bedingt rational, da sie sich mit den tatsächlichen Bedingungen der Atemtypologie nicht auseinandergesetzt hat. Seine zur Widerlegung des Sachverhaltes vorgebrachte Analyse bezieht sich auf drei Fragen, die der Autor per Email Testprobanden zukommen ließ. Die erste Frage war ein Eigentest über die Empfindung einer aktiven Ein- oder Ausatmung. Die zweite Frage richtete sich an die Händigkeit und die dritte an das Leistungsmaximum am Abend oder Morgen.

Wie gezeigt worden ist, sind die letzten beiden Fragen (Lateralität und Tagesmaximum) auch durch die Quellen nur schwer einzuordnen, da sie von gesellschaftlichen Konditionierungen überlagert werden. Dementsprechend können diese nicht valide als Untersuchungsfrage angeführt werden. Die Frage nach der Empfindung der eigenen Atmung ist darüber hinaus alles andere als einfach und frei von jeglicher Kenntnis der Atemtypologie. Gerade die ökonomische Art der naturgegebenen Atmung wird von vielen nicht bewusst ausgeführt. Würde man Beyers Rationalität konkret fortführen, könnte man eine Untersuchung über die Ökonomie der Bewegungsqualität anstellen und zu dem Ergebnis kommen, dass Menschen gar keine Tiere sind, weil sie sich unnatürlich bewegen.

Der Test und die Befragung dieses Buches sind nicht zielführend, erfüllen stattdessen aber wichtige Kriterien einer modernen Pseudo-Rationalität. Sie sind emotional und intendiert aus einer persönlichen Anschauung. Das Vorbild für derlei Vorgehensweise sind die unzähligen Schriften, die sich in den letzten zweitausend Jahren der Bekämpfung des Aberglaubens gewidmet haben. Aberglaube kann man wörtlich mit »anderer Glaube« übersetzen. Zunächst waren es die Andersgläubigen, die das christliche Weltbild in Frage stellten, später dann die Esoteriker oder Naturgläubigen, die das aufgeklärt-rationale Weltbild anzweifelten. Sie alle wurden und werden mit drastischen Mitteln zur Umkehr bewogen. Früher verbrannte man Hexen, später diffamierte man alternativ denkende Ärzte und Heiler. Dabei ist die Kritik selten rational, vielmehr getragen von der Furcht, die Hoheit über die Berechenbarkeit des Lebens zu verlieren. Dementsprechend erfüllt Beyers Monographie seinen Zweck. Für das Verständnis der Atemtypen hingegen hat sie keinen Wert, außer denjenigen, dass man erkennen kann, dass der Autor selbst anscheinend ein Einatmer ist. Denn abschließend führt er als Beleg für seine Widerlegung der Atemtypen die Behauptung an, nur die Einatmung könne der aktive Atemvorgang des Menschen sein.

Im Fahrwasser jener Monographie gibt es einige wenige Artikel, die ähnlich emotional argumentieren und die die biomechanischen und biochemischen Folgen der Atmung nicht kennen oder wahrnehmen. Hervorzuheben ist die kommentierte Auflistung von Michael Pezenburg »Terlusollogie – Naturgesetz oder Humbug?«, die in mehreren Zeitschriften veröffentlicht worden ist und in der sich der Autor im Rahmen der Sprach-

und Stimmpädagogik vehement gegen die Atemtypologie ausspricht. Auch dieser Aufsatz ist größtenteils polemisch und sachlich falsch. Erich Wilk wird darin vorgeworfen, »weitreichende Behauptungen aufgestellt zu haben, ohne objektiv nachvollziehbare Begründungen«. Die nachvollziehbaren Begründungen liefert Wilk beständig, sie haben nur eine andere Methodik als diejenige, die Pezenburg gutheißen kann. Dass manchen Menschen Kraftübungen besser bekommen als Ausdauerübungen sind nachvollziehbare Begründungen – allerdings nur, wenn man es sich gestattet, ein eigenes Gefühl für den Körper zu erfahren.

Darüber hinaus wird der Versuch unternommen, Erich Wilk als antisemitischen und nationalsozialistischen Denker zu diffamieren. Richtig ist, dass Wilk rassistisch biologisch denkt, aber nicht wertet. Für ihn sind einzelne Rassen nicht besser als andere, nur sollten sie in ihren Nischen und unter sich bleiben. Darüber kann man biologisch diskutieren (manche Botaniker und Zoologen wehren sich gegen die Einfuhr neuer Lebewesen aus anderen Erdteilen, manche nicht), aber eine gedankliche Nähe zu den Nationalsozialisten wird man nur dann daraus konstruieren, wenn man emotional befangen ist. Wenn Wilks Kritiker nach ideologischen und totalitären Rassentheorien suchen, liegt das wohl in erster Linie an ihrer Projektion; denn die diffamierende Radikalität drückt sich nicht bei Wilk, sondern in ihren Schriften aus. Wenn du nicht so bist, wie ich bin (nämlich vernünftig und berechenbar), dann bist du »Humbug«, den es zu verfolgen gilt.

Perspektiven

Der Atemtyp: Anspruch und Realität

Es gibt Menschen, die alle hier vorgeschlagenen Übungen als Selbstbestätigung ihres Typs erfahren und alle aufgeführten Annahmen im eigenen Erleben wiederfinden. Diese Fälle sind allerdings selten. Die häufigere Erfahrung ist, dass man seinen Typ erkennt, aber nicht alle Bedingungen erfüllt und nicht alle Auswirkungen nachvollziehen kann. Dies kann einerseits mit den kulturellen Einflüssen (speziell bei Händigkeit und Leistungsmaximum), aber auch mit individuellen Konditionierungen zu tun haben. Das ist Teil der natürlichen Notwendigkeit, sich dem Leben anzupassen, und kein Beleg dafür, dass es Atemtypen nicht gibt. Es ist vielmehr ein sicheres Zeichen dafür, dass sie sich beständig unterschiedlich ausprägen.

Genau so selten wie die klare Übereinstimmung sind Menschen, die sich nicht zuordnen lassen und die stattdessen wichtige Bedingungen beider Seiten in sich vereinen. Auch dies ist kein Beleg für das Nichtvorhandensein der Atemtypen, sondern für das biologische Prinzip der Mutation, die zeigt, dass Anpassungen nicht immer geradlinig oder zielführend sein müssen.

Bevor man sich aber der einen oder anderen Seite zuordnen lässt, sollte man sich vergewissern, wie genau die beschriebenen Annahmen zutreffen. Nicht die Formulierung eines Sachverhaltes erklärt die Wirklichkeit, sondern das eigene Empfinden und Erleben. Es ist sehr zu empfehlen, die Übungen auch gegentypisch auszuführen, um seinen individuellen Mustern auf die Schliche zu kommen.

Suchen Sie sich eine der Übungen dieses Buches heraus, in der Sie sich besonders gut wiedererkannt haben, in der Sie sich sicher waren, dass das eine Angebot Ihrer Neigung entsprach und das andere nicht. Probieren Sie diese Übung noch einmal und fragen Sie sich, wenn Sie die Position des Gegentyps einnehmen, was das für Sie bedeutet? Nicht nur auf einer körperlichen Ebene, sondern auch auf einer mentalen oder emotionalen. Was drückt diese Haltung aus, was bewirkt sie in Ihrem ganzen Wesen?

Als zweites suchen Sie sich eine Übung aus, bei der Sie sich nicht sicher waren oder Sie tendenziell das gegentypische Verhalten bevorzugen würden. Auch hier probieren Sie wieder beide Positionen aus und stellen sich die gleichen Fragen: Was drückt die gegentypische Position aus? Wie nehme ich sie wahr und was bewirkt sie in mir?

Mit diesen Fragen verstehen Sie nicht nur das Andersartige in der Welt, sondern ermöglichen sich selbst auch eine intensivere Rückbesinnung auf Ihr eigenes Wesen. Wenn Sie sich in einer bestimmten Situation zum Gegentyp hingezogen fühlen, hat dieses Verhalten eine spezifische Berechtigung. Sie erkennen ein körperliches Hilfskonstrukt, das in einer bestimmten Phase oder einem besonderen Moment notwendig gewesen ist. Auch wenn Ihnen dies im Erwachsenenalter nicht mehr bewusst ist, können Sie diesen Erfahrungen mit Hilfe der Empfindung Ihres Körpers näherkommen. So können Sie nicht nur verstehen, warum Sie in bestimmten Momenten froh sind, Ihren Atemtyp erkannt zu haben, sondern auch, warum Sie sich in manchen Situationen zum Gegentyp hingezogen fühlen.

Diese Erfahrungsmöglichkeiten sind individuell einzigartig und nehmen einer Katalogisierung – etwas muss so oder so sein, sonst stimmt es nicht – den Raum. Eine körperliche Annäherung an eine natürliche Ordnung ist mit den zwei grundlegenden Formen der Atmung aber jederzeit möglich.

Fragezeichentyp

Der von den Quellen als Fragezeichentyp titulierte Atmer ist in der Regel nicht fragwürdig. Er ist eindeutig zuzuordnen, hat sich dem Angebot der Natur hingegeben und eine von beiden Atemformen gewählt. Er atmet entweder aktiv ein oder aus und ist kein Fragezeichen. Er ist allerdings abhängig von einer eingehenden Selbst- oder Fremdwahrnehmung, um seinen Typ auch bestimmen zu können, da er mit dem Rechenmodell der Regel nicht zugeordnet werden kann.

Ist dies erfolgt, kann man ihn genauso behandeln und verstehen wie einen klassischen Ein- oder Ausatmer. Dass sich hier häufig mehr Toleranz gegenüber typenwidrigem Verhalten zeigt, liegt in der Natur der

Sache. Lebewesen, die in ökologischen Grenzgebieten, in denen sich mehrere Formen überschneiden, geboren werden, wachsen ebenfalls mit der Fähigkeit auf, stärker zu assimilieren und sich den unterschiedlichen Gegebenheiten anzupassen. Das ist keine allgemeingültige Formel, aber in der Praxis häufiger zu beobachten. Das unter dem gleichen Einfluss von Sonne und Mond geborene Wesen ist in manchen Punkten nicht so intolerant wie der klassische Typ, da er ein naturgegebenes Maß an Anpassungsfähigkeit mitbringt. Die primären anatomischen Folgen sowie die Dehnungs- und Verengungszonen wird er in der Regel aber genau so eindeutig erleben wie andere Menschen auch.

Zwei generelle Ausnahmen sind dabei zu beachten. Die erste sind Menschen, die nichts vom Atemtyp wissen und sich mit Hilfe ihrer persönlichen Kraft einer Typologisierung entziehen wollen. Unabhängig davon, welche Beweggründe dahinterstehen, ist es wichtig, diese Verweigerung anzuerkennen und zu achten. Es gibt Menschen, die sich nicht einordnen lassen wollen und die bei den Fragen oder Übungen großen Wert darauf legen, beides zu können oder für beide Möglichkeiten offen zu sein.

Zum anderen gibt es auch tatsächliche Fragezeichentypen, die zwar Interesse am Atemtyp haben, aber trotz intensiver Diagnostik nicht eindeutig zuzuordnen sind. Diese bieten einerseits einen Nährboden für Kritik an den Atemtypen, andererseits auch eine besondere Charakteristik. Sie treten sehr selten auf. Ianna Sedlackova spricht in ihren Vorstudien zu einer Doktorarbeit, die sich mit den Atemtypen befasst, von 0,4 Prozent. Aus der Erfahrung anderer, die mit dem Atemtyp vertraut sind, ist diese Größenordnung nachvollziehbar.

Was zeichnet diese Menschen aus? Dass sie weder was die Verengungs- oder Dehnungszonen, Kälte- oder Wärmeempfindlichkeit oder anatomische Gesichtspunkte angeht eine Seite bevorzugen. Ein solcher Fragezeichentyp kann den Nacken flexibel oder lang halten, die Atemfülle wie die Atemleere halten, kann bei einer herausfordernden Situation entweder ein- oder ausatmen und nicht naturgegebenen nur eines.[8]

Darüber hinaus zeichnet sich dieser Typ durch eine ebenso gespaltene Persönlichkeit aus. Es sind Menschen, die in einem besonderen Maße hin- und hergerissen sind, und das nicht in einem alltäglichen Maße, wie es jeder in gewissen Situationen kennt. In der Psychologie entsprechen diese Typen dem Borderline-Syndrom, deren extreme Befindlichkeiten in beide Richtungen als pathologisch eingestuft werden. Es sind Menschen, die gleichzeitig alles annehmen und ablehnen können.

Bei der Frage nach dem Ursprung dieser Symptomatik, gibt es zwei Möglichkeiten. Erstens: Derlei Unentschlossenheit ist natürlich. Dann müssten sich dafür auch Belege bei anderen Tieren finden, also Wesen, die beide Atmungen in gleicher Weise in herausfordernden Momenten bevorzugen und die der Logik zufolge ein ebenso unentschlossenes Verhalten aufweisen. Da solch ein Verhalten evolutionär nur bedingt überlebensfähig wäre, erscheint die folgende Variante naheliegender.

Wahrscheinlich bietet der Atem in diesen Fällen einer frühkindlichen Störung ein entsprechendes Ventil. Die sich in der Kleinkindphase ausprägende Atemform wird von einer Persönlichkeit behindert, die in ihrer Entwicklung beeinträchtigt worden ist. Kein Borderliner wird geboren, sondern bildet sich wie die meisten psychopathologischen Symptomatiken als Antwort auf traumatische oder verstörende Einflüsse heraus, um in einer menschlichen Gemeinschaft überleben zu können. Demzufolge sollte die unentschlossene Atmung, das Fragezeichen, als Antwort auf frühkindliche Störungen verstanden werden, die sich im Körper ausgeprägt haben.

Was ist in solchen Fällen zu tun? Sich zunächst nicht dem Atem oder der Atemtypologie zuwenden, sondern der Aufarbeitung der Persönlichkeit und der Traumata. Ob dann der Atem anschließend einer bestimmten Form folgt oder nicht, ist irrelevant, da es dabei nicht um das Joch der Typologie geht, sondern um die individuelle Freiheit. Sie ist das einzige, was in der Natur von Bedeutung ist.

Abweichungen von der Regel

Es gibt ein häufig anzutreffendes Phänomen, welches sich dadurch auszeichnet, dass sich ein Mensch mit Hilfe der hier vorgestellten Übungen einem Typ zugeordnet fühlt, sich sinnvollerweise erst anschließend der Regel zuwendet und dabei feststellt, dass sie den gegensätzlichen Typ beschreibt. Ist damit die Atemtypologie hinfällig?

Nein. Aber es zeigt in eindrucksvoller Art und Weise, wie massiv die Anpassungsfähigkeit des Menschen geartet ist und wie groß die Einflüsse pädagogischer, psychotraumatischer oder verhaltensbedingter Erfahrungen sein können und wie diese den Menschen verformen. Sei es durch Nachahmung von Vorbildern, sei es durch Krisen, seelische Verletzungen oder Krankheiten, sei es durch das Freizeitverhalten: All das kann den Nährboden bereiten für das, was gegen die natürlichen Prinzipien spricht. Wer gelernt hat, dass man besser in den Bauch atmet, auf dem Rücken schläft oder das Gewicht im Stehen nach vorne verlagert, orientiert sich an den Mahnungen anderer und nicht an seinem Körper.

In der Praxis muss man meistens gar nicht so weit zurückgehen, um Belege für diese Tatsache zu finden. Wer dreimal die Woche klettern geht, das Turnen oder den Kraftsport regelmäßig und leistungsbezogen ausführt, der hat gute Chancen, die Kontraktionsmuster des Ausatmers zu übernehmen, auch wenn er naturbedingt ein Einatmer ist. Bei diesen Handlungen geht es um Spannung, Spannkraft, Verengung und Verkürzung in einem methodischen und regelmäßigen Sinn. Gleiches gilt für Aktivitäten, die das Dehnungsprinzip ermöglichen, die Dynamik, Streckung oder das Gleichgewicht fördern. Voltigieren, Kunstradfahren oder Artistik sind Gelegenheiten dafür, aus einem Ausatmer einen Mensch mit Einatemmustern zu machen.

Dieses Verhalten formt den Körper und mit ihm die verschiedenen Zonen, die Temperaturempfindlichkeit und die anderen Parameter. Der Körper reagiert automatisch auf die Angebote, die ihm gemacht werden. Vor allem in jungen Jahren sind die typenwidrigen Verhaltensweisen nicht oder nur selten wahrnehmbar, weil es keine Hinweise darauf gibt, dass das Verhalten eines Pädagogen oder Lehrers nicht Vorbild sein sollte. Aber es gibt Möglichkeiten, dem eigenen Typ näherzukommen, auch wenn man sich aufgrund der Wahrnehmungsübungen, die man gemacht hat, sicher ist, dass dies eigentlich nicht so sein kann.

Den Atemtyp erkennen

Die erste und wichtigste Möglichkeit, den eigenen Atemtyp oder den eines anderen Menschen zu bestimmen, ist das Geräusch im Schlaf. Es ist das natürlichste Anzeichen der Atmung. Man erkennt hier die führende Einatmung, die zieht und schlürft, oder die drückende Ausatmung, die schnauft und schnaubt. In diesem Moment der totalen Hingabe wird der natürliche Atem hör- und erfahrbar.

Bisweilen erfordert die Diagnose im Schlaf aber auch ein feinfühliges Hineinspüren, um den tatsächlichen Typ zu erkennen. Es gibt Menschen, die aufgrund ihrer Lebensweise oder einer bestimmten aktuellen Herausforderung die gegentypische Atmung betonen. Im Wachzustand kann man dies sehr leicht auch bei sich selbst wahrnehmen, wenn man in bestimmten Stresssituationen die gegentypische Atmung als Hilfe aktivieren muss. Fühlt sich der Einatmer besonders erschöpft oder gestresst, atmet er stoßweise und hörbar aus, genau so wie der Ausatmer in solchen Momenten nach Luft schnappt.

In extremen Fällen kann dieses Verhalten auch in den Schlaf übernommen werden, und dann hört man beim Einatmer das schnaubende Ausatmen und beim Ausatmer das ziehende Einatmen. In solchen Situationen ist es für den Beobachter hilfreich, mitzuatmen. Er soll in seinem eigenen Rhythmus spüren, ob der wahrnehmbare Atem des anderen die aktive oder passive Qualität darstellt.

Wenn im Schlaf trotz feinfühliger Diagnose keine der beiden Atemformen dominant aktiv hervortritt, bietet sich ein weiteres Überprüfungsfeld an, das bisher noch nicht erwähnt wurde, aber aufgrund seiner ursprünglichen Kräfte besonders gut dafür geeignet erscheint: die menschliche Sexualität.

Wenn Sie das nächste Mal einen Orgasmus erleben (unabhängig davon, ob er alleine oder im Miteinander entspringt), achten Sie auf Ihre Atmung. Wie folgt die Atmung der Ekstase?

Üblicherweise können hier die schon bekannten Phänomene auftreten, nämlich, dass der Atem angehalten oder nicht wahrgenommen wird. Auf der anderen Seite aber ist jener ekstatische Moment einer der wenigen, der gut von der Vernunft losgelöst empfunden werden kann. Dementsprechend ist die Beobachtungsmöglichkeit hier besonders groß. Wie atmen Sie also bevorzugt nach oder während eines Orgasmus? Intensiv ein oder aus?

Als drittes bieten sich die Fragen zur visuellen Wahrnehmung an, da auch dieser Bereich frühkindlich und unbewusst festgelegt worden ist. Dazu bedarf es aber einer genauen und behutsamen Vorgehensweise, um die Sinnesmuster des introvertierten Sehens (statisch; die Bilder kommen auf mich zu) und extrovertierten Sehens (dynamisch; ich arrangiere die Bilder im Außen) zu erkennen. In solchen Fällen kann es tatsächlich ratsam sein, einen Experten (das muss kein ausgebildeter Terlusolloge sein, sondern ein Mensch mit Einfühlungsvermögen) zu Rate zu ziehen, der einem helfen kann, die natürlichen Bedingungen abzuklopfen.

Im Rahmen der Körperwahrnehmung können die zonengerechte Massage und das Gefühl für die Schwere der Extremitätengelenke eine leichte, auch von körperunbewussten Menschen nachzuvollziehende Möglichkeit sein, die anatomischen Bereitschaftsdienste der Atemformen abzuklopfen. Mit ein wenig Feingefühl erleben Sie schnell, welche Körperbereiche auf welche Massageform ansprechen und welche der vier Gelenke einer Extremität, egal ob im Stehen, Sitzen oder Liegen, tendenziell nachgeben und welche tendenziell gestreckt oder aktiviert sind. Einatmer spüren die Schwere oder Passivität besonders gut in Hüft- und Sprunggelenken (bzw. Schulter- und Handgelenken), Ausatmer in Knie- und Zehengelenken (bzw. Ellenbogen- und Fingergelenken). Mit der entsprechenden Anweisung (bildliche Vorstellung eines schweren Gewichtes o.ä.) merken Sie sehr bald, ob das Nachgeben sich förderlich auf die Gesamtstruktur auswirkt oder nicht.

Wenn diese grundlegenden Möglichkeiten keine Klarheit bringen, ist das erneute Austesten der bislang nicht gelebten Atemform hilfreich. Wer sich also bei den meisten Übungen als Ausatmer wahrnimmt, obwohl er nach der Regel ein Einatmer ist, tut gut daran, die Bedingungen für den Einatmer auszuprobieren. Sollte dies zwar ungewohnt, aber nicht unangenehm sein, hat man einen guten Hinweis dafür, dass der Körper ursprünglich mal anders getickt hat und es dem Atem nach auch immer noch tut. Wenden Sie sich also dem von der Regel vorgegebenen Atem bewusst zu, auch wenn die eigene Empfindung bis hierhin das Gegenteil erkannt hat, und entscheiden Sie hinterher, ob es stimmig ist oder nicht.

Was, wenn der von der Regel vorgegebene Atemtyp partout nicht mit dem Verhalten und den primären Folgen, die man selber wahrnimmt, übereinstimmen will? In den Quellen wird diese Möglichkeit nicht angesprochen oder als nicht möglich beschrieben. Aus anthropologischer Sicht wäre es ratsam, sie anzuerkennen und hinzunehmen. Wenn der Mensch irgendwann in einem höheren Alter mit einem typenwidrigen Verhalten an seine Grenzen stößt, wird er von selber die anderen Formen ausprobieren. Fühlt er sich aber wohl, ganz und wirklich in seinem Körper, dann kann man ihn auch in seinem vermeintlichen Gegentyp bestärken. Es wäre fahrlässig, solche Fälle nicht anzuerkennen. Jede Abkehr von der Regel ist Teil der Biologie, und jede Individualität ist einzigartig und besonders. Sie gilt es zuvorderst zu ehren, nicht die Behauptungen aus Büchern oder die Meinungen von Experten.

	Einatmer	Ausatmer
Prinzip	Expansion	Kontraktion
Primäre Folgen		
Schlafgeräusch	*ziehend, saugend, schlürfend*	*stoßend, schnaubend, schiebend*
Geräusch Erschöpfung/ Anforderung	*kürzer: stoßend, schnaubend, schiebend*	*kürzer: ziehend, saugend, schlürfend*
Dominanter Atemraum	Brustkorb	Bauch
Atempause in...	Atemfülle	Atemleere
Verlängerte...	Einatmung	Ausatmung
Physiologische Konsequenz	erhöhte Sauerstoffaufnahme	vermehrte Kohlendioxidabgabe
Bewegungsteuerung	Brustkorb	Becken
Bezug zum Raum	nach oben, in die Weite	zum Boden, zum Punkt
Gewichtsverlagerung	nach hinten	nach vorne
Blick	über den Horizont	unter den Horizont
Kiefer	Öffnung über Oberkiefer	Öffnung über Unterkiefer
Hals/Nacken	flexibel nach hinten	statisch nach vorne
Kopfnicken	Impuls nach oben	Impuls nach unten
Händedruck	sanft, weich	fest, stark
Beckenboden	mittlere Schicht gespannt	mittlere Schicht gelöst
Schweregefühl Extremitäten	*Schulter, Handgelenk; Hüfte, Knie*	*Ellenbogen, Finger; Knie, Zehen*
Aktivitätsgefühl Extremitäten	*Ellenbogen, Finger; Knie, Zehen*	*Schulter, Handgelenk; Hüfte, Knie*
Liegen	Rücken	Bauch
Sitzen (Stuhl)	angelehnt, Zentralgelenke gestreckt	aufgerichtet, Zentralgelenke gebeugt
Gehen	fersenbetont; schnelle, kurze Schritte	vorfußbetont; langsame, weite Schritte
Bewegungsprinzip	Beweglichkeit, dynamische Kraft, Ausdauer	Kraft, Kraftausdauer
Stimme	hell, glockig, klar	dunkel, sinnlich, rauchig
Versmaß	Trochäus	Jambus
Sehen	*dynamisch, extrovertiert*	*statisch, introvertiert*
während/nach Orgasmus	*verstärkte Einatmung*	*verstärkte Ausatmung*
Kälteempfindlich	Ohren, Rumpf, Extremitäten	Gesicht, Hals, Becken
Wärmeempfindlich	Gesicht, Hals, Becken	Ohren, Rumpf, Extremitäten
kräftige Massage	Gesicht, Hals, Becken	Ohren, Rumpf, Extremitäten
sanfte Massage	Ohren, Rumpf, Extremitäten	Gesicht, Hals, Becken
Temperaturüberprüfung	Stirn wärmer, Hinterkopf und Hände kälter	Stirn kälter, Hinterkopf und Hände wärmer

Abb. 14: **»Typische« Merkmale der Atemtypen**, die in dieser einheitlichen Anordnung beim Menschen nur selten zu finden sind. Für Ihre persönliche Zuordnung, sollten Sie bei Unentschlossenheit oder Unverständnis sensibler an die Sache herangehen.

	Einatmer	Ausatmer
Sekundäre Folgen		
Tagesmaximum	nachmittags, abends, nachts	frühmorgens, vormittags, mittags
Dominante Seite (Auge für Nahsehen, Ohr für Fernhören, Drehung)	links	rechts
Kraftseite (Schreibhand, Stützarm, Auge für Fernsehen, Ohr für Nahhören)	rechts	links
Sprungbein/Standbein	links/rechts	rechts/links
Trinken	mehr als durchschnittlich	weniger als durchschnittlich
Mahlzeiten	2 bis 3 große	mehrere kleinere
Nährstoffe	Fette, Mineralien	Kohlenhydrate, Eiweiße
Kreislaufdominanz	Sympathikus	Parasympathikus
Regeneration mit	Aktivität, Bewegung	Passivität, Ruhe
Denken	Dynamisch; vom Vorhandenen neue Möglichkeiten suchen	statisch; Optimierung/ Konkretisierung des Vorhandenen
Überforderung	Ausweglosigkeit, eindimensionale Anforderungen	Fehlender Gesamtüberblick, mehrdimensionale Anforderungen
Lernen über	Ohren	Augen
Schriftbild	uneinheitliche Ideallinie, sanfter Zug	einheitliche Ideallinie, fester Druck
Schreibstil	erlebnisreich	faktisch
Gesprächsbedürfnis	erfahren, bekommen	erzählen, loswerden
Bevorzugte Sozialform	Räumlicher Abstand, Emotionale Nähe	Räumliche Nähe, Emotionaler Abstand
Liebesleben	sexuell	erotisch
Lichtempfindlich gegenüber	Helligkeit	Dunkelheit

Wenn Ihr Händedruck weder weich noch fest ist, fragen Sie sich, in welche Richtung Sie eher tendieren und was sich stimmiger anfühlt? Wenn Sie sich gar nicht entscheiden wollen oder können oder sich zum Gegentyp hingezogen fühlen, ist auch das stimmig. Dies hat weniger biologische oder charakterliche Gründe; häufig folgt der Körper einer nicht der Atemform entsprechenden motorischen Steuerung, die über die Biomechanik den Kreislauf und die daran anschließenden Funktionen manipuliert. Kleine Kinder hingegen offenbaren sich neben den Atmen auch in den körperlichen Urfunktionen wie Bewegungsteuerung, Bezug zum Raum, Temperatur, Stimme oder Händedruck.

Die *kursiv* geschriebenen Merkmale sind unserer Meinung nach für die meisten Erwachsenen besonders geeignet, sich der Atemform anzunähern und sie anzuerkennen.

Der Atemtyp in der Gesellschaft

Dass die qualitativen (astrologischen) Auswirkungen der Himmelskörper in der Moderne keine Rolle spielen, bedeutet nicht, dass man nicht mit ihren messbaren (astronomischen) Auswirkungen arbeiten kann. Die Seeleute kennen die Gezeiten, die der Mond auslöst, und so gut wie jeder Mensch interessiert sich für das Wetter und die Jahreszeiten, die von der Sonne ausgelöst werden. Wir leben in Abhängigkeit von beiden Gestirnen und sind jedoch nicht gezwungen, die qualitativen Aspekte mit einzubeziehen. Das gleiche gilt für den Atemtyp. Sie können ihn wahrnehmen, beobachten, arrangieren und Ihr Leben damit effektiver gestalten – ganz egal, ob Sie an die Regel glauben oder nicht. Aufgrund seiner physiologischen Bedingungen erlaubt es der atmende Körper, dass man sich ihm naturwissenschaftlich annähert, ohne auf seine vermeintlich kosmologischen Ursachen einzugehen. Sie können die Behauptung des Einflusses von Sonne und Mond als Aberglaube klassifizieren und sich trotzdem auf den Atemtyp einlassen.

Inwieweit die Integration dieses Wissens gelingt, hängt aber nicht nur von Ihrer persönlichen Erkenntnis ab, sondern auch von den gesellschaftlichen Voraussetzungen, die einer typologischen Konstitution einen eher geringen Spielraum lassen. Vielleicht können Sie dadurch verstehen, warum die Neuerungen in verschiedenen Lebensbereichen selten für alle Menschen befriedigend sind. Egal ob es um Fortschritte in Pädagogik oder Medizin, Hinweise für Ernährung oder Sport oder die Ergonomie von Kleidung und Werkzeug geht: Die eine Hälfte der Kunden wird besser darauf ansprechen als die andere. Sollte man besser Varianten für beide Typen anbieten? Oder ist bereits der Moment einer Innovation kontraproduktiv, wenn er von einem generellen Sachverhalt ausgeht, der eigentlich individuell erfahren werden müsste?

Pädagogik

Erich Wilk war der erste, der perspektivische Forderungen aufstellte und dabei für die Erziehung bewusst dogmatische Formulierungen wählte. »Die Statiker und Dynamiker sind in der Grundschule zu trennen.« Aus Wilks Sicht haben sie ein unterschiedliches Leistungsmaximum und nutzen bevorzugt verschiedene Wahrnehmungskanäle. So gehen seine Forderungen konsequenterweise in Richtung einer Vormittagsschule für Ausatmer und einer Nachmittagsschule für Einatmer. Schrift und Spracherwerb sowie Mathematik und Naturkunde sind auf die jeweiligen Wahrnehmungskanäle (Ohren oder Augen; statisches oder dynamisches Denken) zuzuschneiden, insbesondere die Händigkeit soll typengerecht vermittelt werden, um Lernprobleme wie Legasthenie zu verhindern.

Ergeben derlei Forderungen Sinn? In den modernen schulischen Systemen besteht keine Möglichkeit, dies in den von Wilk vorgeschlagenen Größenordnungen auszuprobieren. Das heißt nicht, dass der empathische Pädagoge nicht die Möglichkeit hat, die Individualität der Lernenden zu berücksichtigen. Er ist nicht verpflichtet zu sagen, dass man den Stift nur in einer bestimmten Art und Weise in der Hand halten kann und dass Rücken und Beine so und so auszurichten sind. Ein empathischer Pädagoge kann Angebote machen. »Für dich ist es zum Schreiben vielleicht besser, wenn du den Arm mehr beugst, für dich vielleicht, wenn du ihn mehr streckst.« »Du kannst mal probieren, deinen Rücken anzulehnen und deine Beine auszustrecken. Oder versuche es mal mit angewinkelten Knien vorne auf dem Stuhlrand sitzend und den Füßen unter dem Stuhl.« »Vielleicht magst du dir das Gesagte lieber mit Hilfe von Bildern, du lieber mit Hilfe von Schlagwörtern merken.« »Für dich ist es vielleicht angenehmer, die Hausaufgaben direkt nach dem Mittagessen zu machen, für dich, wenn du am frühen Abend aktiv wirst.« Je variabler die Angebote, um so größer sind die Möglichkeiten für die Schüler, sich selbst gerecht zu werden. Je bewusster der Pädagoge jene Selbstverwirklichung des einzelnen anstrebt und je weniger er einer vorgegebenen Normierung nacheifert, um so effektiver ist das Lernen und um so lohnenswerter die pädagogische Arbeit für beide Seiten.

Medizin

In der Medizin wären die Konsequenzen, wenn die Atemtypen berücksichtigt werden, für die Praxis selbstredend am größten. Sie erscheinen dort aber auch am schwierigsten umzusetzen zu sein. Dies liegt an den Grundlagen der modernen Medizin und an ihrem Körperverständnis. Hervorzuheben ist das 1858 erschienene Werk Rudolf Virchows mit dem Namen »Zellularpathologie«, das als Kanon der modernen Medizin angesehen werden kann. Darin wird der biochemische, lokal überprüfbare

Mechanismus einer Krankheit als gültig definiert. Kein Mensch kann demzufolge krank werden, weil er traurig oder wütend ist. Man hat in späterer Zeit die psychosomatische Medizin als Hilfskonstrukt erfunden, die derlei Möglichkeiten in Betracht zieht; allerdings nur unter Berücksichtigung der Tatsache, dass die Symptome mit den normalen Mechanismen nicht erklärbar sind. In jüngster Zeit versucht man verstärkt mit Hilfe von Gehirnfunktionen bislang ungeklärten Phänomenen eine mikroskopische Basis zu bieten, um dem biochemischen Diktat ansatzweise gerecht zu werden.

Die Notwendigkeit, die strikte biochemische Ursache zu bestimmen, hat weniger mit den theoretischen Grundlagen, die Virchow und seine Kollegen aufgestellt haben, zu tun, als mit den praktischen Erfolgen der Bakteriologen gegen Ende des 19. Jahrhunderts, die darauf zurückgegriffen haben. Das Wissen des Menschen um die Vorgänge in seinem Körper ist durch die Arbeiten Robert Kochs oder Louis Pasteurs elementar beeinflusst worden. Jene Bakteriologen wurden seinerzeit als Retter der Menschheit bezeichnet. Und das war nicht übertrieben oder metaphorisch gemeint, sondern entsprach den damaligen körperlichen Tatsachen, von denen auch die Menschen des 21. Jahrhunderts noch profitieren. Viren oder Bakterien wurden damals nicht nur entdeckt und bildlich festgehalten, sondern mit Hilfe von entsprechenden Antikörpern auch bekämpft. Diese Methodik hat nicht nur viele Menschenleben gerettet, sondern zugleich auch die Objektivität der modernen Medizin begründet. Diese beinhaltet das biochemische Gleichgewicht eines biologischen Milieus für jeden einzelnen seiner Art in einer grundsätzlich gleichen Art und Weise. Alle messbaren Parameter orientieren sich dabei an den in den Lehrbüchern vorgestellten Werten und Bedingungen und nicht an einer einzigartigen Persönlichkeit. Unter diesen Voraussetzungen kann man nicht damit argumentieren, dass dem einen ein langer Nacken bekommt und dem anderen nicht, dass der eine besser in den Bauch, der andere vorzugsweise in die Brust atmen sollte, dass der eine besser auf dem Rücken, der andere lieber auf dem Bauch liegt. Die Folgen der Atemformen können in das bestehende medizinische System nicht integriert werden; anderenfalls müsste sich die Schulmedizin einen umfassenderen Kanon als den der vorgegebenen biochemischen Überprüfbarkeit geben.

Die Individualität der Atemformen, die Notwendigkeit von Gefühl und Berechnung (von Qualität und Quantität) können aufgrund ihrer Tradition in der modernen Medizin keine Rolle spielen. Der Ärger über eine unzureichende und einseitige Schulmedizin ist irreführend. Sie ist ihrem Wesen nach genau das, was sie sich selber zugesprochen hat. Eine reproduzierbare Mechanik, die an der Oberfläche der Wirklichkeit sehr erfolgreich operieren kann, in der Tiefe der Lebendigkeit aber versagen muss.

Im Einzelfall gibt es dennoch Mediziner, die versuchen, die Atemformen in ihre Praxis zu integrieren. Frau Doktor Schaefer-Schulmeyer, die Leiterin des Sanatoriums, in dem Erich Wilk arbeitete, hat als erste von ihren Erfahrungen mit dieser andersartigen Therapieform berichtet; allerdings mit der hinderlichen Absicht, diese Erkenntnisse in den Kanon der Schulmedizin einzuführen.

Ihren Beobachtungen zufolge ist es bei Asthmakranken naheliegend, je nach Typ die Ein- oder Ausatmung zu unterstützen. Gewöhnlich zeigt sich das Krankheitsbild gerade darin, dass die Patienten in den gegentypischen Rhythmus fallen, dass sie durch eine verstärkte Einatmung das Ausatmen verhindern oder umgekehrt. An der Stelle wäre eine atemtypologische Intervention der Sache nach besonders einleuchtend.

Bei Krampfadern ist es nach der Logik der Atemtypkonstitutionen beim einen angebracht, die Beine in der Rückenlage hochzulagern, beim anderen, die Beine in der Bauchlage hochzulagern, um den Blutrückfluss zu erleichtern.

Ein anderes Praxisbeispiel, das Schaefer-Schulmeyer aus ihrer Erfahrung berichtet, ist nur aus atemtypologischer Sicht verständlich. Eine Telefonistin, die mit massiven Problemen der Nasennebenhöhlen in das Sanatorium gekommen war, berichtete, dass sie auf dem Postamt, auf dem sie arbeitete, aufgrund der dortigen Voraussetzungen dazu gezwungen war, auf einen Bildschirm zu blicken, der deutlich oberhalb ihres Gesichtsfeldes lag. Sie musste als Ausatmerin täglich den Kopf in den Nacken legen. Mit einem ärztlichen Attest gelang es Frau Schaefer-Schulmeyer die Problematik zu beheben, indem die Patientin zukünftig ihre Sitzhöhe so einstellen konnte, dass der Blick nach unten fiel und der Nacken stabil bleiben konnte.

Übertragen auf eine generelle Symptomstrategie kommt Frau Schaefer-Schulmeyer zu der Aussage, dass sich Krebszellen nur dann entwickeln können, wenn sie auf Voraussetzungen treffen, wo gestörte Durchblutungsverhältnisse den Organismus beeinträchtigen. Hier wird dem Atemtyp und seinen physiologischen Bedingungen mehr zugemutet, als er kann, da unter anderem emotionale oder traumatische Einflüsse nicht berücksichtigt werden. Dennoch sind solche alternativen Überlegungen als Inspiration interessant, sofern man sie als Angebote und nicht als Forderungen begreift. Dass diese Überlegungen nicht in das Konzept der Schulmedizin passen, versteht sich von selbst und sollte nicht als Kritik, sondern als Notwendigkeit ihrer Tradition verstanden werden.

Sport

Interessanter, wenn auch nicht weniger Hindernissen als in Medizin oder Pädagogik ausgesetzt, erscheint die Umsetzung einer typengerechten Bewegung. Die von Erich Wilk vorgeschlagenen Überlegungen zum Aufwärmen und zum Training der konditionellen Faktoren (Kraft, Schnelligkeit, Ausdauer, Beweglichkeit) sind für das sportliche Handeln naheliegend und hilfreich. Wenn man bedenkt, wie massiv die Verletzungsproblematik in den letzten Jahren aufgrund der Dynamisierung des Hochleistungssports geworden ist, ist dies auch in einem professionellen Bereich ein lohnender Ansatz.

Vor einigen Jahrzehnten noch durfte man im Fußball keinen Spieler auswechseln. Das wäre heute – abgesehen von allen taktischen Raffinessen – schlicht spielentscheidend, da sich sehr häufig ein Akteur verletzt. Diese Verletzungen sind nicht nur den gestiegenen Anforderungen, sondern auch den dafür eingesetzten Trainingsmethoden zuzuschreiben, in denen das berechenbare Leistungsziel vor der Körperwahrnehmung oder -harmonie steht.

Andererseits zeigen gerade Sportvereine, die in großem Umfang als Wirtschaftsunternehmen agieren, großes Interesse an allem, was hilft und den Erfolg und somit den Umsatz steigert. Einige schon länger bekannte Ansätze, die von alternativen Bewegungspraktikern stammen, werden mittlerweile auch hier und da in den Leistungssport eingebaut. Welchen Vorteil könnte ein Leistungssportler daraus ziehen, wenn ihm bewusst wäre, dass in seinem Körper unterschiedliche Stoffwechselbedingungen vorherrschen und dass es Bereiche gibt, die es tendenziell zu mobilisieren und andere Bereiche gibt, die es tendenziell zu kräftigen gilt? Wenn man die Atemformen und ihre unterschiedlichen Bedingungen und Anforderungen beachtet, tun sich erstaunliche Möglichkeiten auf.[9]

Sie sind (in Ihrer Vorstellung) Basketballer und wollen Ihre Sprungkraft trainieren. Stellen Sie sich hin und springen Sie ein paar Mal nach oben. Wie genau läuft dieser Vorgang ab?

Gehen Sie dabei vorher kurz in die Knie?

In den allermeisten Fällen werden Sie das tun und folgen damit dem biologischen Prinzip der Vordehnung eines im Anschluss maximal zu kräftigenden Muskels. Menschen, die springen, dehnen also kurz ihre Streckmuskulatur, indem sie in die Beuge gehen, und aktivieren sie anschließend effizienter. (Das gleiche gilt für das Werfen, bei dem man mit dem Arm automatisch ausholt.)

Jetzt bitten Sie jemanden (oder stellen Sie es sich vor, wenn niemand da ist), Ihnen als Trainer bei dem Sprung zu helfen. Zunächst soll er Sie in dem Moment des Absprungs begleiten. Er soll aktiv unter Ihre Rippen greifen und Sie am Brustkorb unterstützend in die Höhe stemmen. Dazu kann er sagen: »Achte vor allen Dingen auf den Moment des Abhebens. Wachse in die Länge und springe so hoch du kannst. Reiche mit deinem Körper in die Weite über dir.« Machen Sie diese Sprungform ein paar Mal und lassen Sie sich dabei taktil von einem Trainer oder nur in Ihrer Vorstellung begleiten. Jedes Mal, wenn Sie abheben, werden Sie an den Flanken unter dem Brustkorb für den Weg nach oben unterstützt.

Wie fühlt sich das an? Wie springt es sich?

Jetzt kehren Sie die Übung um. Diesmal unterstützt der Trainer nicht die Überwindung der Kraft, sondern die Vordehnung. Er wird Sie also in dem Moment, in dem Sie in die Hocke gehen, an den Schultern nach unten drücken, um Ihre Vordehnung zu optimieren und den Druck in den Boden zu verstärken. Der Trainer kann dies auch verbal begleiten. »Gehe mit so viel wie Kraft wie möglich in die Hocke und lass dein ganzes Gewicht in den Boden sinken!« Probieren Sie auch das ein paar Mal aus. Erfahren Sie die Unterstützung in der Abwärtsbewegung, indem das Gewicht auf Ihren Schultern verstärkt wird.

Wie fühlt sich das an? Wie springt es sich?

Merken Sie, welcher Typ welche Zuwendung braucht?

Häufig wird der Trainer im Verein seinem Typ folgen – das kann sein ursprünglicher oder gegentypisch konditionierter sein. Dann wird er beim Springen entweder Wert auf die Vorbereitung und die Hocke oder auf den Absprung und das Emporschießen legen. Dem einen Teil seiner Spieler kommt seine persönliche Technik zugute, die anderen stört sie in ihrer natürlichen Koordination. Springen können alle, aber ihr volles Potential abrufen werden nur diejenigen, die dem Typ des Trainers entsprechen.

Und auch wenn ein Trainer Wert auf beide Aspekte legt, werden diese, sobald die individuelle Wahlmöglichkeit für einen der beiden fehlt, den Bewegenden verwirren und es ihm nicht ermöglichen, sein volles Potential abzurufen, da er beständig eine Win-Loose-Situation seiner Koordination trainiert.

Je nach Instinktsicherheit des Sportlers ist es aber durchaus möglich, aus den generellen Vorgaben individuelle Formen zu gestalten, die dem eigenen Atemtyp gerecht werden können. Eindrucksvoll wird dies von dem Fußballprofi Roman Neustädter belegt, der in einem Zeitungsinterview – ohne von den Atemtypen Kenntnis zu besitzen – ein offensichtliches Beispiel gibt, worauf ein Einatmer im Rahmen seiner Körperpflege achten sollte: »Ich dehne mich sehr oft und meide Massagen, weil mir das einfach nicht guttut und ich mich in den darauf folgenden zwei Tagen nicht gut fühle. Ich muss immer ein bisschen auf Spannung sein und habe das Gefühl, dass meinen Körper Belastung eher guttut als ein Saunagang. Das ist nichts für mich. Stattdessen habe ich vor anderthalb Jahren mit Yoga begonnen. Für mich geht es da um Stretching, Tiefenatmung und Sensibilisierung.« Seine im Vergleich zu vielen seiner Kollegen kurzen Ausfallzeiten belegen, wie weit man mit Hilfe einer solchen individuellen Herangehensweise kommen kann; und das, obwohl in diesem Fall einzig das ausgeprägte Körpergefühl des Sportlers und nicht die methodischen Hinweise seiner Trainer dafür verantwortlich sind. Die bewusste Umsetzung der Kenntnisse des Atemtyps würden die körperlichen Voraussetzungen nicht nur im Profisport nachträglich optimieren.

Ist Ihnen bewusst, dass es im Lauftraining für den einen hilfreich ist, wenn der Trainer auf raumgreifende, weite Schritte hinarbeitet, und genau das für den anderen kontraproduktiv? Können Sie nachvollziehen, warum der eine Boxer den Arm besser im Ellenbogengelenk dynamisch herausstreckt, während der andere die Aktivität aus Hand- und Schultergelenk generiert? Macht es für Sie Sinn, dass trotz aller aerodynamischen Überlegungen der eine Radfahrer seinen Lenker höher und der andere tiefer stellt, damit sich Wirbelsäule und Kopfposition der Atmung entsprechend anpassen können?

Es kann viel ausmachen, ob der eine Sportler gemäß seiner Konstitution die Muskeln lockert, während der andere sie mit Kräftigungsübungen erwärmt. Verletzungsprophylaxe und Leistungsoptimierung sind die Effekte der Berücksichtigung seiner konstitutionellen Bedingungen. Die meisten Sportler folgen häufig automatisch ihren körperlichen Vorgaben, lassen sich aber genau so oft von gegentypischen Bewegungsvorbildern oder -hinweisen beeinflussen. Besonders im Leistungssport – im Rahmen der Trainings- und Wettkampfsteuerung – lässt sich die unvorteilhafte Methodik eines gegentypischen Trainings an einer hohen Verletzungsanfälligkeit oder immer wiederkehrenden Belastungsproblematiken erkennen.

Kosmische Integration

Die körperliche Integration der Atemformen ist ohne eine kosmologische Regel möglich und kann von jedem gelebt werden. Dennoch kann es für Sie als Anwender hilfreich sein, auch auf der ursächlichen Ebene eine Möglichkeit zu haben, den Atemtyp zu begreifen. Wie ist das möglich?

Die Atmung mit der kosmischen Regel in Einklang zu bringen, ist eine naturwissenschaftliche Beschreibung, aber keine Behauptung der Wirklichkeit.[10] Es ist eine Möglichkeit, sich der Abhängigkeit von kosmischen Bedingungen bewusst zu werden. Ab einem gewissen Punkt treten Faktoren hinzu, die die Vernunft nicht als Beweis gelten lässt. Das ist nicht unwissenschaftlich, sondern der Natur geschuldet, die man untersucht.

Stellen Sie sich vor, unabhängig von den tatsächlichen Begebenheiten, Sie könnten auf dem Mars leben. Auf einer rotstaubigen Oberfläche eines rotierenden Planeten, der sich wie die Erde um die Sonne dreht. Welcher kosmischen Eindrücke würden Sie gewahr werden?

Tag und Nacht würden ähnlich wie auf der Erde wahrgenommen. Der Mars dreht sich in gut 24,5 Stunden um seine eigene Achse. Die Tag- und Nachtphasen sind eine gute Viertelstunde länger, als Sie es gewohnt sind, ansonsten aber änderte sich an den von der Erde bekannten Konstellationen nichts. Es wird abwechselnd hell und dunkel – wenn auch in anderer Farbintensität, als Sie es gewohnt sind. Der Zeitrhythmus von Tag und Nacht kommt auf dem Mars dem entgegen, was der Mensch kennt.

Wie sähe die Nacht aus? Gibt es auch einen Begleiter wie den Mond? Es sind sogar zwei. Der Mars besitzt die Trabanten Phobos und Deimos, die mit großer Geschwindigkeit um ihn kreisen. Die Monde sehen am marsianischen Nachthimmel nicht viel größer aus als die Sterne, geben sich aber dadurch zu erkennen, dass sie sich bewegen. Deimos ist zwar nur etwa zwölf Kilometer im Durchmesser, aber da er auch nur gut dreiundzwanzigtausend Kilometer entfernt ist, können Sie ihn in der Nacht als von der Sonne beleuchteten Mond erkennen, der sich im Gegensatz zu den anderen Himmelsobjekten fortlaufend bewegt. Er benötigt keine 29,5 Tage wie der Erdenmond für seinen Umlauf, sondern nur einen Tag und sechs Stunden.

Auf gut 6000 Kilometer kommt Phobos der Marsoberfläche nahe, so dass er noch schneller als Deimos den Mars umrundet. Fast dreimal am Tag kreist er vollständig um den Mars. Zweimal pro Nacht sehen Sie, wie dieser Mond, ähnlich einem Flugzeug oder einen Satellit, von Ost nach West über den Himmel fliegt. Ihm gegenüber, von West nach Ost, fliegt – deutlich langsamer als Phobos, aber immer noch 15mal so schnell wie der Erdenmond – Deimos.

Sie beide wirken mit ihren Anziehungskräften stetig variabel auf den Mars und bei beiden können Sie, wie auf der Erde auch, die Mondphasen (Neumond, halber Mond, Vollmond usw.) beobachten; nur nicht in einem Zeitraum von knapp dreißig Tagen, sondern in stündlichen und täglichen Vollzyklen.

Versuchen Sie sich in eine Welt hineinzuversetzen, in der nicht ein Mond einen gleichbleibenden und gleichberechtigten Kontrapunkt zur Sonne setzt, sondern zwei Monde, die in ihrem eigenen und unabhängigen Rhythmus und dazu noch deutlich schneller um den Planeten kreisen. Was für einen Rhythmus erzeugte dieses Umfeld?

Wie atmen Wesen in dieser Konstellation?

Oder hat Atmung nichts mit den Gestirnen zu tun?

Wie wäre es, wenn Sie auf dem Merkur lebten? Dort stünden Sie unter gar keinem Mond und dürften eine riesige Sonne erleben, die einen Tag-Nacht-Rhythmus von knapp 176 Tagen hat. Für Sie wäre es dort 88 Tage Tag und dann 88 Tage Nacht. Was wäre das für eine rhythmische Vorgabe?

Wie atmen Sie in dieser Umgebung?

Auf dem Jupiter wiederum sind die Tage deutlich kürzer. In weniger als zehn Stunden hätten Sie einmal das Helle und einmal das Dunkle erlebt. Führte das nicht automatisch zu einer Beschleunigung des eigenen Rhythmus?

Und wie wirkten sich die über 60 Monde unterschiedlicher Größe aus? Gut 60 Mal Anziehungskraft und Leuchtkraft in einem undurchschaubaren Zusammenspiel. Wie lebte, wie atmete es sich dort?

Es ist nicht nur notwendig, die entsprechende Atmosphäre und den biochemischen Zusammenhalt der Gase zu bestimmen, um die Voraussetzungen für die menschliche Atmung zu definieren. Diese atmosphärischen Bedingungen sind zwar für ein Überleben ausreichend; doch die Art der Atmung, ihre Rhythmen und Formen, bekommen je nach kosmischer Konstellation eine andere Qualität. Das auf der Erde so harmonisch ausgeklügelte Verhältnis von Ein- und Ausatmung (unabhängig davon, ob man annimmt, alle Menschen atmen im Mittel gleich lange ein und aus oder besitzen eine typologische Dominanz), entspricht den planetarischen Voraussetzungen der Erde. In unserem Sonnensystem ist die Gleichberechtigung von Sonne und Mond einzigartig. Sie ist eine auffällige Besonderheit und kann nicht hoch genug geschätzt werden.

Schaut man in den Himmel und lässt die sogenannte Mondtäuschung außer acht, die den Mond größer erscheinen lässt, wenn er in Horizontnähe steht, dann erscheinen Sonne und Mond am Himmel gleich groß. Diese Größe beschreiben die Astronomen mit einer Zahl, die man Bogendurchmesser nennt und die diese Tatsache physikalisch belegt. Da die Entfernung von der Erde zur Sonne ungefähr vierhundert Mal so groß ist wie die zum Mond und der Mond wiederum vierhundert Mal so klein ist wie die Sonne, entsteht jene Gleichheit aus Sicht der Erde. Sie gilt allerdings nur für den kurzen Augenblick menschlicher Wahrnehmung, denn alle Gestirne des Weltalls bewegen sich nicht nur auf Bahnen mit rapider Geschwindigkeit, sondern je nach Masse und Kraft auch aufeinander zu oder voneinander weg. Der Abstand Erde-Mond vergrößert sich beständig (momentan jährlich um rund 3,8 Zentimeter), während die Sonne sich aufgrund ihrer inneren Kernfusionsprozesse aufbläht und den Abstand zur Erde verringert.

Diese minimalen Verschiebungen der generellen Abstände (Verlängerung zum Mond, Verkürzung zur Sonne) sind mit dem Auge nicht zu erfassen, während hingegen die Periodenschwankungen aufgrund der elliptischen Bahnen zumindest bisweilen erkannt werden können. Zwischen dem nächsten und fernsten Punkt des Mondes liegen aus Sicht der Erde knapp 50.000 Kilometer, zwischen dem nächsten und fernsten Punkt der Sonne gut 5 Millionen Kilometer. Nichtsdestotrotz sind auch diese periodischen Schwankungen, die Erdnähe und Erdferne genannt werden, nur marginal zu beobachten – Sonne und Mond erscheinen in jedem Moment ungefähr gleich groß.

Wenn man wissen will, wann der physikalische Moment einer exakten Gleichheit der Größe von Sonne und Mond am Himmel erreicht ist, kann man dies mittels des Bogendurchmessers errechnen. Ausgehend vom mittleren Abstand zur Sonne, spielt die Entfernung zum Mond dabei die wichtigere Rolle. Bei einer Entfernung der Erde zum Mond von ungefähr 373.000 Kilometern, einer Entfernung, die momentan alle 29,5 Tage (also jeden Mondzyklus einmal) erreicht wird, stellt sich astronomisch die Gleichheit ein.

Viele Wissenschaftler oder Menschen, die sich mit diesem Phänomen beschäftigt haben, halten diese Konstellation, die die Menschheit momentan bezeugen darf, für Zufall. Dieser Zufall sorgt auf der Erde für ein austariertes Kräfteverhältnis und begünstigt das Leben, wie Sie es kennen. Anders als auf den anderen Planeten im Sonnensystem herrscht aufgrund dieser besonderen Konstellation das ausgeglichene Mittel der beiden Himmelskörper.

Auch wenn diese besondere Phase der Gleichstellung beider Körper im universellen Sinne nur ein kurzer Moment ist, dauert er aus Sicht der Erde deutlich länger, als man es vermuten könnte. Der mittlere Abstand von der Erde zum Mond beträgt momentan 384.000 Kilometer, was bedeutet, dass der Mond im Durchschnitt minimal kleiner als die Sonne erscheint. Die Phase, in der die tatsächliche Übereinstimmung (der Wert von 373.000 Kilometern) im Mittel gegeben war, liegt ungefähr 300 Millionen Jahre zurück. Setzt man eine annähernd gleiche Entfernungsgeschwindigkeit des Mondes von der Erde voraus und rechnet weitere 300 Millionen Jahre rückwärts hinzu, befindet man sich in der gleichen Position wie heute, nur dass der Mond nicht minimal kleiner, sondern größer als die Sonne erschien.[11] In der Anfangsphase der Erdgeschichte, in den ersten dreieinhalb Milliarden Jahren, erschien der Mond deutlich größer am Himmel als die Sonne, während die Phase der Übereinstimmung ungefähr für die letzten 600 Millionen Jahre gelten kann.

Obwohl vor 2 Milliarden Jahren die Atmosphäre der Erde bereits mit Sauerstoff angereichert war, haben sich Lebewesen, die den Sauerstoff zum Atmen nutzen, erst in den letzten 600 Millionen Jahren entwickelt. Zu dieser Zeit fing es auf der Erde an, zu atmen. Dass erst vor rund 200 Millionen Jahren aufgrund einer einschneidenden Kontinentalverschiebung die Atmosphäre mit zusätzlichem Sauerstoff angereichert wurde, ist zwar für Säugetiere (und somit den Menschen) überlebensnotwendig, nicht aber für den Atemrhythmus als solchen, den Sie kennen. Der gleichberechtigte Rhythmus von Ein und Aus beatmet die Erde seit ungefähr 600 Millionen Jahren – so wie Sonne und Mond seit ungefähr 600 Millionen Jahren gleich groß am Himmel erscheinen.

Nur in solch einer Konstellation ist die Symbolik von Yin und Yang sinnvoll. Wenn Sonne und Mond gleich stark sind, wenn Ein- und Ausatmung gleich verteilt sind, wenn der Rhythmus beide miteinander verbindet und nicht trennt. Auf dem Mars, dem Merkur oder dem Jupiter könnten Sie mit diesem Symbol – bezogen auf die Atmung – wenig anfangen, denn die Konstellationen wären andere.

Diesen elementaren Zusammenhang des Atems mit der Größe der Gestirne und deren Bewegungsformen, so wie der Betrachter Sonne und Mond von der Erde wahrnimmt, ist eine erste bildliche Annäherung, aber keine logische Hilfe, wenn es darum geht, die Atemformen und die planetarischen Kräfte wissenschaftlich miteinander zu verweben.

Lichtphotonen und Anziehungskräfte

Will man die Atmung in die kosmischen Bedingungen einbeziehen, benötigt man zwei Variablen. Zum einen die Wirkweise des Lichtes, das – nicht nur esoterisch, sondern auch physikalisch ausgedrückt – eine »Grundnahrung« des Lebens ist. Im Rahmen der Kernfusion von Wasserstoff zu Helium wird Energie frei, die zur Erwärmung der Sonnenoberfläche und zur Aussendung von Wärmestrahlung in Form von Lichtphotonen führt, die in die Umgebung und somit auch zur Erde gesandt werden. Beim Mond verhält es sich umgekehrt. Er reflektiert passiv das Licht und sendet es somit deutlich schwächer zur Erde. Die Sonne ist also hauptverantwortlich für das Senden der Lichtphotonen.

Der Mond beeinflusst maßgeblich die Bewegung des zweiten messbaren Parameters: der Anziehung des Wassers. Auch die Sonne zieht an der Erde und somit am Wasser, aber deutlich schwächer als der Mond. Vereinfacht formuliert: Beide Himmelskörper sind mit je zwei Kräften auf der Erde wirksam. Mit ihren Lichtphotonen und ihrer Anziehungskraft. Die Sonne dominiert das Licht und der Mond das Wasser. Beide Faktoren – Licht und Wasser – sind essentiell, um Leben auf der Erde zu gewährleisten.

Während die Auswirkungen der Sonne generell akzeptiert werden, wird der Mond selten als Lebensspender anerkannt, was weniger mit seinen tatsächlichen Kräften als vielmehr mit den Erscheinungsformen zu tun hat, die auf der Erde sichtbar werden. Weil die Sonne scheint, entsteht Lebendigkeit, und jeder, der sich im Sommer umschaut, bezeugt das Wachstum der Pflanzen. Aber woran erkennt man die Wirkung des Mondes?

Den ersten Einfluss auf das Wasser hat die Erde mit ihrer Anziehungskraft und Rotationsgeschwindigkeit selbst. Des weiteren ziehen alle Körper, die außerhalb der Erde liegen, am Wasser. Je stärker ihr Einfluss, um so sichtbarer der Effekt. Alle anderen Planeten des Sonnensystems, die in gewisser Weise auch den Wasserhaushalt auf der Erde beeinflussen, können aufgrund ihrer Entfernung und verhältnismäßigen Größe vernachlässigt werden. Die beiden entscheidenden Anziehungskräfte des Wassers sind die Sonne und der Mond. Sie wirken in einem Verhältnis von Eins zu Zwei. Die größere Anziehungskraft (doppelt so groß wie die der Sonne) übt der Mond aus oder anders formuliert: Das Wasser folgt dem Mond.

Stehen Sonne und Mond in einer Linie (Neumond oder Vollmond) verstärken sich die Anziehungskräfte, da beide Körper immer miteinander wirken. Bei den Gezeiten spricht man von Springfluten und besonders deutlichen Bewegungserscheinungen. Entfernt sich der Mond aber in seinem Umlauf aus der Sonnenlinie, verringert sich der Einfluss der Sonne. In diesem Fall ist die totale Anziehungskraft aufgrund der gegensätzlichen Wirkrichtung von Sonne und Mond schwächer. Man spricht von Nipptiden, wenn der Mond den größten Abstand zur Sonnenlinie aufweist (bei Halbmond).

Dass der Mond das Wasser auf der Erde entscheidend bewegt, wurde physikalisch von Isaac Newton bewiesen, auch wenn vor ihm die Menschen diesen Zusammenhang schon erkannt und begriffen hatten. Seitdem lässt sich dieser Zusammenhang aber mit naturwissenschaftlicher Gewissheit darstellen und mit entsprechenden Werten errechnen – nicht nur bei den Gezeiten, sondern selbstverständlich mit jedem Wassermolekül auf der Erde. Pflanzen und Tiere beulen sich bei bestimmen Mondkonstellationen zwar nicht aus, aber der Gefäßinnendruck verändert sich, je nachdem, aus welcher Richtung und mit welcher Kraft der Mond gerade zieht. Auch das Wasser in Ihrem Körper richtet sich immer nach dem

Mond. Dies kann man, wenn auch nur in sehr kleinen Werten, physikalisch nachweisen.

Das Leben auf der Erde ist an Wasser gebunden und richtet sich zunächst nach dem Mond, da es von dort die notwendigen Bewegungsimpulse erfährt. Wasser ohne Bewegung und Dynamik kann ihren lebenspendenden Zweck nicht erfüllen. Es braucht Reize, die dafür sorgen, dass die notwendigen Interaktionen – der Austausch und die Kommunikation – vonstatten gehen. Diesen Zusammenhang bestätigen die allermeisten Wesen, die direkt im oder am Wasser leben, denn sie richten sich in ihrem Verhalten nach den Phasen des Mondes. Sie paaren sich, bringen Nachwuchs zur Welt oder gehen auf Nahrungssuche bei bestimmten Konstellationen. Derlei Entdeckungen sind nicht neu (der Palolowurm der Südsee ist ein altbekanntes und häufig zitiertes Beispiel) und die Erkenntnisse darüber wachsen beständig weiter. Mittlerweile kann man solch eine Verhaltensabhängigkeit vom Mond auch für verschiedene an Land lebende Tiere oder Pflanzen nachweisen. Das ist nicht verwunderlich, da alle Wesen als Teil der Erde wie diese aus gut drei Vierteln Wasser bestehen und dementsprechenden Einflüssen ausgesetzt sind. Auch der Mensch besteht zu gut drei Vierteln aus Wasser. Warum sollte er von dieser Regel ausgenommenen sein?

Johannes Kepler, auf dessen Erkenntnissen das moderne naturwissenschaftliche Weltbild fußt, hatte dazu folgende Meinung: »Auch die Kräuter, das Holz im Wald, die Krebse und die Austern nehmen mit dem Mondlicht zu und ab. Denn das Fass, das bei Neumond mit Wasser gefüllt wird, läuft im vollen Mond nicht über, aber die lebenden Dinge haben eine solche Kraft, dass die Form, die natürliche Seele sich nach dem Mondlicht richtet. Sie hat die Art, solches Licht wunderbarlicher Weise zu erkennen.«

Auch das legendäre Universalgenie Leonardo Da Vinci hatte diesbezüglich Verständnis: »Der Mensch hat eine Blutmasse und Lungen, die beim Atmen expandieren und kontrahieren. So macht es auch der Körper der Erde und seine Ozeane, wenn sie steigen und fallen, alle sechs Stunden im Atem der Welt.«

Auch Erich Wilk war, wie diese beiden Genies, mit dieser offensichtlichen Naturlogik vertraut: »Wenn der freundliche Herr Ebbe und Flut verursacht, dann wird er wohl auch Einfluss auf die 75 Prozent Wasser in meinem Körper haben.«[12]

Für viele Menschen noch zu Da Vincis oder Keplers Zeiten war das Wissen um den Einfluss des Mondes nicht nur allgegenwärtig, sondern lebensnotwendig. Für alltägliche Handlungen wie Holz schlagen, kochen, Haare schneiden oder waschen spielte es eine ebenso große Rolle wie für wichtige medizinische Eingriffe oder die elementare Garten- oder Feldarbeit. Man sollte dieses Verhalten nicht mit der modernen esoterischen Mondliteratur vergleichen, die aus einer Luxusposition Überlegungen anstellt, die keinem existentiellen Zwang mehr unterworfen sind. Der Einfluss des Mondes auf Medikamente, Geburten und Nutztiere spielte früher eine überragende Rolle, weil davon das Leben abhing und nicht der Spaß am Glauben oder die Furcht vor Aberglaube, wie es heute meistens der Fall ist.

Frühere Menschen mussten aufnahmefähiger für die Einflüsse des Mondes sein und hatten dafür auch bessere Voraussetzungen, da sie weniger manipulativen Kultureinflüssen ausgesetzt waren. Dieser erweiterte Spielraum der Innenwahrnehmung ermöglichte eine spürbare Integration der kosmischen Vorgabe, deren messbarer Effekt heutzutage als so gering betrachtet wird, dass Physiker ihn als unwirksam bezeichnen. Die Anziehungskraft des Mondes ist zwar mathematisch beschreibbar, sie löst aber physikalisch – außer beim Erdkörper und den zusammenhängenden Massen des erdoberflächlichen Wassers – keinen messbaren Bewegungsimpuls aus. Tiere und Pflanzen beulen sich nicht aus, sondern haben nur die Möglichkeit diesen Impuls als Innenbewegung zu erfahren. Dieses spürende Hingeben statt des aktiven Vermessens war in vielen Kulturen die erste Form der Mondwahrnehmung.

Manches Gespür ist trotz aller moderner Licht- und Lebensgewohnheiten immer noch vorhanden, auch wenn sich die Rangfolge zugunsten der Vermessung verändert hat. Betrachtete man früher Voll- oder Neumond zunächst als qualitative Energieformen, so sind sie heute zumeist messbare und visuell oder mathematisch interessante Konstellationen. Dennoch ist bei vielen Menschen noch die Bereitschaft vorhanden, zu akzeptieren, dass es an Vollmond nicht nur nachts hell ist, sondern mehr Menschen und Tiere aktiver sind als in anderen Nächten. Die Lebewesen reagieren auf die Einflüsse der Gestirne – auf Licht und Anziehung – und sind von deren Rhythmen abhängig. Ihre körperlichen Formen sind Produkte des Universums und werden durch dessen Impulse belebt.

Vier Elemente

Gibt es eine Möglichkeit, die Atemformen mit Hilfe der vier Elemente, die seit der Urzeit in vielen Kulturen bekannt sind, zu beschreiben?[13] Erde, Feuer, Wasser und Luft sind nicht nur Symbole, sondern greifen auf jene Zusammenhänge im wahrsten Sinne des Wortes elementar zurück. Sonne (Feuer) und Mond (Wasser) sind die ersten Beweger auf der Erde. Das Atmende (Luft) verbindet sich mit den Voraussetzungen und schafft das Bewusstsein für das Wechselspiel von Dynamik und Statik.

Zunächst ist der Begriff Feuer irreführend, da er aus Sicht des Menschen nur die auf der Erde wahrgenommene Essenz der Lichtphotonen in einem spezifischen Moment beschreibt. Die Sonne sendet Licht, das ebenso wie das Feuer erhellt und erwärmt. Physikalisch lässt sich der Einfluss des Lichtes vereinfacht wie folgt beschreiben: Die Photonen manipulieren das innere Milieu einer Zelle und beeinflussen nachweisbar den Haushalt eines Lebewesens. Sie wissen das, ohne es physikalisch exakt beschreiben zu können, und säen ihre Pflanzen im Spätwinter oder Frühling aus, damit sie durch vermehrtes Licht und Wärme in den darauf folgenden Monaten sprießen, blühen und reifen können. Die Sonne sendet die Lebensnotwendigkeit, die auf der Erde empfangen wird.

Das zweite Element, das Wasser, ist die Matrix der Welt und ihrer Kreaturen. Astrophysiker suchen auf fernen Planeten in vielen Lichtjahren entfernten Systemen zunächst nach einem: Wasser. Alle Religionen beziehen sich in ihrer Entwicklungsgeschichte, je nachdem wie man sie deuten kann, auf eines: Wasser. Die biologischen Wissenschaften kennen nur einen Ursprung des Lebens: Wasser.

Dies führt dazu, dass Wasser nicht nur wissenschaftlich verstanden, sondern, wie der englische Physiker Philip Ball schreibt, auch mythisch verehrt wird.[14] Wasser ist derjenige Stoff, der die quantitative Materie (die Physik und Chemie des Stoffes) transzendiert, so dass sie im menschlichen Bewusstsein als Qualität auftaucht. Auf einer höheren Ebene gilt dies auch für andere Elemente wie Gold, das nicht nur ein Metall, sondern Ziel einer spirituellen (oder heutzutage ökonomischen) Reise sein kann.

Warum aber ist Wasser im Gegensatz zu anderen Elementen der Ursprung des Lebens? Warum in allen Kulturen der Spender des Daseins? Warum kann jeder Mensch, auch derjenige, der der Psychologie ablehnend gegenübersteht, nachvollziehen, dass die Symbolik des Wassers eine spirituelle Tiefe erlangt? Und dass das Element Erde als erkennbare Realität der Unbeständigkeit und Ungreifbarkeit der Flüssigkeit gegenübersteht? Es gibt keinen Mythos, in dem zuerst das Land da ist und dann das Wasser oder das Meer folgt. Die Menschen nennen ihre Heimat Erde, aber Wasser wäre der treffendere Begriff. Wenn außerirdische Besucher eine Sammlung der Besonderheiten der Erde vornehmen würden, meint man vielleicht, sie würden Pflanzen und Tiere mitnehmen, aber viel logischer wären die Algen aus dem Pazifik.

Wasser ist des Lebens erstes Medium. Es sorgt in allen Zellen für den Transport und ermöglicht chemische Reaktionen. Darüber hinaus hat Wasser einzigartige und eigenartige Eigenschaften. Es kann seinen physischen Status verändern, kann fest, flüssig oder gasförmig existieren. Wasser ist dynamisch, immer veränderbar und doch ständig Wasser. Gefrorenes Wasser dehnt sich aus und verringert zugleich seine Dichte. Andersherum steigt die Dichte bei Temperaturerhöhung auf bis zu vier Grad. Ab diesem Wert verringert sie sich unverständlicherweise wieder. Auch andere Elemente weisen solche Normabweichungen auf, in dieser Häufung aber ist Wasser einzigartig und ungreifbar.

Wasser hat besonders hohe Schmelz- und Siedepunkte, die sich damit erklären lassen, dass Wasser aus Molekülen besteht, die eine besonders starke Anhaftungsfähigkeit aufweisen. Das schützt sie relativ lange vor einer Verflüchtigung in die Gasform. Man bezeichnet dies als hydrogene Verbindung, was vor allen anderen Eigenschaften die herausragendste des Wassers ist: die Fähigkeit, starke Bindungen einzugehen. Deshalb wabbeln Sie und andere Wesen nicht auf der Erde herum, obwohl alle zu einem Großteil aus Wasser bestehen.

Will man versuchen, Generalaussagen zu treffen oder ein grundlegendes Verständnis zu gewinnen, muss man früher oder später kapitulieren. Derlei Versuche beschreiben ein statisches Konstrukt, das bei einer Flüssigkeit nicht gegeben ist. Die Wassermoleküle sind in ständiger Bewegung, sie sind dynamisch. Diese Dynamik ist nicht wahllos, sondern zielführend. Jede lebende Zelle, die zu großen Teilen aus Wasser besteht, geht Verbindungen ein, damit aus der Flüssigkeit ein lebenspendender Mix aus Proteinen, DNA, Zucker, Salzen, Fetten oder Hormonen wird.

Wasser hat nicht nur die Eigenschaft, starke Verbindungen einzugehen, sondern ist darüber hinaus auf diese Interaktion angewiesen. Überall im

Universum kann man, wenn auch nicht in dem Zustand, wie Sie es gewohnt sind, Wasser finden. Das Besondere dabei: Es kommt niemals rein vor. Immer ist es an etwas anderes gebunden, das aus dem Träger des Lebens einen Botschafter macht. Reines (destilliertes) Wasser kommt in der Natur nicht vor und kann keine Grundlage des Lebens sein.

Wasser ist an die ihm innewohnende Dynamik gebunden, Licht als feste Größe (Lichtgeschwindigkeit) an die Stabilität. Beide Komponenten sorgen für das Leben auf der Erde. Der Atem, symbolisiert durch das Element Luft, verbindet sie miteinander und wird sich, je nach Kraft des Momentes, vom dynamischen Anteil anziehen lassen oder dem statischen Anteil hingeben.

Die Atemwelle

Die Einflüsse von Sonne und Mond auf der Erde können physikalisch gemessen werden und sind in jedem Moment für Lebendigkeit notwendig. Die Jahreszeiten und Mondphasen erzeugen dabei unterschiedliche Konstellationen, die zu verstärkten Mond- oder Sonneneinflüssen führen. Wie sorgt nun ein Moment mit verstärkter Mondenergie dafür, dass bei einer Geburt das Lebewesen die aktive Einatmung formt? Wie ein Moment mit verstärkter Sonnenenergie dafür, dass das Wesen die aktive Ausatmung bildet?[15]

Lebewesen werden vom Wechselspiel von Zug und Druck beeinflusst, welches Sonne und Mond mit ihren Kräften erzeugen. Dieses Wechselspiel erzeugt in jedem Moment ein gemeinsames Kraftfeld, das für die Atmung von entscheidender Bedeutung ist und dessen Amplitude in zwei Richtungen ausschlagen kann. Wellenförmig fließen diese Energiemuster vor und zurück und weisen dabei, je nach Moment, einen bestimmten Informationsgehalt auf. Ist die Kraft des Sonnenlichts dominant, verstärkt sich der Druck und die Manipulation im Inneren der Körper. Dominiert die Kraft des Mondes, verstärkt sich der Zug, der auf die Körper von außen wirkt. Dieses Wechselspiel von Druck und Zug, von Geben und Nehmen, von Vor- und Rückschwung klassifiziert nicht nur jeden spezifischen Moment, sondern ermöglicht zuallererst auch das Leben selbst. Es ist das notwendige Zusammenspiel gegensätzlicher Einflussgrößen, die erst durch ihre gemeinsame Interaktion etwas Neues hervorbringen. Ohne das Wechselspiel von Zug und Druck, von Expansion und Kontraktion, würde sich der Brustkorb nicht ausdehnen und der Rumpf nicht kontrahieren können. Ohne diese bipolare Frequenz gäbe es auf der Erde nicht das Leben, das Sie kennen.

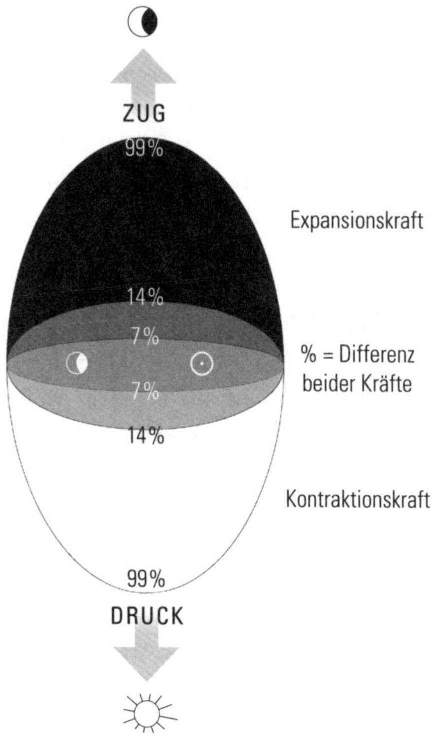

Abb. 15: **Die Atemwelle** gleicht sich im Überschneidungspunkt beider Körper aus. Diese Kraft formt ungefähr einen Mondtag lang eine besonders ausgeprägte Augsgeglichenheit, die einen weiteren Mondtag lang immer noch möglich ist. Ab diesem Differenzwert (knapp 14 Prozent) schwingt die Wellenform dominant und eindeutig in eine Richtung; dabei führt sie entweder zur Erde hin (Druck, Kontraktionsenergie) oder von ihr weg (Zug, Expansionsenergie). Der Brustkorb und die Atemmechanik des Körpers folgen unmittelbar jener Welle, die beim Geburtsmoment wirksam ist.

Wie kann diese verbindende Frequenz erfahren werden? Jeder hat sie im Wunder der Geburt erfahren, beim ersten, verbindenden Atemzug mit der Welt – mit Erde, Sonne und Mond. Auch bei jeder anderen Geburt kann man erkennen, dass an einem Tag der Zug und die Expansion führen und an einem anderen Tag der Druck und die Kontraktion. Der Vorgang der Atmung, als Antwort und Resonanz auf die umgebende Frequenz, passt sich an – wie alle Moleküle, die diesen Schwingungen ausgesetzt sind. Der Taktgeber ist entweder die Kraft des Mondes oder die der Sonne. Die Antwort ist entweder eine aktive Ein- oder eine aktive Ausatmung.

Der vollständige Zyklus, der im Atem lebendig ist, zeigt sich auch in den Himmelskörpern selbst. Sie sind beide zugleich dynamisch und statisch und bilden, wie in der Symbolik von Yin und Yang ersichtlich, auch die Phase der Passivität aus. Sie üben nicht nur Zug oder Druck aus, sondern beides, so wie atmende Lebewesen zwar dominante Ein- oder Ausatmer sind, aber nicht ohne die andere Phase leben können.

Die passive Atemphase wird bei der Sonne von den dynamischen Fusionsprozessen, der Anziehung und Akkumulation der Energie im Zentrum der Sonne repräsentiert. Für die Lebewesen auf der Erde ist diese Phase im Vergleich mit der sichtbaren und stabilen Abstrahlung der Lichtphotonen, die im Rahmen der inneren Dynamik erzeugt werden und das erfahrbare Produkt der Abfall- und Ausscheidungsprozesse sind, von sekundärer Bedeutung.

Beim Mond repräsentieren die dynamischen Anziehungskräfte die aktive Atemphase, was durch die Gezeiten des Meeres deutlich wird. Die passive Phase mit einer nur sekundären Bedeutung wird durch die Aussendung der Lichtphotonen dargestellt. Aus Sicht des Menschen ist der Mond neben der Sonne zwar die zweitstärkste Lichtquelle, aber dennoch sind die vom Mond reflektierten Photonen nur bedingt fähig, die notwendige Lichtnahrung für die Lebendigkeit auf der Erde aufrecht zu erhalten. Sie weisen alle Eigenschaften des Lichtes auf und manipulieren das innere Milieu, allerdings nur in einem unscheinbaren Maße im Vergleich zur Wirkung des Sonnenlichtes.

Die Himmelskörper repräsentieren somit entweder die unbetonte Einatmung und die betonte Ausatmung (Sonne) oder die betonte Einatmung und die unbetonte Ausatmung (Mond). Dieser Rhythmus wird auf der Erde erfahrbar gemacht und entsprechend der jeweiligen Konstellation vollzogen. Die Atemorgane folgen dabei entweder dem verstärkten Zug und betonen die Einatemphase oder dem verstärkten Druck und betonen die Ausatemphase. Diese Konstellation gilt in unserem Sonnensystem nur auf der Erde. Auf anderen Planeten herrschen andere Rhythmen und andere Schwingungsmuster vor, die den bekannten Atemvorgang anders beeinflussen würden.

Orientiert man sich an diesen physikalischen Grundlagen, kommt man der Regel, die Erich Wilk formuliert hat, näher, kann sie aber noch nicht befriedigend erklären. Denn der Regel zufolge ist die Lichtintensität beider Himmelskörper für die Schwingungsfrequenz jener Atemwelle entscheidend und nicht, wie man nach dem oben Gesagten vermuten könnte, das Zusammenwirken von Anziehungskraft und Lichtintensität. Das liegt zunächst daran, dass allein die Lichtintensität über die sichtbare Dynamik der Wellenform verfügt und jederzeit einen Rhythmus offenbart: zunächst in Tagen, Mondphasen und Jahren. Sie definieren den Zeitraum, durch den die Lebewesen bewegt werden. Die statische Komponente des Kräftegleichgewichts, die Anziehungskraft, bewegt sich kaum. Mond und Sonne verändern, abgesehen von den geringen periodischen Schwankungen, ihre Anziehungskraft nicht. Der Zug, den der einzelne Körper auf die Erde ausübt, bleibt im Gegensatz zum Licht stabil. Hier zeigt sich das Prinzip der bipolaren Frequenz wieder. Die primäre Kraft der Sonne, das statische Licht, offenbart sich in dynamischen Jahreszeiten. Die primäre Kraft des Mondes, die dynamische Anziehungskraft, ist hingegen stetig stabil. Nur in seinen Lichtphasen erscheint auch der Mond mit seiner ihm eigenen Dynamik und beschreibt dabei eine Welle, die von Neumond zu Vollmond reicht. Obwohl gerade diesen beiden Punkte, bezogen auf die totale Anziehungskraft der Summe von Sonne und Mond, gleich sind, sind sie in Form der Lichtkraft des Mondes entgegengesetzt. Dass das Mondlicht für die Menschen eine Bedeutung hat, bestätigt die Erfahrung, dass der Vollmond einen verstärkenden Einfluss auf die Aktivität der Lebewesen hat und nicht der Neumond. Wie der Sommer weckt auch das Mondlicht die Lebendigkeit, allerdings deutlich unbewusster und unterschwelliger als das Sonnenlicht, denn es repräsentiert dic unbetonte Phase des Mondrhythmus. Es ist nicht einfach, die Mondphasen, ähnlich wie die Jahreszeiten, als offensichtliche Einflussgröße wahrzunehmen und genau das entspricht der planetarischen Vorgabe. Das heißt aber nicht, dass diese Form der Mondlichtlebendigkeit nicht jeden Tag erfahren werden kann.

Das Licht des Mondes ist bei der Erzeugung der Wellenfrequenz, die den Atem beeinflusst, jedoch nicht ausschlaggebend für den Einfluss auf den Körper: nämlich einen ziehenden. Der Brustkorb dehnt sich beim Einatmen aktiv aus, und dazu bedarf es einer Anziehung, die durch das Mondlicht zwar begleitet, nicht aber ausgelöst werden kann. Der auslösende Impuls, um den Wellenrhythmus der Atmung zu gewährleisten, ist die Anziehungskraft des Mondes – allerdings nicht diejenige, die auf das Wasser auf der Erde wirkt, sondern diejenige, die auf die Erde als Körper selbst wirkt. Um das zu begreifen, muss man die beiden Fixpunkte Voll- und Neumond aus zwei Perspektiven betrachten. Im Fall der Wassermoleküle wirken bei

Voll- und Neumond gleich starke Kräfte. Das Produkt der Anziehungskraft aus Sonnen- und Mondeinfluss ist gleich groß, in beiden Fällen wirken die höchsten Gezeitenkräfte.

Auf der anderen Seite repräsentieren Voll- und Neumond auch entgegengesetzte Zustände. Sie beschreiben dabei die Entfernung des Mondes von der Sonne, die mal größer und mal kleiner ist und die dabei den entscheidenden Einfluss auf die Erde selbst hat. Die Lebewesen auf der Erde können diese Erscheinungsunterschiede zunächst nur am Himmel erkennen. Wenn der Mond seinen weitesten möglichen Abstand zur Sonne aufweist (Vollmond) hat das zwar die gleichen Auswirkungen auf den Wasserhaushalt auf der Erde wie bei seinem kürzestmöglichen Abstand (Neumond), aber einen genau gegensätzlichen Einfluss auf die Erde als Körper selbst. Bei Vollmond liegt die Erde zwischen den beiden Körpern und ist Kräften von beiden Seiten ausgesetzt. Bei Neumond ziehen Sonne und Mond aus der gleichen Richtung.

Es ist ein eindringliches Gefühl, wenn man körperlich begreift, was es heißt, dass der Mond aus einer anderen Richtung als die Sonne an der Erde zieht. Jener gegensätzliche Impuls bewirkt den Zug, der die Welle der Einatmung formt.

Wenn Sie dies in der Natur beim nächsten Vollmond noch einmal nachspüren wollen, können Sie diese Beschreibung integrieren. Nicht esoterisch oder gefühlsmäßig, sondern rein körperlich und physikalisch. Wenn das Vollmondlicht nicht nur die Erde erhellt, sondern der Erdtrabant den weitest möglichen Abstand von der Sonne hat und die Erde – gegen die Anziehungskraft der Sonne – an sich zieht.

Auf der anderen Seite bietet sich die körperliche Integration des oben Gesagten an einem warmen Sommertag für die Kräfte der Sonne an. An solchen Tagen können Sie besonders gut das Pendant, den Druck, wahrnehmen. Spüren Sie die in Sie strömende Energie und die Beeinflussung Ihres Umfeldes.

Die bloße Theorie der letzten Abschnitte ist ein schwacher Ersatz für die körperliche Erfahrung. Die Atemformen richten sich nicht deshalb nach den Gestirnen, weil eine Regel dies vorschreibt und eine Theorie dies zu erklären versucht, sondern weil die Körper der Lebewesen auf der Erde sich nach ihnen ausrichten. Die Expansion des Brustkorbes und die Kontraktion des Rumpfes orientieren sich an den natürlichen Bedingungen, an einem von Sonne und Mond gemeinsam erzeugten Kraftfeld, auf das die

Sonnenkräfte

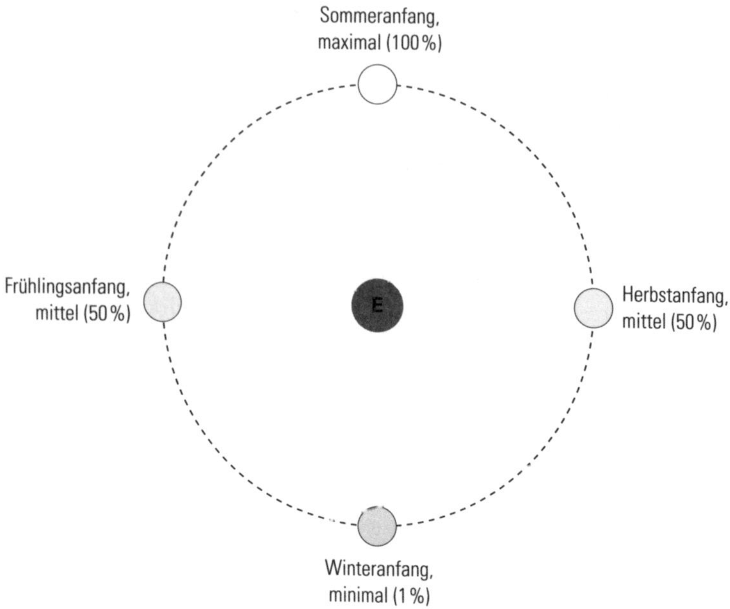

Abb. 16: **Die auslösenden Kräfte der Atemwelle**
Sonnenkräfte steigen und fallen und haben abgesehen von Winter- und Sommeranfang an jeder Position ihres auf- und absteigenden Weges einen gleichwertigen Partner. Frühlings- und Herbstbeginn bspw. haben beide einen Sonnenwert von 50 Prozent, unterscheiden sich aber dadurch, dass beim einen der Weg der Sonne und deren Wert anschließend nach oben, beim anderen nach unten führt. Die Mondkräfte bilden das gleiche Schema: Voll- und Neumond sind entgegengesetzt; alle anderen Positionen haben einen gleichwertigen Partner und unterscheiden sich nicht im Wert,

Lebewesen physisch reagieren. Je intensiver Sie Ihren Körper als Resonanz auf die Umwelt wahrnehmen, um so leichter fällt Ihnen die Integration der kosmischen Bedingungen.

Qualität und Quantität

Das wissenschaftliche Prinzip gegengleicher Kräfte ermöglicht Lebendigkeit. Positive und negative Ladungen der Elektrizität erzeugen den Stromfluss. Anziehung und Druck erzeugen das Wechselspiel der Atmung in

Mondkräfte

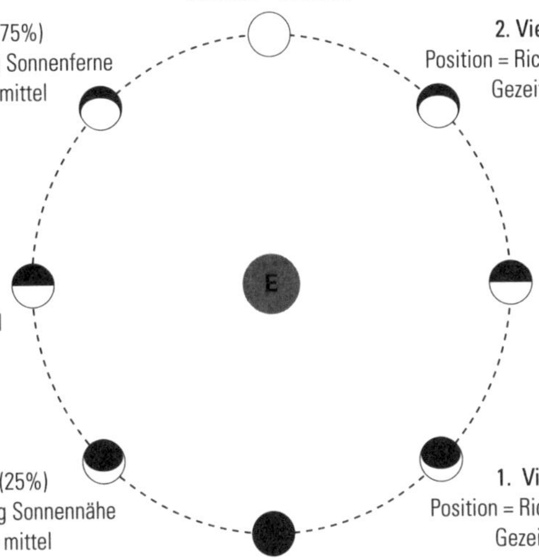

sondern nur in der Richtung, in der der weitere Verlauf zielt. Der entscheidende Auslöser der Atemwelle beim Mond ist der Zug an der Erde und deren Positionierung zur Sonne – entweder zu ihr hin oder von ihr weg. Die Besonderheit beim Mond sind die zusätzlichen Auswirkungen auf den Wasserhaushalt irdischen Lebens. Dieser Wert orientiert sich nicht an der Anziehungskraft an der Erde, sondern wie nahe der Mond der Erd-Sonnen-Achse steht. Voll- und Neumond formen gleich große Gezeitenkräfte, während sie für die Atemwelle genau entgegengesetzte Kräfte darstellen.

Form von Kontraktion und Expansion. In einem grundlegenden Sinne lässt sich diese bipolare Möglichkeit auch auf universelle Ereignisse übertragen. Wenn besonders große Sterne im Laufe ihres Lebens verstärkt Energie akkumulieren, gibt es – nach Milliarden von Jahren und bei einem entsprechenden Energievolumen – zwei Möglichkeiten: die der Expansion, die sich in Form einer gewaltigen Supernova ausdrückt und die für die Geburt neuer Sterne verantwortlich ist, und die der Implosion, bei der ein schwarzes Loch entsteht, das nicht für die Geburt, sondern das

Ende anderer Sterne verantwortlich gemacht werden kann. In solchen Fällen extremer Energieansammlung kennt das Universum zwei Möglichkeiten: Ausdehnung oder Zusammenziehung, Explosion oder Implosion. Genauso gibt es auf der Erde auch zwei Formen der Atmung. Die aktive Expansion oder die aktive Kontraktion. Sie folgen den Urprinzipien des Kosmos.

Wasser existiert im Weltall auch im Dunkeln, aber erst mit Hilfe des Lichtes entsteht erfahrbare Lebendigkeit. So wird das Wasser zur Austauschbasis und dient als Träger der Lebensinformationen. Die Tragweite der Informationen, die das Wasser ermöglicht, ist je nach Sichtweise eine andere. Biochemisch geht es im Rahmen der menschlichen Grundversorgung um Nährstoffe, die gemessen und katalogisiert werden können. Ist damit die Voraussetzung für Leben gegeben?

Können Sie sich an eine Zeit erinnern, in der das Internet eine nicht so überragende Bedeutung hatte wie heute? Als Informationen über analoge Medien wie Fernsehen, Zeitung oder Buch mitgeteilt wurden, die an bestimmten, dafür zugewiesenen Plätzen konsumiert wurden? Der Fernseher stand im Wohnzimmer und die Zeitung gab es zum Frühstück. Sie konnten nicht jederzeit ins Internet gehen und Informationen einholen. Waren Sie deshalb weniger informiert?

Ist es Ihnen ohne Kommunikationsmittel nicht möglich zu erfahren, wann ein anderer Mensch Sie ruft? Oder kennen Sie das Gefühl, was es heißt, zu spüren, dass jemand mit Ihnen – ohne körperlich anwesend zu sein – in Kontakt tritt?

Wie erklären Sie sich, dass Milch, die man von Kühen gewonnen hat und chemisch reinigt (pasteurisiert), für die eigenen Nachkommen der Kuh tödlich ist? Kälber, die drei Wochen lang die pasteurisierte Milch ihrer Mutterkuh zu trinken bekommen, gehen ein. Welche Informationen fehlen jetzt?

Was empfinden Sie, wenn Sie von den Ergebnissen moderner Kommunikationswissenschaftler hören, die besagen, dass der Inhalt der Wörter in einer Kommunikation weniger Bedeutung hat als der Tonfall? Was also ist das Wichtigste im Rahmen der Kommunikation?

Es ist nicht möglich über die rein quantitativen Aspekte des Lebens zu sprechen und dabei die qualitativen zu negieren. Und so ist es auch nicht möglich, die quantitativen Einflüsse von Sonne und Mond zu beschreiben, ohne ihre qualitativen zu beachten.

Anziehende, leuchtende Götter

Das Göttliche ist ein großer Begriff. Doch jeder weiß auf seine Art etwas damit anzufangen. Das Leben, das sich im Atem offenbart, ist der Beleg für das Göttliche. Doch welche Kraft sorgt für das Wunder des Lebens? Mythische Figuren, sinnbildliche Götzen oder hochstilisierte Repräsentanten? Diese kommen in der menschlichen Entwicklungsgeschichte später und haben je nach Verständnis der Kultur oder Religion einen direkten oder indirekten Bezug zu dem, was Menschen als erste Schöpfungskraft bewusstgeworden ist. Ohne Sonne und Mond können Menschen nicht leben. Sie sind die ersten Götter der Erde.

Aufgrund moderner Technologie und mechanischer Lebensstrukturen ist der tatsächliche Kontakt mit den kosmologischen Voraussetzungen in der Moderne nicht mehr in dem Maße nötig wie in früheren Zeiten, auch wenn die lebenspendende und unabdingbare Notwendigkeit nach wie vor gegeben ist. Die notwendige Symbiose ist die Einheit von Qualität und Quantität, von naturgegebenem Rhythmus und ordnender Chronologie, die in den griechischen Ausdrücken Astrologie und Astronomie eine Entsprechung findet. Dabei führt die Astrologie (die Erfahrung der Qualität) die Astronomie (der ordnenden Beschreibung) an. Der Mensch empfindet, bevor er denkt. Der Rhythmus pulsiert, bevor die Ordnung ihn strukturiert. Die Qualität der Himmelskörper wirkt, bevor der Mensch sie versteht. »Es ist keine Frage«, wie Johannes Kepler es in seiner »Warnung an die Gegner der Astrologie« formuliert hat, »ob die Gestirne auf der Erde wirken, sondern nur, wie sie es tun.«

Wie tun sie es? Indem das Produkt der zwei gleichberechtigten Einflussgrößen (Sonne und Mond) zwei unterschiedliche Momentaufnahmen ermöglicht: eine sonnenlastige, die aufgrund ihrer statischen Position und ihrer Sendung von Licht an die Erde das Ausatmen auslöst, und eine mondlastige, die aufgrund ihrer Dynamik und der Anziehung der Körper die Einatmung auslöst. Die Sonne schickt einen heißen Schwall von Energie auf die Erde, der einen an warmen Sommertagen buchstäblich bedrückt. Wer versucht, in die strahlende Sonne zu blicken, wird ihrer Kraft ausweichen müssen, um nicht geblendet zu werden. Der Mond hingegen zieht am Wasser aller Lebewesen und ermöglicht die Expansion in den unendlichen Raum. Wer zu ihm blickt, fühlt sich angezogen und aufgefordert, eine tiefere, unbewusste Kraft in ihm zu entdecken. Beides geschieht ohne menschliche Willkür, beides vollzieht sich in einem gleichberechtigten Maße, beides schafft Leben und irdische Wirklichkeit.

Sie werden mit keiner Maschine, die qualitativen Behauptungen beweisen können, wiewohl Sie doch in der Lage sind, die quantitativen Einflussgrößen zu begreifen. Was über die reine Messbarkeit hinausgeht, ist nicht Sache Ihres Verstandes – und dennoch die wichtigste Sache des Lebens.

Forschungsfelder

»Das ist ja alles nicht erwiesen. Wenn das wahr wäre, wüsste man es doch.« Wenn Sie so denken oder Menschen kennen, die so über die Atemtypen denken, können Sie sicher sein, dass Sie einer naturwissenschaftlichen Weltsicht unterliegen. Das ist in vielen Fällen hilfreich und lebensnotwendig, schließt aber jene Bereiche aus, die nicht gemessen oder bewiesen, aber doch erlebt werden können.

Der Chirurg wird, wenn er Ihren Brustkorb öffnet, ein Herz vorfinden, das schlägt und den Organismus mit Nährstoffen versorgt. Was er nicht finden wird, ist ein Herz, das liebt und trauert, lacht und weint. Und trotzdem lieben oder weinen Sie, je nach Veranlagung mehr oder weniger.

Um bei dem Beispiel zu bleiben: Wenn Sie sich dem Atemtyp annähern (oder es hiermit schon getan haben), dann brauchen Sie ein fühlendes Herz, nicht nur ein schlagendes. Sie brauchen Fähigkeiten, die jedem Menschen in seiner Entwicklung zu eigen waren, um die Welt hinter der Welt zu sehen. Sie brauchen Ohren, die mehr hören als Geräusche, und Augen, die mehr sehen als Bilder. Sie brauchen dafür keine spirituelle Anleitung oder Jahre der Meditation. Sie können sich ganz auf das verlassen, was Sie bereits können und was Sie tausendfach anwenden. Wenn Ihnen ein fremder Mensch begegnet, wissen Sie in den meisten Fällen sehr schnell, ob Sie ihn mögen oder nicht, ob Sie ihm vertrauen können oder nicht. Können Sie das messen? Oder wissen Sie es einfach, ohne es naturwissenschaftlich erklären zu können?

Die Annäherung an das Phänomen der Atemformen kann über messbare Faktoren nachvollzogen werden, die Ausprägungen der Atemformen in die Atemtypen hingegen nur bedingt. Erst mit Hilfe Ihrer Gefühlsqualität werden Sie den Atem und seine Formen auch auf einer tieferen und wesentlicheren Ebene wahrnehmen können. Auf solch einer Ebene akzeptieren Sie die Eigenständigkeit Ihres eigenen Wesens und die aller anderen Wesen, indem Sie sich ihnen über die mathematische Vermessung hinaus mit Empfindungen und Gefühlen annähern. Sie können es natürlich auch ohne diese Zutaten versuchen, aber dann werden Sie womöglich nicht zu den Ergebnissen kommen, die hier besprochen worden sind, sondern je nach Ihrer Absicht auch Gegenteiliges beweisen können.

Forscht man nach den Atemformen auf eine ihnen angemessene Art und Weise – indem man Qualität und Quantität in Einklang bringt –, ergeben sich mehrere Optionen. So kann man sich entweder den physiologischen Auswirkungen der Formen, den kosmologischen Voraussetzungen des Atemtyps oder der Integration beider widmen. Vor all dem wird man feststellen, dass die Erkenntnisse der Atemformen und Atemtypen nur von wenigen beschrieben worden sind und die in diesem Buch vorgeschlagenen Anregungen nur eine Möglichkeit für eine umfassende Auseinandersetzung mit dem Thema sind. Welche Erkenntnisse haben Sie selbst gewonnen, welche Übungen produktiv umgestaltet? Welche Fragen sind bislang noch nicht gestellt worden, in welchen Bereichen kann man die Atemformen und ihre typologischen Folgen noch integrieren? Und wo lassen sich Hinweise auf den Atemtyp finden, obwohl dieser nicht explizit benannt wird?

Einige Beispiele aus der Schulmedizin oder der Bewegungstherapie wurden im letzten Kapitel genannt, andere Quellen von Therapiemethoden oder Zuordnungen menschlichen Verhaltens, die indirekt darauf Bezug nehmen, sind gut vorstellbar. Wo kann man das Wissen um die Atemtypen wiederfinden, auch wenn es als solches dem Beschreiber nicht bekannt ist?

Eine direkte Bestätigung der Theorie wäre bei jeder Geburt möglich. Anstatt direkt auf die Uhrzeit zu schauen, wie es behandelnde Ärzte oder Hebammen in der Regel nach der Entbindung, dem besonderen Moment der Kraft, tun, wäre es interessant, den ersten Atemzug zu sehen und ihm zu lauschen. Auch den Sterbegleiter oder den Pfleger im Hospiz oder Altenheim darf man nach dem letzten Atemzug fragen, den er beim Ableben eines Menschen, dem besonderen Moment der Kraft, vernommen hat.

Darüber hinaus gibt es Möglichkeiten, die hier beschriebenen Zusammenhänge wissenschaftlich zu verfeinern. Biologen können die bevorzugten

Seiten von Tieren mit deren Geburtsdatum vergleichen und Sportwissenschaftler können Trainingsgruppen arrangieren, denen in zwei Zyklen zwei unterschiedliche Trainingsimpulse gesetzt werden. So kann man die Auswirkungen individuell betrachten und erfahren, dass Menschen nicht als immer gleichgeschaltete Maschine anzusehen sind. Dabei bedient man sich der wissenschaftlichen Voraussetzungen als Ergänzung zur persönlichen Qualität und vollzieht eine Symbiose, die auf einer körperlichen Erfahrung beruht.

Wie erklären sich Tagesmaximum und Lateralität?

Bislang wird von den Quellen zum Atemtyp davon ausgegangen, dass die verschiedenen Hochphasen der Tagesaktivität sowie die Lateralitätsunterschiede des Körpers von der Atemform abhängig sind. Im Gegensatz zu den anderen physiologischen Folgen kann deren Ursache aber nicht überzeugend erklärt werden. Dieses Wissen wird als gegeben hingenommen und deswegen auch nicht den primären oder sekundären Folgen zugeordnet. Hinzu kommt, dass die Erscheinungsformen in auffälliger Art und Weise nicht den natürlichen Grundlagen entsprechen. Die kulturellen Voraussetzungen fördern einen klar strukturierten Zeitablauf, der sich nicht an den Atemtypen oder anderen individuellen Rhythmen orientiert. Darüber hinaus wird primär das rationale Handeln gefördert und damit die Bevorzugung der linken Gehirnhälfte sowie der rechten Körperseite ausgelöst. Welche Möglichkeiten gibt es, die Zusammenhänge von Tagesmaximum und Seitenunterschieden mit den Atemformen zu erklären?

1. Tagesmaximum

Die Vorgaben aus den Quellen für das Tagesmaximum sind eindeutig. Ausatmer haben ihre kreativsten und aufnahmefähigsten Momente vom frühen Morgen bis zum Mittag, Einatmer am Nachmittag, Abend oder in der Nacht. Als Erklärung dafür gilt bislang die metaphorische Annahme, dass sich die Atemtypen an den Tageszeiten des ihnen zugeordneten Himmelskörpers ausrichten. Die Sonne am Tag definiert das Tagesmaximum des Einatmers, der Mond in der Nacht das des Ausatmers. Diese Beschreibung hält allerdings den astronomischen Tatsachen nicht stand. Zum einen liegt das Tagesmaximum des Einatmers laut der Quellen auch am Nachmittag – einer Zeit, in der die Sonne noch am Himmel steht. Zum anderen ist der Mond nicht immer nachts aktiv. An Neumondtagen oder um Neumond herum ist der Mond tagsüber am Himmel zu sehen und nicht nachts.

Will man versuchen das Tagesmaximum mit den Atemtypen in Verbindung zu bringen, hilft die Orientierung an den kosmologischen Bedingungen der Atemwelle. Das gemeinsame Kraftfeld von Sonne und Mond erzeugt eine Frequenz, die je nach Moment in die eine oder andere Richtung ausschlägt. Dominiert die Sonne, verstärkt sich mit ihr der Druck auf die Lebewesen der Erde. Dominiert der Mond, verstärkt sich der Zug. Diese jeweilige Dominanz gilt bislang nur für die Berechnung der Tagesqualität und die Entscheidung, ob ein Lebewesen mit einer aktiven Ein- oder Ausatmung ins Leben tritt. Das Prinzip, das durch die beiden Himmelskörper auf der Erde wirksam wird, gilt aber auch ganz allgemein. Unabhängig davon, ob an einem bestimmten Tag die Sonnen- oder die Mondenergie führend ist, sind an jedem Tag Sonne und Mond aktiv. Jeden Tag wirken Druck und Zug. Jeden Tag werden die Lebewesen von der Sonnenenergie manipuliert und von der Mondenergie angezogen. Jeden Tag wird ein- und ausgeatmet, um zu leben. Das Gespür für diese Vorgänge, so wie sie hier beschrieben werden, ist nicht mit einer bewussten Wahrnehmung gleichzusetzen, sondern einem biologischen Rhythmus, der unabhängig vom Bewusstsein in den Lebewesen getaktet ist.

Wenn morgens die Sonne am Himmel erscheint, entspricht das physikalisch einer verstärkten Manipulationskraft durch Lichtenergie. Dieser Photonendruck ist abhängig von der Menge des einfallenden Lichtes. Je heller es ist, um so größer ist der Druck; je dunkler es ist, um so geringer. Die Lichtenergie, die die Sonne zur Erde sendet, steigt bis zum Höchststand am Mittag an und fällt von da an wieder ab. Die Ausbeute der Energie, die Solarzellen erwirtschaften, folgt dem gleichen Prinzip. Diese Energie wirkt unabhängig von der eigentlichen Tagesqualität und sorgt dafür, dass Lebewesen darauf reagieren. Sind sie durch ihre Atemform mit dem Druck vertraut, ist es naheliegend anzunehmen, dass die ansteigende Photonenenergie sie bestärkt und sie mit ihr auf dieser Welle in die gleiche Richtung schwingen. Die aufsteigende Sonne repräsentiert nicht nur den ansteigenden Druck, sondern ermöglicht es auch, sich auf diesen einzulassen. Das gelingt naturbedingt demjenigen leichter, der diese Kraft auch als führende in seinem Atemrhythmus erlebt.

Damit lässt sich erklären, warum sich die Auswirkungen von Vor- und Nachmittag bei den Atemtypen so unterschiedlich gestalten. Obwohl beide Tageszeiten, was Stand und Intensität der Sonnenwirkung angehen, gleich positioniert sind, bietet der Vormittag ein Ansteigen des Drucks, während der Nachmittag das Absinken repräsentiert. Ersteres kommt dem Ausatmer zugute, dessen Form im ansteigenden Druck bestärkt wird. Der Nachmittag hingegen lässt den Ausatmer spüren, wie mehr und mehr der Druck verlorengeht und wie seine Atemform nicht mehr in der von ihm vorgezogenen Richtung unterstützt wird.

Den Einatmer hingegen erleichtert der sich verringernde Druck der Sonnenenergie, denn dies gibt ihm mehr Raum für seine notwendige Expansion. Der Mond spielt weder beim Aus- noch beim Einatmer eine Rolle, denn er tritt völlig unabhängig von der Tageszeit in Kraft. Er steht jeden Tag des Jahres an jedem Ort auf der Erde zwölf Stunden am Himmel. Diese zwölf Stunden sind je nach Stand des Mondes mal tagsüber (Neumond), mal nachts (Vollmond) und in den meisten Fällen am Tag und in der Nacht zusammen (zunehmender und abnehmender Mond). Würde sich der Einatmer mit seinem Tagesmaximum tatsächlich am Mond orientieren, müsste dieses sich jeden Tag verändern.

Da es aber nicht umsonst Tagesmaximum genannt wird, ist diese Erklärung auch ausschließlich für den Tag zu verstehen und den Himmelskörper, der den Tag strukturiert: die Sonne. Sie löst den zunehmenden und abnehmenden Druck der Photonenenergie aus. Die Zunahme bestärkt den Ausatmer und beschränkt den Einatmer, die Abnahme bewirkt das Gegenteil. So wird der Einatmer auch an einem Neumondtag, wenn der Mond nahezu zeitgleich mit der Sonne untergeht, am Nachmittag und Abend bestärkt werden, da der verringerte Einfluss der Sonnenkraft die ihm notwendige Expansion ermöglicht.

Warum spielt der Mond hier keine Rolle, wo doch sonst so viel Wert auf das Gleichgewicht der beiden Himmelskörper gelegt worden ist? Weil der Mond nicht der Gegenspieler eines Sonnentages sein kann. Er ist nur die Hälfte der möglichen Zeit seines Umlaufs in der Nacht aktiv und wenn, dann mit so bescheidenen Mitteln, dass er die notwendige Lichtenergie der Sonne nicht ausgleichen kann. Die Gegenüberstellung von Sonne und Mond bezogen auf Tag und Nacht ist irreführend, da der Mond nur bedingt nachtaktiv ist und im Gegensatz zur Sonne, die

die ursächliche Kraft für den Tag ist, nicht die ursächliche Kraft für die Nacht ist. Wenn man ihn abends oder in der Nacht sehen kann, bringt er – ebenso wie die Sonne – Licht in die Dunkelheit.[16] Lebewesen erfahren, dass auch ohne die Sonne am Himmel Lichtphotonen auf der Erdoberfläche wirksam sind und Schatten werfen. Wenn dieser Vorgang auch nicht so eindringlich und beständig wie bei der Sonne ist, so ist es doch ein auffälliges Licht in der Dunkelheit, das der Mond der Erde schenkt.

Auf der anderen Seite weist der Mond, den man am Tag sehen kann, auf eine dunkle und schattige Energie im Glanz des Sonnenlichts hin. Er ist ein Fleck am blauen Himmel, ein Gegenstück im Schein des Tages. So wie der Mond in der Nacht mit seinem Licht nicht die Dunkelheit besiegen kann, so kann er auch am Tag nicht für die Verdunkelung des Himmels sorgen; noch nicht einmal bei einer Sonnenfinsternis. In diesen Momenten ist der Mond der Auslöser für abnehmende Helligkeit. Deren Ursache aber ist die Dunkelheit selbst, die normalerweise tagsüber von der Sonne überstrahlt wird.

Der Mond kennt seinen eigenen Rhythmus, seinen knapp dreißigtägigen Umlauf. Er ist nicht mit dem Rhythmus der Sonne zu vergleichen, die den Tag und somit auch die Nacht bedingt. Es ist ausschließlich Sonnenenergie, die im Tagesmaximum wirksam wird.

Das Leben selbst ist eine notwendige Kombination von Sonnen- und Mondenergie, ein gemeinsames Feld von gegengleichen Kräften, das sich in den Atemformen ausdrückt. Dass die meisten Lebewesen tagsüber aktiv sind und nachts schlafen, hat nichts mit dem Atemrhythmus, sondern mit dem natürlichen Ausgleich von Aktivität und Passivität zu tun. Zellwachstum ist auf Sonnenlicht angewiesen. Würden Sie ständig tagsüber schlafen und nur nachts wach bleiben, würde nicht nur Ihrem Hormonhaushalt etwas fehlen, sondern auch Ihrer ureigenen Vitalität.[17] In der menschlichen Natur gestaltet sich diese Notwendigkeit zur Vitalität auf die oben genannten zwei Arten aus. Eine, die vom frühen Morgen bis zum Mittag die Ausatmer fördert und unterstützt, und eine andere, die vom Nachmittag bis in den Abend hinein den Einatmern zugutekommt. Diese Bedingungen gelten unabhängig von Jahreszeit und Ort. Egal ob es acht, zwölf oder sechzehn Stunden am Tag hell ist, gibt es immer ein gleich langes Aufsteigen der Sonnenenergie und ein ebenso langes Absinken.

Konsequenterweise kehren sich die Bedingungen zur Mitte der Nacht, dem weitesten Abstand der eigenen Position auf der Erde zur Sonne, um. Bis dahin führt die expansive Welle in einen dunklen Sog, am Umkehrpunkt beginnt der Druck der Sonnenenergie wieder anzusteigen und die Ausdehnung einzuschränken. Hier beginnt für den Ausatmer der wohltuende Druck, wieder aktiv eingreifen zu können. Ähnlich wie Einatmer die Abende und Nächte verlängern, können Ausatmer vor dem eigentlichen Tagesbeginn aktiv werden und mit Hilfe des stärker werdenden Druckes ihrer Form folgen.

Das Prinzip der wandelbaren Sonnenenergie ist die kosmische Voraussetzung im Tagesablauf, hat aber wenig mit dem zu tun, was man gemeinhin als aktiv oder passiv versteht. Auch Einatmer sind morgens aktiv, genau so wie Ausatmer abends aktiv sein können. Nur ist diese Form von Aktivität vielleicht eine andere oder qualitativ höhere oder niedrigere als zu anderen Zeiten. Darüber hinaus sollte man die Umkehrpunkte, den Tageshöchst- und Nachttiefststand, nicht als direkten Eingriff verstehen. Ähnlich wie die Sonnenwenden zu Sommer- und Winterbeginn beschreiben sie zwar den messbaren Umkehrpunkt, nicht aber die unmittelbaren Resultate. Auch wenn die Sonne zu ihren Wendepunkten wieder abfällt bzw. aufsteigt, ist die Wirkung der vorherigen Energie noch lange wahrnehmbar. Die heißeste Zeit des Jahres beginnt ebenso erst mit dem Sommeranfang wie die kälteste mit dem Winterfang. Entsprechend sollte man die Umkehrpunkte des Tages als Markierungen sehen, die verlängert und ausgedehnt werden können. Das ist eine Erfahrung, die Sie selbst kennen: Auch wenn physikalisch der Mittagshöchststand den tatsächlich größten Einfluss der Sonne aufweist, fühlt es sich für den Empfänger auf der Erde zwei bis drei Stunden später am wärmsten an.

Der Versuch, diese Erklärung auf die tatsächlichen Bedingungen menschlicher Kultur anzuwenden, ist nur bedingt möglich. Die gesellschaftlichen Voraussetzungen lassen nur wenig individuellen Rhythmus zu und orientieren sich stattdessen hauptsächlich an der leistungsbezogenen Ordnung eines geregelten Tagesablaufs, so dass die natürlichen Voraussetzungen nur in Einzelfällen der erfahrbaren Realität entsprechen.

Selbst wenn die Ausprägungen der steigenden und fallenden Tagesenergie von manchen Menschen erfahren werden und man sich erklären kann, warum man zu bestimmten Tageszeiten manches besser oder schlechter kann als zu anderen Zeiten, können auch damit keine generellen Aussagen gemacht werden. Was diese Erfahrungen bedeuten, ist vom Individuum abhängig. Der eine Ausatmer empfindet die Zeit zwischen 6 und 9 Uhr als besonders produktiv, der andere die zwischen 10 und 13 Uhr. Der eine Einatmer arbeitet gerne bis in den frühen Abend, der andere fängt dann erst an und ist bis weit in die Nacht produktiv.

Man kann mit der Erkenntnis keine verlässlichen allgemeingültigen Regeln für das Verhalten aufstellen, aber das Prinzip des Tagesmaximums als solches erklären und einer Beobachtung von Erich Wilk Rechnung tragen. Der hatte beschrieben, dass der Gefäßinnendruck – der Blutdruck – im menschlichen Körper zwei Hoch-Zeiten kennt, die sich je nach Individuum unterschiedlich ausbilden: eine verstärkte Aktivität am Vormittag und eine am Nachmittag. Also eine, die aktiv auf die zunehmende Sonnenenergie reagiert, und eine, die aktiv auf die abnehmende reagiert.

Während Sie diese Zeilen lesen, steigt oder fällt die Sonnenenergie? Ist es vor oder nach dem Mittag? Hat dieser Zustand einen Einfluss auf Ihr Leseverständnis?

Ist der Einfluss so groß, dass Sie ihn bewusst wahrnehmen? Oder ist er so unbedeutend, dass er zwar existiert, aber nicht wahrgenommen werden kann, sich vielleicht nur in Einzelfällen zu erkennen gibt? Oder ist es egal, ob die Sonne gerade auf- oder absteigt? Lesen Sie unabhängig von der Sonne?

Warum müssen viele Menschen (vor allen Dingen Kinder und Heranwachsende) frühmorgens aufstehen, um rechtzeitig aktiv zu werden? Warum gibt es wenige Möglichkeiten, sich zu entscheiden, dass man der Neigung nach auch mittags mit wichtigen Aktivitäten anfangen kann? Warum sind die momentanen kulturellen Begebenheiten so stark an die Energie der aufsteigenden Sonne gekoppelt?

2. Lateralität (Händigkeit)

Die Entwicklung und der Aufbau des Nervensystems spielen für die Lateralität im Körper eine entscheidende Rolle. Das Gehirn ist nicht der Ursprung dieses Systems, sondern die letzte Stufe einer organischen Entwicklung. Im Gehirn werden bedeutende Kontrollmechanismen des Nervensystems gesteuert, aber das Zentrum der ersten und ursprünglichen neuronalen Aktivität befindet sich an einer anderen Stelle: im sogenannten Neuralrohr, der embryonalen Anlage des Nervensystems aller Wirbeltiere. Das Neuralrohr entwickelt sich in den ersten Lebenswochen

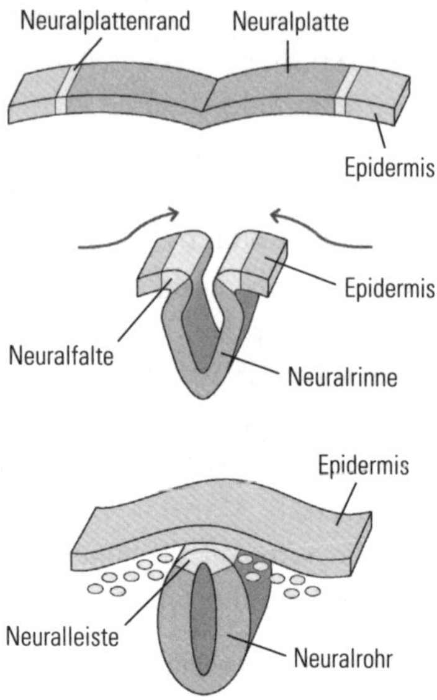

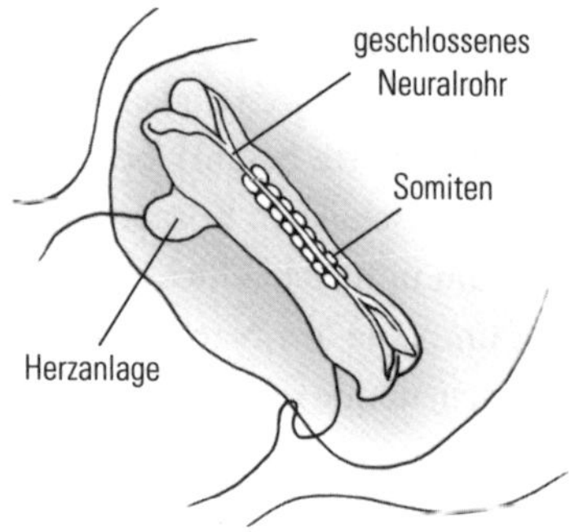

Abb. 17a: **Entstehung des Neuralrohrs**
Die Enden der Neuralplatte richten sich auf und bilden die Neuralrinne. Die Spitzen der Rinne (Neuralleisten) bewegen sich aufeinander zu und fusionieren. Mit der abschließenden Absenkung ist das Neuralrohr entstanden.

Abb. 17b: **3,5 Wochen alter Embryo**
Noch lässt wenig auf den späteren Menschenkörper schließen; nur das Neuralrohr weist bereits jetzt auf das Rückenmark des ausgereiften Körpers hin.

aus einer Neuralplatte des äußeren Keimblattes. Aus dieser Platte formen sich zunächst Wülste und eine Rinne, bis schließlich das ausgebildete Neuralrohr bei allen Wirbeltieren in Funktion tritt.

Aus diesem bilden sich in späteren Entwicklungsschritten kopfwärts spezifische Strukturen, aus denen später die einzelnen Gehirnanteile hervorgehen, während das Neuralrohr sich zum Rückenmark ausbildet. Im Gegensatz zu den differenzierten Gehirnsegmenten, die nur angelegt, nicht aber ausgebildet sind, erinnert das Neuralrohr in Aussehen und Funktion in der frühesten Entwicklungsphase bereits an die organische Struktur des ausgereiften Rückenmarks.

Zum Zeitpunkt der ersten Gehirnentwicklungen am Neuralrohr ist die Lateralität im Körper bereits vorhanden. Vor der Bildung des Neuralrohrs formt sich während der frühesten Embryonalentwicklung eine Keimscheibe, von deren hinterem Pol eine längliche, rinnenartige Verdickung, der *Primitivstreifen*, nach vorne wächst und der auf der Grenze vom hinteren zum mittleren Drittel des Embryos einen rundlichen Abschluss bildet: den sogenannten *Primitivknoten*. Dieser ist der Ausgangspunkt für eine verstärkte neuronale Aktivität und unter anderem auch für die Entwicklung von der Neuralplatte zum Neuralrohr verantwortlich. Vor allen Spezialisierungen des Nervensystems, die vom Primitivknoten ausgehen, steht aber die räumliche Strukturierung, die der ausgewachsene Primitivstreifen innerhalb der Keimscheibe definiert. In dem Moment, wo sich der Primitivstreifen ausbildet, werden ein Vorn und Hinten und ein Rechts und Links erschaffen. Zu diesem Zeitpunkt ist der Embryo bilateral symmetrisch. Die Seiten sind festgelegt und noch gleichwertig.

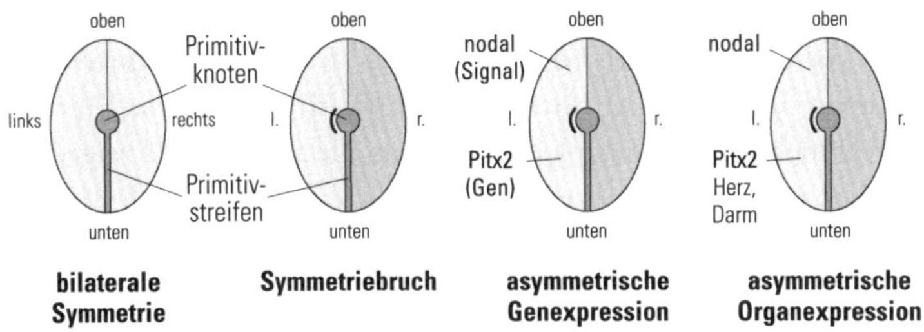

Abb. 18: Der ursprüngliche Verlauf des Nervensystems. Von unten nach oben – von links nach rechts.

Ausgehend vom Primitivknoten erfolgt der Symmetriebruch, der dafür sorgt, dass sich die beiden Seiten unterschiedlich ausprägen und zunächst die linke Seite der Keimscheibe aktiviert wird. Ein Signalmolekül sorgt in diesem Stadium für die erste laterale Aktivität im Körper. Es setzt weitere Gene in Kraft, die die Ausbildung spezifischer Strukturen vornehmen und die sich auch zunächst ausschließlich auf der linken Seite ausbilden. Zwischen der zweiten und dritten Lebenswoche sind die Anlagen von Lunge, Herz, Leber und Darm auf der linken Seite der Keimscheibe positioniert. Im weiteren Verlauf der Entwicklung überträgt sich die Zellaktivität in komplizierten und wechselwirksamen Prozessen auf die rechte Seite, so dass die Ausbildung auf beiden Seiten erfolgt.

Der Begriff *Bilateria* (Zweiseitentiere) kennzeichnet Lebewesen, deren linke und rechte Körperhälfte zueinander spiegelsymmetrisch sind. Ihre Symmetrie ist aber nicht vollständig, denn es gibt Asymmetrien in der Anordnung innerer Organe und der äußeren Formen, die sich bereits in den frühesten Stadien abzeichnen. Diese bilaterale Asymmetrie zeichnet alle höheren Tiere aus, die damit unter räumlichen Aspekten eine einheitliche Struktur aufweisen. Diese Struktur ist zunächst stets zentralistisch und beinhaltet eine erste Aktivität, die am unteren Ende des Körpers ihren Anfang nimmt, wodurch ein Oben und Unten und die zwei Seiten definiert werden. Die bilaterale Aktivität beginnt anschließend nicht nur auf der linken Seite, sondern wird durch diese überhaupt erst ermöglicht.

Das Gesagte gilt – zumindest für die Bilateralität – nicht in einer unabdingbaren Regel, sondern als generelle Annäherung. Eine spiegelverkehrte Anordnung ist im Tierreich ebenfalls möglich, so dass sich die Verhältnisse der Seiten vertauschen. Auf 10.000 Menschen gibt es einen, bei dem die Leber links und die Milz rechts im Bauchraum liegen. Auch alles andere ist im Körper seitenverkehrt positioniert. Diese Menschen sind nicht mehr oder weniger lebensfähig als alle anderen und zeigen, dass der Seitentausch biologisch erfolgreich sein kann, wenn sich die ersten Spezialisierungen auf der rechten statt auf der linken Seite ausbilden. Sie zeigen aber auch, dass sich diese biologische Ausprägung evolutionär nur bedingt durchgesetzt hat.

Die grundsätzliche Ausrichtung ist in jedem Fall bilateral symmetrisch und immer an die Funktionalität beider Seiten gebunden. Sie existiert, bevor die Spezifizierung des Nervensystems beginnt. Ab der fünften Entwicklungswoche lassen sich am Kopfende des Neuralrohrs fünf Hirnbläschen erkennen. Das vorderste Bläschen, die Spitze der Nervenentwicklung, wird auch als Riechhirn bezeichnet, da diese Struktur sich im weiteren Verlauf der Entwicklung wurmartig krümmt, um seinen Sitz schließlich dort zu finden, wo die Reizimpulse der Nase empfangen werden. Das Riechhirn bildet den Beginn der Entwicklung und wächst dabei nach oben, bevor es ab einem bestimmten Zeitpunkt zur Seite und wieder zurück nach unten wandert, um den tieferliegenden Strukturen die Ausbildung der höheren Gehirnregionen zu überlassen. An jener Stelle, an der das Riechhirn im ausgereiften Zustand seine endgültige Position findet, tritt es wieder in Kontakt mit den obersten Ausprägungen des Neuralrohrs.

Einfach formuliert: Der oberste Teil des Nervensystems macht im Verlauf seiner Entwicklung einen Bogen und verbindet sich schließlich wieder mit dem Anteil des Neuralrohrs, an dem seine Entwicklung begann.

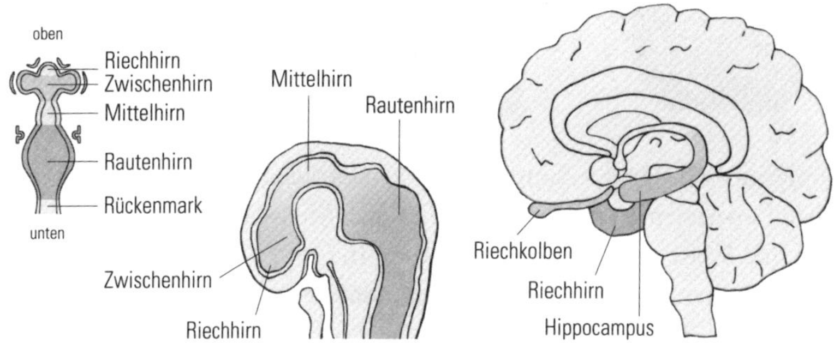

Abb. 19: Entwicklungsstadien des menschlichen Gehirns. Die oberste Spitze – das Riechhirn – führt die Entwicklung des Nervensystems an, um die primären Vitalfunktionen – das Riechen und Atmen – zu gewährleisten.

Während dieses Vorgangs bildet sich aus den anderen Segmenten der Hirnbläschen das, was später als Neocortex bezeichnet wird: das Gehirn mit seinen beiden Hemisphären. Das sich krümmende Riechhirn lässt den darunterliegenden Schichten der Hirnbläschen den Raum, um über es hinauszuwachsen. Der Neocortex wird aufgrund seiner nachfolgenden Entwicklung auch als Neuhirn bezeichnet, während das Rückenmark und alle davon abgehenden Bahnen Urhirn genannt werden. Das Neuhirn bildet sich direkt aus dem Urhirn, welches in Form des Riechhirns die ursprüngliche Spitze der Entwicklung darstellt.

Wie bedeutend und auffällig die Überreste des Riechhirns auch beim ausgewachsenen Individuum sind, zeigt die umseitige Abbildung. Wie zwei Tentakel eines Urtiers ragen die beiden Kolben aus den komplexen Strukturen des Gehirns heraus. Sie sind die erste Notwendigkeit, um das interne Nervensystem auf die Umgebungseinflüsse auszurichten.

Dem Riechhirn ist eine weitere Struktur angelagert, die den Verlauf der Entwicklung in ähnlicher Weise vollzieht. Der sogenannte *Hippocampus* vollzieht die krümmende Bewegung mit, die zum Ausgangspunkt zurückkehrt. Der Hippocampus ist im weiteren Verlauf des Lebens primär zuständig für die Verarbeitung und Speicherung von Emotionen. Fallen die

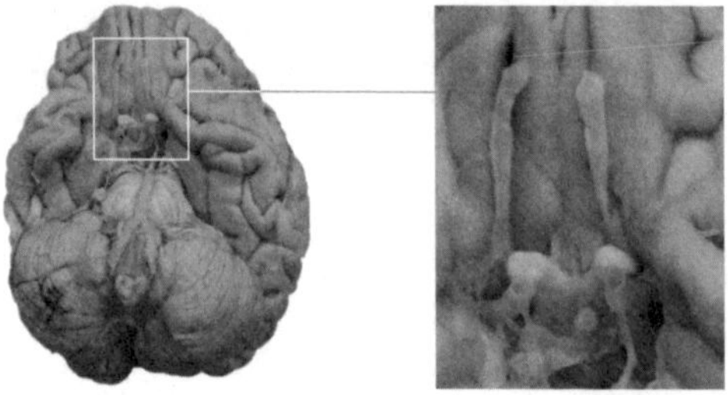

Abb. 20: Die Riechkolben des ersten Hirnnervs (Nervus olfactorius) ragen dominant aus den Gehirnstrukturen heraus.

Funktionen des Hippocampus aus – so lässt sich in vielen wissenschaftlichen Experimenten zeigen –, verhalten sich Menschen in einer auffälligen Art und Weise gefühllos und abgestumpft.

Zusammenfassend lässt sich sagen, dass die ersten neuronalen Aktivitäten, die über die Urfunktionen des Neuralrohrs hinausgehen, zwei Funktionen erfüllen: das Riechen (und nach der Geburt das Atmen) und das Fühlen. Andere Sinnesaktivitäten und das Denken folgen später.

In den ersten Wochen der Entwicklung des Nervensystems kommt es auch zu den frühesten motorischen Bewegungen. Diese werden vom Neuralrohr gesteuert und bewegen die *Chorda dorsalis* – den anatomischen Vorläufer der Wirbelsäule, der zeitgleich mit dem Neuralrohr entsteht – wie einen Achsenstab. Die früheste Form jeder tierischen Bewegung wird durch Auslenkung des Schwanzes bewerkstelligt. Es handelt sich dabei um Schlängelbewegungen, die sich durch wechselseitige Kontraktionen von Muskeln auszeichnen, die in diesem Stadium als Somiten bezeichnet werden. Diese Schlängelbewegungen sind die Grundlage der menschlichen Motorik, auf die im weiteren Verlauf komplexere Koordinationsmuster aufbauen. Beim Fisch hingegen sind sie zugleich das Endstadium der Bewegungsoptionen.

Auch die nächste Stufe der Entwicklung findet unabhängig von der Lateralität statt. Die *homologe* Bewegung beschreibt die Koordination der Oben-Unten-Achse durch Schieben und Stoßen (oder Drücken und Ziehen), die auch im späteren Verlauf die ur-erste Bewegungsoption des Menschen ist. Der Sexualakt, alle Lautäußerungen, das Strecken und Beugen des Rumpfes, das Aufstehen und Hinsetzen oder das Brustschwimmen werden mittels homologer Bewegungen vollzogen.

Wie alle anderen Bewegungsformen muss der Mensch diese als Teil seiner eigenen Entwicklung rekapitulieren. Er greift in der Entstehungsgeschichte seiner Art auf die Bewegungen der natürlichen Vorläufer zurück. Bevor ein Baby krabbeln lernt, beginnt es seinen Rumpf vor- und zurückzuschwingen, wie es die tierischen Entwicklungsvorläufer, die Amphibien, praktizieren. Jene homologen Bewegungen gehen zuerst vom Steißbein aus und folgen somit dem Nervensystem, das sich von unten nach oben im Körper ausbildet.

Auf die homologen Bewegungen folgen die homolateralen (ipsilateralen): die Koordination einer Seite. Kleine Kinder robben, bevor sie krabbeln lernen, und wiederholen entwicklungsmotorisch die Bewegungsformen der Reptilien. Gleichseitige Bewegungen sind notwendiger Teil des bilateralen Systems und bedürfen keiner Überkreuzverschaltung der Nerven, da Arme und Beine der gleichen Seite koordiniert werden.

Die dominante Führung der Überkreuzverschaltung tritt erst mit dem in Kraft, was den Menschen zu dem befähigt, was er ist: dem aufgerichteten Gang. Die Ausbildung jener Überkreuzverschaltung – die rechte Gehirnhälfte steuert die linke Seite – findet zwischen dem ersten und dritten Lebensjahr statt. Zu dieser Zeit lernt ein Mensch, sein Gehen zu koordinieren und zu kontrollieren, indem er Arme und Beine gegengleich zueinander (*contralateral*) bewegt. Die Nervenorganisation des Körpers – repräsentiert durch die Bewegungsentwicklung – verläuft also zunächst ohne Seitendifferenzierung (vor und zurück), dann gleichseitig und am Ende der Entwicklung über kreuz.

Bei Menschen, die in der Krabbelphase und bei den ersten Gehversuchen Störungen unterlegen sind und diese Motorik nicht vollständig integrieren konnten, zeigt sich, dass im späteren Leben – unter Einfluss von erhöhtem Stress – die ursprünglichen neuronalen Muster wieder aktiviert werden. Sie koordinieren ihre Bewegungen in solchen Momenten so, wie man es als Einjähriger macht: gleichseitig (homolateral/ipsilateral). Solche Menschen brauchen für viele alltägliche Dinge länger, da sie es in der entscheidenden Phase nicht gelernt haben, die beiden Gehirnhälften über kreuz zu organisieren. Das führt dazu, dass sie nicht nur das Gehen, sondern auch das Begreifen und Denken in einem anderen Maße ausführen. Aber auch bei Menschen, die sich normal entwickelt haben, bedeutet der aufrechte Gang nicht, dass ab diesem Moment die jeweilige Gehirnhälfte die absolute Kontrolle über die Motorik der anderen Körperseite innehat. Viele motorische Funktionen bedürfen auch bei normal entwickelten

Menschen der gleichseitigen Nervenverschaltung. Wenn Sie sich an einer Ihrer Extremitäten verletzen oder Schmerz empfinden und dies Sie dazu veranlasst zu reagieren (Sie treten mit Ihrem Fuß in eine Glasscherbe, Sie greifen mit Ihrer Hand auf die heiße Herdplatte usw.), dann wird reflexartig die Muskulatur der gleichen Seite angesteuert. Es wäre zu umständlich und langwierig, wenn das Signal (Scherbe, heiße Herdplatte) erst zu Ihrem Großhirn gelangen würde, um von dort über kreuz zurückgesandt zu werden, um die Muskeln zu aktivieren. In solchen Fällen, die im biologischen Sinn einen Fluchtreflex darstellen, werden die Muskeln gleichseitig aktiviert, ohne dass sich das Gehirn daran beteiligen muss.

Im Anfangsstadium der Entwicklung sowie in besonderen Momenten des Lebens, die auf ursprüngliches Wissen angewiesen sind, sind die Nervenstränge der Wirbeltiere nicht über kreuz organisiert, sondern auf der jeweils gleichen Seite. Die anatomischen Folgen dieser Entwicklung sind auch beim ausgewachsenen Individuum deutlich zu erkennen, denn die Austrittsstellen der Nerven an den ausgereiften Wirbelkörpern (die periphere Entwicklung des Neuralrohrs) versorgen die Organe und Funk-

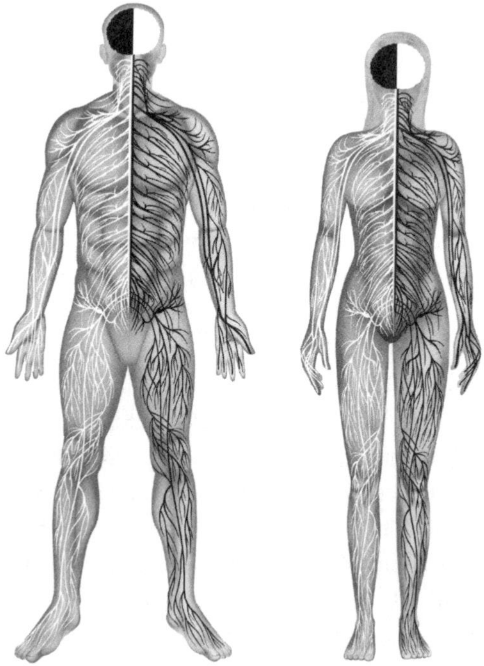

Abb. 21: Das erste und ursprüngliche Nervensystems des Körpers. Einseitige Lateralität, ausgehend von den Spinalnerven der Wirbelsäule.

tionen der gleichen Seite. Sie sind das ursprüngliche und notwendige Programm eines bilateralen Körpers.

Anatomisch ist besonders die Stelle von Interesse, an der die Überkreuzverschaltung im Verlauf der Entwicklung des Embryos ausgebildet wird. Dieser bedeutende Schnittpunkt im Körper der Wirbeltiere, an dem die ursprünglich gleichseitigen Nerven den Überkreuzverlauf annehmen, befindet sich am oberen Ende des Rückenmarks, dort wo das Neuralrohr in der frühesten Entwicklung seine Differenzierung in die verschiedenen Hirnbläschen begann. An jener Stelle befinden sich die sogenannten zwölf Hirnnerven (Hirnstamm), die im ausgereiften Zustand das Urhirn des Rückenmarks mit dem Großhirn verbinden. Jene zwölf Gehirnnerven treten, da sie noch direkt an das Urhirn gebunden sind, direkt und ohne Umwege aus diesem aus und erfüllen spezifische Funktionen in den Kopfarealen, darunter das Sehen, Hören, Schlucken oder den Gleichgewichtssinn. Der erste, unterste Hirnnerv ist für die Versorgung der Nase zuständig und somit ans Riechen und Atmen gekoppelt. Jener erste Hirnnerv weist eine Besonderheit auf, die ihn von allen anderen über ihm

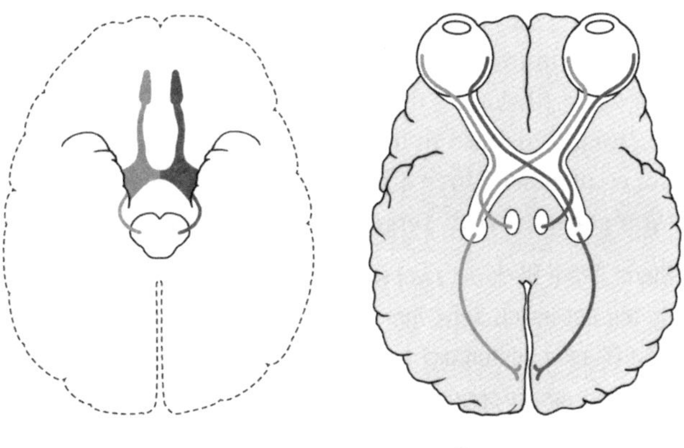

Abb. 22: **Der Übergang von der Einseitigkeit zur Überkreuzorganisation**
Links: Einseitige Organisation der Nasennerven (Erster Hirnnerv). Rechts: Zusätzliche Überkreuzorganisation der Augennerven (Zweiter Hirnnerv). Alle weiteren darüberliegenden Strukturen des Gehirns verlaufen beim ausgereiften Individuum dominant überkreuz; alle Nervenstrukturen unterhalb des ersten Hirnnervs verlaufen dominant einseitig (vergleiche Abb. 21). Stark vereinfachte Darstellung der Neuroanatomie des Gehirns (Transversalschnitt, Blick von unten)

liegenden Hirnnerven und vieler weiterer Verlaufsbahnen im Großhirn unterscheidet. Er tritt nicht über kreuz, sondern gleichseitig aus.

Wenn Sie sich die Entwicklung des Nervensystems vor Augen führen wollen, stellen Sie sich zwei Stränge vor, die, ausgehend vom Rückenmark, die Wirbelsäule nach oben wandern und zu den jeweiligen Seiten austreten. Sie versorgen den Körper und erhalten ihn am Leben. Dieses Prinzip wird bis zum ersten Hirnnerv, der für dass Riechen und Atmen zuständig ist, fortgesetzt. Ab dem zweiten Hirnnerv, der für die Augen und das Sehen zuständig ist, kann sich das Prinzip umkehren und in einem späteren Stadium die Dominanz der Überkreuzverschaltung in Kraft treten. Deshalb werden die Dinge, die sie mit dem einen Auge wahrnehmen, in der anderen Gehirnseite verarbeitet. Bei der Nase ist dies nicht der Fall. Wenn Sie über ein Nasenloch einatmen, indem Sie sich das andere zuhalten, wird damit das Gehirnzentrum der gleichen Seite aktiviert.

Moderne wissenschaftliche Untersuchungen haben darüber hinaus eine weitere Besonderheit der neuronalen Abläufe bilateraler Sinnesorgane bestätigt. Das Riechen läuft nicht synchron ab, sondern wird von der Lateralität dominiert. Die beiden Nasenlöcher sind primär nicht zusammen, sondern jedes für sich aktiv. Isoliert man in einem Versuch die Nasenlöcher, indem man ihnen jeweils unterschiedliche Düfte anbietet, nimmt man keine Mischung der beiden Düfte wahr, sondern beide Gerüche abwechselnd, nahezu in ihrer reinen Form. Einen ähnlichen Wettbewerb gibt es auch bei Ohren oder Augen, bei denen das Prinzip *binokulare Rivalität* genannt wird. Vergewissern Sie sich mit einer Übung:

Suchen Sie in Ihrem Blickfeld zwei Objekte, die Sie gut betrachten können. Das eine sollte auf der linken Seite Ihrer Blickperipherie liegen, das andere auf der rechten. Die Objekte sollten nicht so weit auseinanderliegen, dass Sie sich anstrengen müssen, um die peripheren Ränder Ihres Blickfeldes wahrzunehmen, sondern so, dass Sie beide mit einem einfachen Blick betrachten können.

Dann halten Sie sich das rechte Auge so zu (ggf. schieben Sie die Hand noch ein wenig zur Seite), dass Sie nur noch das linke Objekt wahrnehmen können und betrachten es für einige Sekunden.

Das gleiche machen Sie anschließend mit dem rechten Objekt, indem Sie sich das linke Auge zuhalten.

Wechseln Sie dann mehrere Male hin und her und lassen Sie sich jeweils einige Sekunden Zeit, das isolierte Bild aufzunehmen.

Abschließend öffnen Sie wieder beide Augen, um das ganze Bild mit beiden Objekten, welches Sie zu Beginn gesehen haben, wieder aufzunehmen. Was passiert jetzt?

In den meisten Fällen werden Sie unwillkürlich zwischen beiden Objekten hin- und herspringen, um der Aufgabe gerecht zu werden. Das Gesamtbild, welches Sie zu Beginn der Übung leicht arrangieren konnten, wird Ihnen direkt nach der Übung Schwierigkeiten machen. Das belegt das oben Gesagte: Die Sinnesorgane arbeiten in der Regel nicht synchron, sondern dominant. Wenn man diese Dominanz künstlich trennt, entsteht die entsprechende Verworrenheit für das Nervensystem. Allerdings wird bei diesem Test auch deutlich, dass die Dominanz (zumindest die der Augen) nicht als total angesehen werden darf. Auch wenn eine Seite in der Fixierung führend sein mag, bedarf es der zweiten, um den Blick auf die bestmögliche Reichweite auszurichten.[18] Ohne die andere Seite wäre Ihr Blickfeld eingeschränkt. Es erfüllt den einen Teil einer notwendigen Synchronisation, die von der anderen Seite angeführt wird.

Zusammenfassend lässt sich an diesen biologischen Grundlagen Folgendes erkennen.

- Erstens: Die Steuerung des Nervensystems beginnt im Körper von unten ausgehend.
- Zweitens: Die spezifische Lateralität wird durch die Aktivität der linken Seite ausgelöst.
- Drittens: Lateralität ist zunächst gleichseitig und wird im Verlauf der Entwicklung, vor allen Dingen durch das Gehen, zur Überkreuzverschaltung angeregt.
- Viertens: Lateralität erfordert in den meisten Momenten ein Zusammenspiel beider Seiten, allerdings nicht in einem ausgeglichenen Kräfteverhältnis. Eine Seite übernimmt die Führung.
- Fünftens: Die Nase und mit ihr die Atmung gehören zum ursprünglichsten Teil des animalischen Menschendaseins und widersprechen der Überkreuzorganisation.
- Sechstens: Das menschliche Gehirn ist eine in einem späteren Entwicklungsstadium notwendige Ergänzung zu den Fähigkeiten des ursprünglichen Nervensystems. Erst die Grundlagen, dann die Verfeinerung. Erst die gleichseitige Verschaltung, dann die gegengleiche Verschaltung. Erst das Gefühl, dann das Denken.

Somit wird deutlich, dass Lateralität im Körper eine nachvollziehbare und entwicklungsgeschichtlich festgelegte Grundlage hat. Sie kann nicht grundlegend durch die Atemform, die erst bei der Geburt gebildet wird, ausgelöst werden. Die Bilateralität hingegen ist im Embryo nur angelegt. Welche motorische Seite führend ist, wird sich erst nach der Geburt ausbilden, wenn im Rahmen der Umformung von Bewegungsmustern die wichtigsten Aufgaben eines Lebewesens vollzogen werden. Spätestens durch den aufrechten Gang und das daran anschließende und aufbauende Begreifen, Erkennen und Verstehen formt sich die Dominanz der Lateralität aus.

Für einen Zusammenhang zu den Atemformen ist damit noch keine Erklärung erbracht, außer der, dass der Zeitpunkt der Spezifizierung anhand der biologischen Entwicklungsprozesse auch die Geburt sein könnte. Bei dieser, so behaupten die Quellen zur Atemtypologie, werden nicht nur die Händigkeit (die Kraftseite) und ihr Gegenstück (die geistig führende Seite), sondern auch dominante Augen und Ohren für bestimmte Positionen festgelegt. Der Einatmer benutzt die rechte Hand und dreht sich bevorzugt nach links, der Ausatmer nutzt die gegengleichen Seiten. Augen und Ohren sind je nach Richtung (nah oder fern) gegengleich miteinander abgestimmt. Bei allen diesen Formulierungen spielen die Seiten eine symbiotische Rolle. Man braucht beide Seiten, allerdings in einem unterschiedlichen Verhältnis.

Widmet man sich alten Quellen des Yoga zu, bekommt diese Erkenntnis eine erfahrbare Bedeutung. Dort finden sich mehrere Pfade oder Wege (bspw. Raja-Yoga, Bhakti-Yoga, Karma-Yoga), die bei der Ausübung beachtet werden müssen und in denen mentale oder emotionale Fähigkeiten im Vordergrund stehen. Nur ein Pfad kennt die körperliche Arbeit, die in der Moderne allgegenwärtig ist. Dieser Pfad wird als Hatha-Yoga bezeichnet und meint die Verschmelzung von Sonne (Ha) und Mond (Tha). Hier wird deutlich, dass die erfahrbare körperliche Realität an Sonne und Mond gemeinsam gebunden ist, als Voraussetzung für Lebendigkeit, als Ursache für Rhythmus und Atmung. Auch in ihren Grundzügen offenbaren alte Yogaquellen eine überragende Bedeutung der beiden Körper Sonne und Mond.[19] Unter anderem kennt man den Sonnenatem, der über das rechte Nasenloch in den Körper eindringt, und den Mondatem, der das linke Loch wählt. Damit ist nicht der oben angesprochene Rhythmus der Dominanz der jeweiligen Nasenlöcher gemeint, der primär mal das eine, mal das andere zur Atmung nutzt, sondern die Symbolik der Atemformen.

Man könnte meinen, dass mit dieser Definition die Verhältnisse umgetauscht werden. Der Einatmer (Mondatem links) mit seiner Dominanz der rechten Körperseite und der Ausatmer (Sonnenatem rechts) mit seiner Dominanz der linken Seite bekommen die falsche Dominanzseite zugeordnet. Dies gilt nur, wenn man davon ausgeht, die im Yoga beschriebene Seite an der Händigkeit erkennen zu müssen. Erich Wilk nannte diejenige Seite, die man normalerweise nicht als seine Schokoladenseite begreift, nicht umsonst die geistig führende. Sie ist diejenige, die zunächst vom Atem beeinflusst wird.

Um diesen Sachverhalt so formulieren zu können, mussten die Schreiber der alten Yogaquellen über die wichtigsten Komponenten informiert sein. Sie mussten wissen, dass die Gehirnorganisation für die Motorik über kreuz und dass die Nase mit ihren Nervenbahnen nicht über kreuz verläuft. Der Mondatem (linkes Nasenloch – Steuerung für die rechte Seite) und der Sonnenatem (rechtes Nasenloch – Steuerung für die linke Seite) sind dann einer tierischen Biologie angepasst und in den Yogaschriften nicht zufällig so gewählt. Sie sind im Gegenteil von einer einfachen und doch exakten Logik. Auch die moderne Neurobiologe weiß von der Verschaltung und spricht der gegenüberliegenden Seite im Gehirn die Dominanz der Motorik zu. So werden Sonnen- und Mondatem in den Yogaquellen also nicht nur richtig zugeordnet, sondern ihrer Ursprünglichkeit nach auch benannt. Der Mondatem, auch wenn er der rechten Kraftseite zugeordnet wird, dringt durch das linke Nasenloch führend ein, der Sonnenatem durch das rechte.

Aus heutiger Sicht ist diese Überlegung für den Menschen nutzlos. Ein Rechtshänder kann nicht mit Bestimmtheit sagen, dass er ein Einatmer ist, genau so wenig wie ein Einatmer sagen kann, dass er automatisch auch Rechtshänder sein muss. Im Tierreich hingegen können nach wie vor beide Parameter als Bezugspunkt gewählt werden. Wenn man die Bevorzugung einer Seite kennt, weiß man – außer in den seltenen Fällen, in denen die rechte Seite die bestimmend aktive in der Embryonalentwicklung ist – auch den Atemtyp. Kennt man den Atemtyp, weiß man welche Seite bevorzugt wird. Waren die Menschen in früheren Zeiten animalischer?

Konnten sie deswegen den Sonnen- und Mondatem systematisch den Seiten zuordnen?

Doch auch wenn diese Bezeichnungen im alten Indien von Bedeutung gewesen sind und in den richtigen Zusammenhang gebracht werden konnten, heißt es immer noch nicht, dass damit das Rätsel der Lateralität gelöst werden kann. Bislang lässt sich lediglich feststellen, dass es sich um eine sinnvolle Beobachtung handelt, nicht aber um eine biologische Erklärung. Die momentane Hypothese besagt, dass alle Tiere – außer der moderne Mensch – die Lateralität in der Atmung widerspiegeln und dass die spätere Ausprägung in der Entwicklung angelegt ist. Eine doppelte Form der Lateralität, die nämlich die Überkreuzverschaltung beinhaltet, lässt sich in der Entwicklung vor allen Dingen bei Lungenatmern (Säugetiere, Vögel) nachweisen. Es gibt eine führende Seite, die die Lateralität festlegt und ursprünglich bestimmt, und eine, die mittels der Gehirnhälften die motorischen und koordinativen Feinaspekte der anderen Seite steuert. Dies ist die Wiederholung der ersten neuronalen Aktivitäten. Eine Seite führt und lässt mit Hilfe der Überkreuzorganisation die andere teilhaben und überträgt ihr für spezifische Situationen die Kontrolle.

Die Atmung spielt in der neuronalen Körperorganisation eine besondere Rolle. Sie wird nicht nur durch das Riechhirn, welches die erste Position der Weiterentwicklung des Neuralrohrs einnimmt, bestimmt, sondern nimmt auch beim ausgereiften Individuum eine anatomische Sonderrolle ein. Im Verlauf der Entwicklung biegt sich das Riechhirn zum eigentlichen Ursprung des Systems wieder zurück und behält als einziges Organ der in der Entwicklung folgenden Strukturen die gleichseitige Nervenverschaltung bei. Die Atmung repräsentiert die Wirklichkeit der Lateralität als erstes, denn sie kennt eine aktive und eine passive Phase, eine führende und eine folgende Form. Kann diese führende Form, wie im Yoga verstanden, den Himmelskörpern zugeordnet werden? Warum tritt der Mondatem links, warum der Sonnenatem rechts ein?

Die Vertracktheit der Links-rechts-Definition gilt überall außerhalb des Körpers. Dort ist sie – auch in Bezug auf die wesentlichen Elemente des Lebens – uneinheitlich. Wenn man auf der Nordhalbkugel der Erde den Sonnen- und Mondlauf verfolgen will, dreht man sich von Ost über Süd nach West, also von links nach rechts. Dieser Verlauf entspricht aus dieser Perspektive einer Erdrotation, die nach links verläuft. Aus Sicht der

Südhalbkugel kehren sich diese Verhältnisse um. Die Gestirne ziehen von Ost über Nord nach West am Himmel entlang. Die Blickrichtung geht dabei von rechts nach links. Auch die Erde dreht sich aus dieser Perspektive anders, nämlich rechts herum. Es ist das gleiche Prinzip, wie in einen Spiegel zu schauen. Wenn Sie sich vor diesem nach links drehen, wird Ihr Spiegelbild eine Rechtsdrehung vollführen. Diese elementaren Begebenheiten gelten für alle räumlichen Positionierungen von links und rechts. Sie können nie mit Bestimmtheit sagen, dass etwas links oder rechts liegt, sondern nur, dass es von Ihrer Position betrachtet aus dort ist.

Die naheliegende Option, die Ursache der Lateralität anhand der Bewegung der Gestirne zu verorten, ist somit ausgeschlossen. Eine solche Annahme wäre darüber hinaus an die durchaus realistische Vorstellung gebunden, dass es für diese Regel eine biologische Ursache gibt. Diese könnte man in der Ausrichtung der Lebewesen am Magnetfeld der Erde finden, das momentan von der Nord- zur Südachse verläuft. Der Aufgangsort der Gestirne könnte theoretisch die Welle der Einatmung symbolisieren und der Untergangsort diejenige der Ausatmung. Diese mögliche Erklärung würde aber nur für die Nordhalbkugel gelten, denn nur dort ist der Aufgangspunkt des Gestirnlaufs vom Betrachter aus gesehen am Himmel links. Dort könnte man meinen, dass die linke Seite den Mondatem und mit ihm die aktive Form der Einatmung repräsentiert und die rechte den Sonnenatem. Nur: Es ist eine egozentrische Sichtweise, die das Andersherum (den Blick von der Südhalbkugel) nicht zulässt. Sie wird allerdings im modernen astronomischen Vokabular gefördert, in dem die Erdbahn um die Sonne als rechtsläufig bezeichnet wird. Diese Bezeichnung gilt für eine Betrachtung aus Sicht des Nordpols der Galaxis, verfolgt man den Lauf der Erde um die Sonne. Bewusst wird diese Bewegung nicht als rechtsläufig bezeichnet, denn wenn man vom Himmelssüdpol schauen würde, läuft die Erde um die Sonne links herum. So ist die Bezeichnung rechtsläufig zwar als wissenschaftliche Übereinkunft korrekt, sie symbolisiert in ihrem Betrachtungswinkel (nur der Nordpol) und ihrer Formulierung (Rechtsläufigkeit steht im Zusammenhang mit Recht und rechts) aber eine eingeschränkte Sichtweise.

Die Bezeichnungen links und rechts sind also außerhalb des eigenen Körpers unbeständig. Die Himmelsrichtungen hingegen sind klare und unabhängige Möglichkeiten der Raumbestimmung. Der Aufgangspunkt der Himmelskörper ist überall auf der Erde der Osten, ebenso wie der Westen der Untergangsort ist. Norden und Süden hingegen haben an den jeweiligen Punkten auf der Erde anhand des Genstirnlaufs unterschiedliche Bedeutungen, können aber dennoch vom jeweiligen Betrachter aus eindeutig zugeordnet werden.

Schon lange wissen Ethnologen und Linguisten, dass Angehörige zahlreicher Ureinwohner-Kulturen im Alltag Sätze gebrauchen wie: »Der Löffel liegt östlich von der Schüssel«, »Da ist eine Fliege auf deinem nördlichen Arm« oder »Rück mal ein bisschen nach Westen«. In rund einem Drittel der weltweit 6000 Sprachen kommen solche Äußerungen vor. Sie verfügen über einen stets aktiven inneren Kompass, eine Art Landkarte im Raumbewusstsein. Diese Besonderheit beschert ihnen einen besseren Orientierungssinn, wie Wissenschaftler im Vergleich mit Angehörigen westlicher Kulturen herausfanden.

Aus zivilisierter Sicht sind das Orientierungsvermögen und der Sprachgebrauch von Menschen dieser Kulturen ebenso beeindruckend wie exotisch. »Doch es stellt sich die Frage«, so einer der Wissenschaftler, die diese Experimente durchführten, »wer eigentlich exotisch ist – wir oder die anderen? Welche Art der Orientierung dominierte im Verlauf der Evolution?« Um das zu ergründen, wurde ein Experiment mit sechs verschiedenen Probandengruppen gemacht: erwachsenen modernen Menschen, achtjährigen modernen Menschen, vierjährigen modernen Menschen, erwachsenen Ureinwohnern, achtjährigen Ureinwohnern sowie Menschenaffen. Das Experiment lief bei allen Probanden etwa gleich ab: Die Versuchsleiter legten vor den Augen der Testpersonen unter einen von mehreren Bechern ein Objekt – bei den Menschen war es ein Holzklotz, bei den Affen eine süße Traube. Danach wurden die Probanden um 180 Grad gedreht und an einen Tisch mit derselben Becherkonstellation geführt. Bei den Erwachsenen und den achtjährigen Kindern standen dort fünf Becher, bei den vierjährigen Kindern und den Affen drei Becher. Welchen Becher wählten die Probanden?

Wer sich über rechts und links orientiert, denkt egozentrisch, weil versucht wird, das Objekt im selben Verhältnis zum eigenen Körper zu setzen. Die andere Möglichkeit wird als allozentrische Strategie bezeichnet.[20] Dabei kommt es nicht auf die Position des eigenen Körpers an, sondern nur darauf, wo sich ein Gegenstand im Verhältnis zur Umgebung befindet. Das erstaunliche Ergebnis belegte: Nach dem egozentrischen Verfahren entschieden sich nur die erwachsenen und die achtjährigen modernen Menschen. Alle anderen trafen ihre Wahl nach dem allozentrischen Prinzip der Himmelsrichtungen. Damit wird deutlich, dass diese Form der Orientierung nicht nur die gewinnbringendere, sondern auch die natürlichere ist; dass sie auf evolutionäre Entwicklungen zurückgreift (die Menschenaffen folgen diesem Prinzip) und dass der Zeitpunkt, an dem diese natürliche Form verlorengeht, zwischen dem vierten und achten Lebensjahr liegen muss (die Vierjährigen nutzten sie, die Achtjährigen nicht). Das heißt, alle Menschen werden mit der Veranlagung zur Orientierung an den Himmelsrichtungen geboren und ab einem bestimmten Alter kann diese Fähigkeit aufgrund der Rechts-links-Strategie verlorengehen.

Auf die Atemformen übertragen, lässt sich nun mit Bestimmtheit sagen, dass die Lateralität körperliche und entwicklungsbiologische Ursachen haben muss und keine, die Bezug zum Raum nehmen, in dem sich Sonne und Mond befinden. Das heißt anders gesprochen: Wenn nicht der Ort, an dem Sonne und Mond stehen, für die Lateralität maßgeblich sind, dann müssen es die Energien von Sonne und Mond sein, die im Körper direkt zur Wirkung kommen.

Aus Sicht des Wellenprinzips der physikalischen Frequenz, die das Leben ermöglicht und dem Atem ihre Formen gibt, ist das aus mehreren Gründen naheliegend. Lebewesen, die aufgrund der gemeinsamen Kraftwirkungen von Sonne und Mond die Form ihres Atems bilden, müssen auch durch diese Energien gespeist werden. Die Informationen der Sonnen- und Mondenergie werden direkt durch die Atemluft bereitgestellt. Der Sauerstoff, den jede organische Materie zum Leben benötigt, wird über den Blutkreislauf und Diffusionsprinzipien zu den Körperzellen weitergeleitet. Diese gasförmigen Informationen sind das als Atemluft gebildete Produkt der Sonnen- und Mondenergie. Sie beeinflussen den Körper beständig. Lebewesen existieren also nicht nur aufgrund ihrer materiellen Form, die auf der Erde durch die wechselseitigen Einflüsse von Sonne und Mond ermöglicht wird, sondern werden auch ihr Leben lang von den gasförmigen Informationen der Sonnen- und Mondenergien gespeist.

Die spezifische Übermittlung dieser Informationen hat allerdings nichts mit dem Geburtsmoment zu tun, sondern tritt bereits kurz nach der Zellteilung eines Lebewesens ein – wenn sich die Lateralität im Körper formt. In diesem Moment werden eine linke und rechte Seite erzeugt, die sich ausgleichen, aber nicht gleich sind.

Physikalisch formuliert, sind alle Lebewesen auf der Erde Abkömmlinge einer Supernova, einer gewaltigen Sternenexplosion, aus dessen Staubteilchen sich neue Sonnen und Planeten gebildet haben. Auf einer unmittelbaren Ebene sind die Lebewesen auf der Erde aus den materiellen Bedingungen ihres Heimatplaneten hervorgegangen, die die substantielle Basis der Lebensformen bereitstellt. Doch ohne die notwendigen Impulse von Sonne und Mond würde sich keine funktionelle Lebendigkeit entwickeln; ohne diese Informationen gäbe es kein Leben auf der Erde. Die Zug- und Druckkräfte und das Vor und Zurück des wellenartigen Rhythmus sind der erkennbare Ausdruck dieser innewohnenden Gemeinschaftskraft. Die meisten höheren Tiere haben zwei Nieren, zwei Augen und zwei Nasenlöcher. Sie bilden sich als physikalische und chemische Endprodukte der kosmischen Kräfte und repräsentieren das gemeinsame Kraftfeld von Sonne und Mond in ihren Körpern.

Dass sie sich dabei auf zwei Seiten im Körper ausbilden, die man als links und rechts bezeichnen kann, entspricht den momentanen Begebenheiten, aber keiner universalen Notwendigkeit. Theoretisch können sich zwei unterschiedliche Kräfte in jeder nur möglichen geometrischen Position anordnen; auf der Erde aber folgen die Lebewesen schon nach der ersten Zellteilung den Vorgaben von Sonne und Mond. Auch diese bilden Zweiseitenformen aus, was man eindrucksvoll bei den unterschiedlichen Mondphasen oder aber auch bei Sonnen- und Mondfinsternissen nachvollziehen kann, wenn sich der eine Körper vor den anderen schiebt. Auch die Elementarphysik kennt neben der Kugelsymmetrie eines Atoms, der einförmigen Geometrie, die Möglichkeit zweier Seiten, die sich in verschiedenen Formen der Lateralität (im Orbitalmodell der Physik als Keulen bezeichnet) ausbilden.

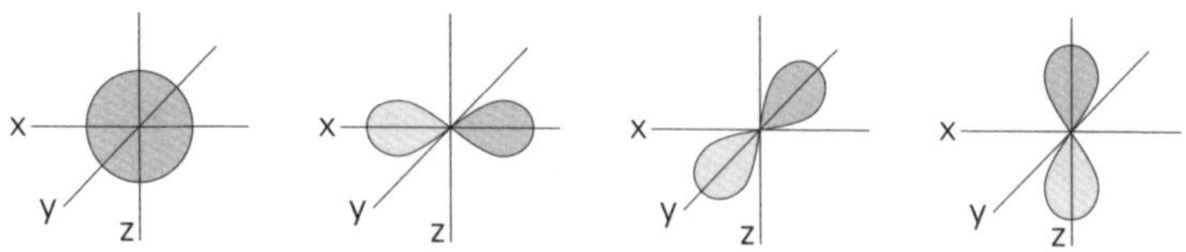

Abb. 23: Koordinatenkreuz des Orbitalmodells in der Physik. Von der punktuellen Einförmigkeit bilden sich Zwei-Seiten-Modelle in unterschiedlicher Anordnung.

Die Form der zwei Seiten in einem tierischen Körper auf der Erde ist grundlegend und wird nicht mit der Geburt, sondern der Zeugung lebenswirklich. Sie dringt als Nahrung der Kraftfelder von Sonne und Mond in die Körper ein, so dass sich die Lateralität im Embryo daran ausrichtet. Dieses gemeinsame Kraftfeld (die einfache Lateralität) erreicht schon vor der Geburt einen Entwicklungsstand, der eine komplexe Lateralität (die zusätzliche Überkreuzverschaltung) anbahnt, aber noch nicht ausführt. Mit Inkrafttreten der Geburt bildet sich eine Dominanz, die mittels der Atmung das zum Zeitpunkt der Geburt vorherrschende Kraftfeld in sich aufnimmt. Auf diese Weise wird der einen Seite des Körpers die Führung überlassen, die sich in der motorischen Kontrolle einer Hirnhälfte und der daraus resultierenden Drehung zu der führenden Seite widerspiegelt.

Da der Mond im Körper die linke und die Sonne im Körper die rechte Seite repräsentieren, wird der bei der Geburt dominante Atem – wie die alten Yogaquellen es beschreiben – über die dem Typ zugeordnete Seite verstärkt aufgenommen. Dass der Körper linksseitig dem Mond und rechtsseitig der Sonne zugeordnet wird, ist aus Sicht des Körpers selbst irrelevant. Es könnte genauso gut anders herum sein. Die jeweiligen Wertungen, die darauffolgend mit links und rechts in Verbindung gebracht werden, sind dieser vorgegebenen Ordnung geschuldet und nicht einer universellen Logik. Diese kennt zwei Seiten, bei denen eine genau in dem Maße führend ist, wie die andere folgt. Versuchen Sie, diese zwei Seiten körperlich zu erfahren.

Schließen Sie Ihre Augen und nehmen Sie Ihren Atem wahr.

Spüren Sie Ihren Körper auf der Erde als erkennbare Realität, als rhythmische Substanz dessen, was Sie sind, als materielle Wesenheit mit immateriellen Kräften wie Fühlen oder Denken.

Nehmen Sie den Atem als physische Manifestation verschiedener Gase wahr, die den kosmischen Voraussetzungen Ihres Sonnensystems geschuldet sind. Erleben Sie ihn als Produkt von Sonnen- und Mondeinwirkung, die das Leben auf der Erde ermöglichen.

Wenn Sie diesen Atem in sich eindringen lassen und wieder abgeben, realisieren Sie, dass sich zwar ein gemeinsamer Strom bildet (die Atemluft), aber nach wie vor beide Elemente, die Sonne und der Mond, als einzelne Körper existieren. Sie haben Ihre Eigenarten und Eigenschaften nicht aufgegeben, sondern sich nur mit einem Partner verbunden, um gemeinsam Lebendigkeit zu schaffen.

Nehmen Sie also zugleich die Gemeinsamkeit und die Individualität der beiden Himmelskörper in sich auf. Realisieren Sie, dass es schon immer so war, seit Sie leben. Bevor Sie selber atmeten, war Ihre Mutter Teil dieses Kreislaufes und gab diese Informationen an Sie weiter. Sie leben von Sonne und Mond und sind zugleich ein Teil davon.

Halten Sie sich jetzt das rechte Nasenloch zu und atmen Sie nur durch das linke ein und aus. Das ist der Mondatem. Er ist das Basiselement der Lateralität und kontrolliert auf einer ursprünglichen Ebene auch Ihre linke Körperseite. Auf einer komplexeren Ebene greift er auf die rechte Seite über.

Der Mondatem ist oberflächlich nur bedingt erfahrbar, denn er sitzt tief verankert in Ihren Zellen. Es ist nicht der momentane Atem, den Sie spüren und wahrnehmen können, der Mondatem genannt wird, sondern es ist die Reaktion Ihres Körpers auf die Anziehungskraft der Atemwelle selbst. Der Körper braucht die expansiven und dynamischen Energien in jeder einzelnen Zelle des Gesamtprogramms. Erfahren Sie den Mondatem als übergeordnete Expansionskraft und nicht als sinnliche Begebenheit.

Wenn Sie sich das linke Nasenloch zuhalten und auf die gleiche Art und Weise durch das rechte ein- und ausatmen, nehmen Sie Sonnenenergie in sich auf und geben Sie sie wieder ab. Kontraktion und innere Manipulation sind die körperlichen Reaktionen auf die Druckkräfte dieser Atemwelle. Erfahren Sie den Sonnenatem tief in Ihrem Wesen verankert und als Teil Ihrer ur-ersten Wirklichkeit, als Bestandteil jeder Zelle.

Wenn Sie diese Übung dahingehend ausweiten, dass Sie sich für die nächsten Tage ein Nasenloch verstopfen, werden Sie Ihre Atemform nicht verändern können. In den Zellen dominiert entweder der Mond- oder der Sonnenatem und diese können nur von Sonne und Mond selbst beeinflusst werden. Dennoch können Sie mit einer solchen Übung interessante Erfahrungen machen.

Diese interessanten Erfahrungen bergen neben der Vorstellungsarbeit, wie Sie sie in der obigen Übung gemacht haben, die spürbaren Unterschiede Ihrer beiden Körperseiten. Abgesehen von den Sonderfällen der Vertauschung kennen oder spüren Sie Leber und Galle auf der rechten und Magen und Milz auf der linken Seite Ihres Körpers. Sie wissen oder spüren auch, dass dabei Leber und Magen zu geringeren Anteilen auch auf der anderen Seite liegen. Sie kennen oder spüren den Linksruck Ihres Herzens und die dadurch entstehenden Asymmetrien der Lungenlappen.

Zuvorderst wissen Sie natürlich auch über die Gehirnhälften Bescheid, deren unterschiedliche Aufgabengebiete Sie zuordnen können.

Wenn Sie genauer schauen, werden Sie bei Ihrem Körper an den meisten inneren wie äußeren Organen kleinere oder größere Seitenunterschiede ausmachen können. Eine eindringliche Möglichkeit, dies sichtbar zu machen, besteht in einer Lateralitätsfotografie, in der man eine Körperseite aus einem Bild spiegelverkehrt auf die andere Seite kopiert. So produziert man Bilder mit je zwei linken oder rechten Seiten. Vom Gesicht sind diese Fotografien besonders eindringlich. Sie können es aber auch mit dem ganzen Körper oder anderen isolierten Bereichen machen.

Die Ergebnisse sind eine Offenbarung. Sie repräsentieren besonders beim mimischen Ausdruck zwei völlig verschiedene Wesenszüge, zwei unterschiedliche Wirklichkeiten. Die Mischung aus beiden Seiten wird

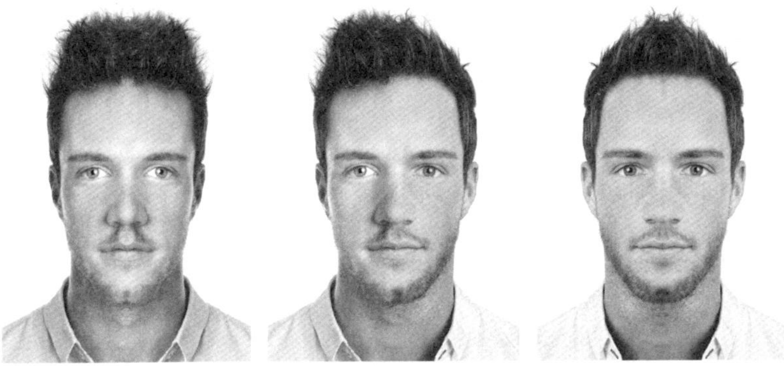

zwei rechte Gesichtshälften | **Originalbild** | zwei linke Gesichtshälften

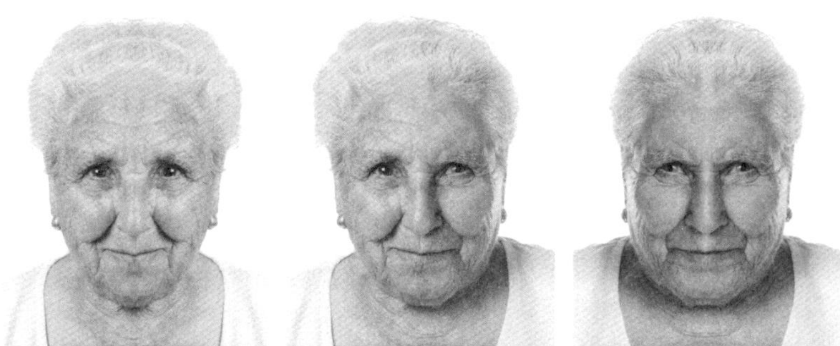

zwei rechte Gesichtshälften | **Originalbild** | zwei linke Gesichtshälften

Abb. 24: **Die unterschiedlichen Wesenszüge der Gesichtshälften**

künstlich durch die Einseitigkeit abgelöst. Und diese Einseitigkeit erscheint für den Betrachter deshalb so eindringlich, weil sie erfahrbar ist.

Stellen Sie sich hin und machen Sie ein paar einleitende Aufwärmungen für das folgende Experiment. Dazu kreisen Sie auf eine möglichst leichte und spielerische Art und Weise einen Arm rückwärts und nach einer Weile des Schwingens den anderen. Werden Sie sich bewusst, dass Sie den einen und dann getrennt den anderen Arm kreisen lassen können.

Mit welchem Arm haben Sie die Bewegung begonnen? Wenn Sie es nicht automatisch schon gemacht haben, beginnen Sie die folgenden Übungen immer mit der linken Seite.

Machen Sie ein paar weitere Bewegungsformen wie Schulterkreisen (vorwärts und rückwärts), Beinschwünge, Fußgelenkskreise oder etwas Ähnliches, wozu Sie Lust haben, um sich bewusst auf einseitiges Bewegen auszurichten.

Dann kommt die eigentliche Übung.

Nehmen Sie einen Gegenstand in Ihre linke Hand und betasten Sie ihn. Fühlen Sie ihn mit der Hand so gut sie können. Versetzen Sie sich in die Lage, dass Ihr ganzes Wesen aus Ihrer linken Hand besteht, und nehmen Sie den Gegenstand aus dieser Perspektive wahr. Lassen Sie die Empfindungen, die sich dabei auftun, sich auf Ihrer linken Körperseite ausbreiten.

Nachdem Sie die eine Erfahrung gesammelt haben, wechseln Sie die Seiten und nehmen den gleichen Gegenstand mit der gleichen Intensität mit der rechten Hand wahr. Betasten, erfühlen und erleben Sie ihn mit der rechten Hand und lassen Sie die Empfindungen, die dabei entstehen, sich auf der ganzen rechten Seite Ihres Körpers ausbreiten.

Variieren Sie im Folgenden mit Gegenständen diese Grundübung um. Nehmen Sie neutrale Objekte wie Flaschen oder Gabeln und emotionale wie Bilder von geliebten Personen, Ihr Portemonnaie oder ein teures Andenken.

Probieren Sie alle möglichen Objekte aus, indem Sie diese intensiv und isoliert mit Ihren Händen erforschen, und nehmen Sie wahr, wie die eine und dann die andere Seite darauf reagiert und wie Ihr Bewusstsein mit diesen und jenen Empfindungen umgeht. Je mehr Sie in sich hören und sehen, je intensiver Sie Erleben, Fragen oder Antworten zulassen, um so offensichtlicher kann diese Erfahrung für Sie werden.

Lassen Sie bei diesen Übungen die Vorstellung Ihrer von der Atemform herrührenden Seitenunterschiede außer acht. Ehren Sie nur die Wirklichkeiten der Seiten, das Wesen von Links und Rechts in Ihrem Körper.

Halten Sie sich ein Auge oder eine Nase zu und probieren Sie das gleiche wie oben unter dem Gesichtspunkt der differenzierenden Qualität, indem Sie nun andere Sinne als Sensoren benutzen. Wie nehmen Sie das gleiche Bild mit dem linken, wie mit dem rechten Auge wahr? Was empfinden Sie bei einem Duft, der links einströmt, was bei dem gleichen, der rechts einströmt?

Die folgende, letzte Übung müssen Sie mit Hilfe Ihrer Vorstellung bewerkstelligen. Beabsichtigen Sie, dass sich entweder ausschließlich Ihre linke oder Ihre rechte Seite beim Sprechen ausdrücken kann. Dann sprechen Sie bewusst verschiedene Sätze von der linken Seite Ihres Körpers ausgehend, dann von der rechten. Lassen Sie sich nicht davon irritieren, dass beim Sprechen automatisch immer die Gesichts-, Kehl- und Rumpfmuskulatur beider Seiten mit einem homologen Bewegungsmuster arbeitet. Es geht um Ihre innere Ausrichtung. Wenn Sie sich darauf einlassen wollen, ist es sehr leicht, die Absicht zu aktivieren, nur von einer Seite aus zu sprechen. Können Sie bemerken, dass auch hier unterschiedliche Qualitäten zum Vorschein kommen?

Sagen Sie erst von links, dann von rechts: Ich liebe dich.

Sagen Sie: Ich denke, dass das Denken täuscht.

Sagen Sie: Verdammter Mist.

Sagen Sie andere ausdrucksstarke wie belanglose Sätze jeweils von der einen und dann von der anderen Seite aus und erfahren Sie, was sich in Ihrem Bewusstsein zu erkennen gibt.

Die Unterschiede der beiden Seiten sind im Körper erfahrbar und über den Atem direkt mit Sonne und Mond verbunden. Vielleicht haben Sie bei den Übungen gedacht, die Gehirnkontrolle der jeweiligen Seite, die die Übung ausführt, laufe entgegengesetzt und behindere damit die Erfahrung. Die obigen Übungen forderten Sie auf, sich auf Ihre Empfindungen einzulassen, die bei den jeweiligen Aktionen erfahrbar werden. Diese sind nicht auf die komplexe Überkreuz-Lateralität angewiesen, sondern lösen sie anschießend, wenn es notwendig sein sollte, aus.

Komplexe Lateralität wird erst in einem späteren Entwicklungsstadium ausgebildet. Die Kraftseite oder Ihre Händigkeit sind der Ausgleich für die führende Prägung der anderen Seite. Ihre Empfindungen und die taktilen Reizimpulse verlaufen im Nervensystem einseitig, ebenso wie die Nase und ihre Funktionen. Ab dem zweiten Hirnnerv bilden sich die Nerven zwar über kreuz aus, müssen aber ebenfalls einseitig funktionieren. Für die Augen ist es zunächst nicht wichtig, was sie sehen, sondern dass sie sehen. In diesem Urstadium der visuellen Empfindung nutzen Sie die einseitigen Nervenverbindungen zwischen Urhirn und Augen. Wenn Sie nicht die Objekterfassung, die sich visuell in der anderen Gehirnhälfte aktiviert, sondern den Sehvorgang an sich erleben. Sie sind empfänglich und nicht erkennend.

Das gleiche können Sie mit den Ohren wahrnehmen. Es geht auch hier nicht um die Verarbeitung der Wellen und Töne, die Sie in Ihrem Inneren verstehen, sondern um das Wie des Vorgangs. Es geht um die Bereitschaft und Empfänglichkeit, sich auf die Schwingungen einzulassen und sie sinnlich zu spüren. Eine Überkreuzverschaltung wird erst dann notwendig, wenn Sie die Empfänglichkeit der Seiten mit zielgerichteten Reaktionen verbinden; wenn Sie über das Erfahrene nachdenken, es interpretieren und in einen Zusammenhang stellen wollen; wenn Sie über das, was Sie empfunden haben, sprechen oder darauf reagieren wollen – egal ob innerlich oder äußerlich.

Mit Hilfe dieser nervlichen Voraussetzungen Ihres Körpers können Sie schließlich auch die letzten, zunächst sonderbar erscheinenden Behauptungen der Quellen zum Atemtyp integrieren. In der Theorie gibt es neben den Urprinzipien der Lateralität (eine geistig führende und eine Kraftseite) auch die Unterscheidung zwischen dominanten Augen und Ohren und darüber hinaus die spezifische Zuordnung für Nah- und Fernwahrnehmung. Warum erkennt man auch bei diesen beiden Sinnesorganen Seitenunterschiede, die sich darüber hinaus im Individuum unterschiedlich ausbilden? Warum ist das linke Auge des Einatmers prädestiniert für die Nahwahrnehmung, sein linkes Ohr hingegen für die Fernwahrnehmung? Warum ist dies auf der rechten Seite spiegelverkehrt angeordnet und warum gilt genau das Entgegengesetzte für den Ausatmer? Warum sind auch diese Behauptungen Teil einer biologischen Notwendigkeit in Folge der lateralen Ausbildung im menschlichen Körper?

In der obigen Wahrnehmungsübung können Sie erfahren, dass alle nervlichen Vorgänge Ihres Körpers zunächst auf die einseitige Nervenverschaltung angewiesen sind. Auch Ihre in einem späteren Entwicklungszustand über kreuz verlaufenden Organe wie Augen und Ohren laufen zunächst auf den ursprünglichen Bahnen der gleichen Seite. Die obige Übung isoliert diesen ursprünglichen Bereich der Lateralität in Ihnen und nimmt Kontakt auf zu Ihrem primären nervlichen System, dem Bau der gleichseitigen Verschaltung.

Während der Embryonalentwicklung kommt den Augen eine untergeordnete Rolle zu, die auch dadurch ersichtlich wird, dass selbst in den ersten Tagen nach der Geburt das Sehen nur in geringem Maße ausgebildet ist. Es dauert Monate, bis auch kleine Babys eine ähnliche visuelle Wahrnehmung entwickeln, wie Sie sie als Erwachsener kennen. Die Augen sind speziell im Mutterleib und in den ersten Lebenswochen zunächst nur auf das ausgerichtet, was in ihrer Nähe, was direkt vor ihnen ist. Viele Eltern kennen den Moment, wenn Babys nach einigen Lebenswochen auch Bewegungen in größerer Entfernung erkennen können. Bis dahin bleibt der Blick auf das Wesentliche beschränkt, auf die unmittelbare Umgebung. Das Fern-Sehen entwickelt sich nach und nach aus dieser eingeschränkten Sichtweise. Die Augen lernen in ihrer Entwicklung von nah zu fern. Sie dringen von innen nach außen.

Die Ohren hingegen empfangen von außen nach innen, lassen die unterschiedlichen Wellenformen in sich hinein. Sie sind bereits im Mutterleib sehr aktiv und in der Differenzierung von Nah- und Fernwahrnehmung ausgebildet. Zwischen den Geräuschen der direkten Umgebung (Organe, Atmung und Herzschlag der Mutter) und den Tönen außerhalb des mütterlichen Körpers kann unterschieden werden. Meist sind die inneren Geräusche relativ leise, die äußeren je nach Aktivität der Mutter und der Umgebungsverhältnisse deutlich lauter. Embryos reagieren – wie man nicht nur in wissenschaftlichen Experimenten zeigen kann, sondern auch in der Feinwahrnehmung einer werdenden Mutter – besonders auf laute Geräusche in der außerkörperlichen Umgebung. Sie lernen früh, die Geräusche in der Ferne zu beachten und entwickeln erst nach der Geburt die Fähigkeit, diese Schallwellen zu differenzieren. Die Feinwahrnehmung für Höhen und Tiefen, verschiedene Stimmen und Stimmungen und erst recht die Bedeutung von Wörtern werden erst später gebraucht. Die Ohren passen sich – genau wie die Augen – den Voraussetzungen ihrer Entwicklung an und lernen deshalb von fern zu nah, von außen nach innen.

Durch die bei der Geburt bestimmte Atemform wird sich eine Seite als führende ausbilden. Beim Einatmer ist es die linke, beim Ausatmer die rechte. Diese verstärkte Seitenaktivität überträgt sich nicht nur auf die bevorzugte Drehrichtung und die Atmung durch das dazugehörige Nasenloch, sondern auch auf alle anderen Organe und Verbindungen der gleichen Seite. Da zum Zeitpunkt der Geburt das Auge bei der

Nahwahrnehmung und das Ohr bei der Fernwahrnehmung weiter entwickelt sind, werden diese primären Funktionen von der führenden Seite übernommen und gemäß ihrer Notwendigkeit festgelegt. Die jeweils folgenden Fähigkeiten (das Fern-Sehen und Nahhören) werden automatisch auf die andere Seite übertragen, so dass sich die von den Quellen vorgegebenen Seitenunterschiede für Augen und Ohren in der jeweils typologischen Form ergeben.

Erinnern Sie sich an die Übungen zum Nah- und Fern-Sehen aus dem letzten Kapitel? Waren diese Behauptungen für Sie körperlich nachvollziehbar, oder konnten Sie keine Unterschiede erkennen?

Fällt es Ihnen nach wie vor schwer zu begreifen, dass es bei Augen und Ohren spezifische, laterale Eignungen für die Nah- und Fernwahrnehmung geben soll?

Realisieren Sie, dass Sie mittels Ihrer subjektiven Wahrnehmung und Beschreibung die Funktionen Ihrer Sinne interpretieren, anstatt Gewissheit darüber zu erlangen?

Erkennen Sie, dass Ihre Interpretation dieser Vorgänge nichts oder nur wenig mit der ursprünglichen Form zu tun haben muss?

Die theoretische Beschreibung der lateralen Eignungen von Augen und Ohren ist entwicklungsbiologisch nachvollziehbar, aufgrund der sensiblen Wahrnehmungsfähigkeit des ausgereiften Menschen aber ein häufig manipuliertes und missinterpretiertes Feld. Noch mehr als bei allen anderen typologischen Beschreibungen tun Sie hier gut daran, diese Behauptungen auf einer biologischen Ebene anzunehmen und sie gegebenenfalls erst später in Ihre Körperempfindung zu integrieren. Folgende Übung kann Ihnen zunächst dabei helfen, das Gefühl für Ihre nervlichen Voraussetzungen im Körper zu schärfen.

Stellen Sie sich die Nervenbahnen in Ihrem Körper vor (siehe Abbildung S. 254).

Beginnen Sie dann langsam, das dichte Netz dieser Fasern auch zu empfinden.

Schließen Sie die Augen und ziehen Sie gedanklich einen Strich durch Ihren Körper, so dass die linke und rechte Seite entstehen. Malen Sie dann in Ihrer Vorstellung die eine Seite des Rückgrats und alle peripheren Nerven, die von dort in Rumpf, Extremitäten und Kopf laufen, in einer Farbe an. Verstärken Sie die Farbe anschließend noch einmal dick und deutlich in den Nervenarealen Ihrer Wirbelsäule von unten ausgehend, dort wo die einseitigen Nervenbahnen ihren Ursprung haben.

Dann malen Sie die Nervenbahnen der anderen Seite mit einer anderen Farbe an und verdichten auch hier die Intensität am Rückenmark.

Stellen Sie sich die zwei Seiten Ihres ursprünglichen Nervensystems in zwei Farben vor und atmen Sie bewusst durch die Nase in den Rumpf. Erfahren Sie die Atmung als Inspiration Ihrer Lebendigkeit und als Ausdruck Ihrer Gleichseitigkeit.

Nach einer Weile beginnen Sie am Übergang vom Urhirn zum Neuhirn, am zweiten Hirnnerv, der für das Sehen verantwortlich ist, die Farben beider Seiten zu vertauschen. Übermalen Sie die bisherige Farbe in diesen Arealen mit der jeweils gegenüberliegenden. Auch die Ohren, der Mund und der Rest des Gehirns werden der Entwicklung Ihres Nervensystems folgend über kreuz angemalt.

Versuchen Sie schließlich folgendes Bild zu erfahren: Das Rückenmark, die davon austretenden peripheren Nerven, die in Rumpf und Extremitäten laufen, sowie der erste Hirnnerv mit der Verbindung zur Nase, den Überresten des Riechhirns und der Hippocampus sind in einer Farbe angemalt; alle anderen Strukturen des Kopfes (Gehirn, Mund, Ohren und Augen) in der gegenüberliegenden.

Vergewissern Sie sich, dass Sie unter den Strukturen im Kopf, die Sie jetzt in der gegenüberliegenden Farbe gemalt haben, noch die ursprüngliche Farbe, die ur-erste einseitige Verbindung spüren. Sie ist jetzt nicht mehr so vordergründig wie zu Beginn der Entwicklung.

Um den Nervenbau Ihres Körpers zu vervollständigen, stellen Sie sich auch in den Bereichen, die bislang in der gleichseitigen Farbe ausgemalt sind (Rückenmark, Rumpf, Extremitäten, Nase) die gegenüberliegende Farbe vor, allerdings so minimal, dass die Farbe unter der Deckschicht der ursprünglichen Seite versteckt bleibt. Dies repräsentiert die späteste Entwicklung des Nervensystems in Ihrem Körper. Im Gegensatz zu den Arealen des Kopfes, wo die Überkreuzverschaltung fortan dominant auftritt, bleibt sie in diesen Bereichen nur ergänzend.

Nehmen Sie sich abschließend ausreichend Zeit dieses Gesamtbild in sich aufzunehmen und körperlich zu integrieren.

Wie fühlt sich das gegengleiche Farbschema in Ihrem Körper an? Welche Sonderrolle können Sie mit Hilfe Ihrer Empfindung dem ersten Hirnnerv und der Nase zuschreiben?

Können Sie spüren, dass die Atmung nicht nur die Lateralität ermöglicht, sondern darüber hinaus auch die komplexe Überkreuzverschaltung initiiert und Ihnen einen Einblick ermöglicht?

Der atmende Körper wird durch die Lateralität – die zwei Wesenheiten von Sonne und Mond – lebendig und bildet darüber hinaus die Voraussetzung zur Bilateralität. Der atmende Körper besteht nicht aus Sonnen- oder Mondteilchen, aber wird durch dessen Energien lebensentscheidend beeinflusst. Diese Erkenntnis steht im Gegensatz zu der von Erich Wilk, für den die unterschiedlichen Stoffwechselzonen im tierischen Körper tatsächlich das Abbild von Sonne und Mond waren. Deswegen nannte er die Zellen jener Zonen auch Sonnen- oder Mondteilchen.

Die Zonen bilden sich aus dem gemeinsamen Wechselspiel, aus der grundlegenden Beschaffenheit des irdischen Lebens, das auf Ein- und Ausatmung, Aktivität und Passivität, Dynamik und Statik sowie Zug und Druck basiert. Sonne und Mond offerieren eine gemeinsame Wirkkraft, die dieses Miteinander erzeugt. Die unterschiedlichen Stoffwechselzonen mit ihrem Hang zur Dynamik oder zur Statik sind die indirekte Folge einer Atemwelle, die auf diesen Gegensätzen aufgebaut ist. Sie bilden sich als Antwort im tierischen Körper aus und repräsentieren dieses Wechselspiel auf einer physischen Ebene. Genau so repräsentieren Atome, die mal negativ und mal positiv geladen sind, jene Gemeinschaftskraft. In beiden Fällen erzeugt erst das Vorhandensein von Dynamik und Statik oder Plus und Minus den Strom der Lebendigkeit. Ihre Körperzonen oder die Protonen und Elektronen sind keine direkten Sonnen- oder Mondteilchen, sondern die notwendigen Folgen einer Welt, die auf Zug und Druck, also dem Wechselspiel dieser beiden gegensätzlichen Kräfte aufgebaut ist.

Es gibt keine Sonnen- und Mondteilchen auf der Erde, sondern nur atomare Eigenschaften, die mehr von dem einen oder mehr von dem anderen Körper beeinflusst werden. Deswegen wäre es zielführender, dynamische Körperzonen als notwendige Folge der Mondenergie und ihrer Anziehungskraft und statische Körperzonen als notwendige Folge der Sonnenenergie und ihres Drucks anzusehen. Genetisch bestehen Sie zur Hälfte aus den Informationen Ihrer Mutter und zur Hälfte aus den Informationen Ihres Vaters, und trotzdem kämen Sie nicht auf die Idee, Ihre Augen oder Ihre Haarfarbe als Mutter- oder Vaterteilchen zu bezeichnen, sondern als vererbte Informationen, die sich in Ihrem Wesen ausdrücken.

An dem Beispiel Ihrer Eltern erkennen Sie, wie schwer es fällt, die zwei Kräfte in Ihrem Wesen jederzeit zu differenzieren. Obwohl Sie das Produkt dieser zwei unterschiedlichen Kräfte sind, nehmen Sie sich selbstverständlich als eigenständige Einheit wahr. Deswegen fällt es Ihnen auch nicht immer auf, dass Ihre zwei Körperseiten eine unterschiedliche Energieform aufweisen. Sie müssen sich in Ihrer materiellen Form ganz und als Einheit empfinden können.

Mit Hilfe des Atems haben Sie die Möglichkeit, Kontakt zu jener ursächlichen Ebene aufzunehmen und zu erfahren, dass Ihre Einheit aus zwei unterschiedlichen und wesentlichen Kräften gemeinsam erzeugt worden ist und es zu jedem Zeitpunkt Ihres Lebens weiterhin tut. Sie sind das vitale Produkt von Zug- und Druckkräften, die lebendige Manifestation der Informationen von Sonnen- und Mondenergie. Sie atmen diese Energien nicht nur ein und aus, sondern haben mit Hilfe Ihres Bewusstseins auch die Möglichkeit, diese symbiotische Wechselwirkung von Sonne und Mond zu erkennen. Dafür bieten sich zunächst die verschiedenen Körperzonen an, die sich in der Entwicklung früh ausgebildet haben und im Bewusstsein deutlich hervortreten können. Erich Wilk benutzt in diesem Zusammenhang den Ausdruck »altbekanntes Wissen«, wenn es um die Einteilung der Körperzonen geht. Wo in der Geschichte der Menschheit, in welchen Ideologien, Körperbildern oder Glaubenssätzen wird auf den Zusammenhang von Becken, Hals und Gesicht einerseits sowie Extremitäten, Rumpf und Hinterkopf andererseits eingegangen? Sie formen den Körper des Atemenden primär und sind von höchstem Interesse.

In dem einen Bereich (Becken, Hals und Gesicht) befinden sich Organe, die aktiv gesteuert werden können (Ausscheidungsorgane, Sexualorgane, Augen, Mund), in den anderen (Rumpf, Extremitäten, Hinterkopf) diejenigen, die nicht aktiv gesteuert werden können (Ohren, innere Organe). Je nach Typ bildet sich dabei die dominante Nutzung von Ohren oder Augen heraus, auch wenn diese in der Wahrnehmung nicht als solche erkannt werden müssen. Darüber hinaus wird ersichtlich, dass die Zonen den Vorgaben der Himmelskörper entsprechen. Die dynamischen und aktiven Bereiche des Einatmers (Rumpf, Extremitäten, Hinterkopf) bergen die passiven Organe und repräsentieren, dass der Mond sich in seiner Dynamik auf ein passives Wesen stützt. Auf der anderen Seite bilden die dynamischen Bereiche des Ausatmers (Gesicht und Becken) zugleich die aktiven Organe aus und repräsentieren damit die aktiv geführte Kraft eines grundlegend statischen Wesens.

Die organischen Voraussetzungen Ihres Körpers ermöglichen es Ihnen nicht nur, diese zwei unterschiedlichen Qualitäten zu erleben (manche Stellen Ihres Körpers sind wärme- oder kälteempfindlicher als andere), sondern auch zu begreifen. Sie erfahren Sonne und Mond als Energieformen, die Ihren Körper vitalisieren und entdecken darüber hinaus Ihre persönliche Konstitution, die entweder von Sonne oder Mond dominiert wird. Sie erleben nicht nur die abstoßenden und anziehenden Kräfte des Universums, sondern begreifen auch die Konstellation, die der Wellenrhythmus von Sonne und Mond bei Ihrer Geburt geformt hat.

Jede Ein- und Ausatmung ist ein Weg der Aufnahme und Abgabe der Energien von Sonne und Mond.

Stellen Sie sich vor, die Welt bestünde nur aus der Sonne. Es gäbe keinen Mond, keine verstärkte Anziehungskraft.

Stellen Sie sich vor, es gäbe keine Einatmung.

Nach eine Weile stellen Sie sich die Welt ohne Sonne und nur mit Mond vor. Es gäbe kein Licht, keine Manipulation, keinen Druck.

Es gäbe keine Ausatmung.

Verweilen Sie in den Gefühlen zu den Bildern und Empfindungen in Ihrem Innern.

Für ein Leben auf der Erde sind beide Körper notwendig. Dass dabei der Mond führt, ist die Logik des Lebendigen. Jeder erste Atemzug eines Lebens beginnt mit der Einatmung. Sie kann aktiv oder passiv ausfallen, aber die Anziehung als solche löst die Atmung erst aus. Die Einatmung ist nicht der bessere Teil, sondern der notwendige erste.

Sterne wie die Sonne gibt es viele im Universum, aber nicht alle haben den notwendigen Partner, um atmende Lebendigkeit zu erzeugen. Der Mond mit seiner expansiven und anziehenden Kraft ist der entscheidende Auslöser und für den Verlauf der atmenden Lebendigkeit auf der Erde der bestimmende Faktor, die ur-erste Dynamik.

In der Frühzeit der Erdgeschichte ereignete sich ein folgenschwerer Zusammenprall, als ein großer Körper auf der Erde einschlug. Dieser direkte Kontakt bewirkte eine starke Reibung, dessen massive Hitzebildung die gesamte Dynamik des Körpers Erde beeinflusste und ein Meer von Bewegungen auslöste. In den kochenden Flüssigkeiten, die auf der Erdoberfläche sprudelten, bildeten sich die ersten Molekülverbindungen irdischer Lebendigkeit.

Nachdem die Erde den Kontakt zu dem Körper, der diese Dynamik verursachte hatte, verloren hatte, wurde ihr Mond gezeugt. Er war nicht nur für die ur-erste Dynamik notwendig, die der Erde auch ihre Neigung zu verdanken hat, sondern stützt seitdem mit seiner Umlaufbahn auch das Kräftefeld der Erde. Beide Körper bilden seit über vier Milliarden Jahren eine Koexistenz, um die Funktionen der Dynamik und Lebendigkeit auf der Erde aufrechtzuerhalten.

Aufgrund der expansiven Tendenz des Mondes entfernt sich die Umlaufbahn beständig von der Erde. Es hat mehr als dreieinhalb Milliarden Jahre gedauert, bis es auf der Erde in dem Maße atmen konnte, wie Sie es kennen. Das war der Zeitpunkt, als der Mond in eine Position gelangte, die ihn bipolar zur Sonne agieren ließ. In dem Moment, wo beide Körper gleichwertig zueinander positioniert waren, war der Zeitpunkt gekommen, das atmende Leben zu gewährleisten. Mit seinen dominanten Zugkräften ist der Mond dabei der notwendige Initiator für ein atmendes Dasein.

Die Bedeutung der Anziehungskraft lässt sich gut am Beispiel des Jupitermondes Io zeigen. Dieser kleinste der vier nach ihrem Entdecker benannten Galileischen Monde ist übersät von Kratern und Geysiren und gilt als vulkanisch aktivster Körper des gesamten Sonnensystems. Seine innere Glut wird durch Reibung erzeugt, die die Gezeiten des Jupiters in seinem Innern hervorrufen. Vulkanausbrüche konnten auf Io schon mehrfach beobachtet werden, wobei die Rauchfahnen bis in 300 Kilometer Höhe in den Weltraum wehten. Dafür ist vor allen Dingen Jupiter mit seinen Gravitationskräften verantwortlich, aber auch die anderen drei großen Jupitermonde in Ios Nähe. Sie alle kneten Io förmlich durch, wodurch er sich aufheizt und die entstehende Wärmeenergie einen Weg nach draußen suchen muss.

An diesem Beispiel wird deutlich, dass es nicht darauf ankommt, ob ein Körper im Weltall als Planet oder Mond fungiert, um Leben zu ermöglichen. Der notwendige Faktor ist eine massive Anziehungskraft, die im Fall des Mondes Io vor allem vom Planeten Jupiter ausgeht. Diese äußere Anziehung erzeugt Reibung und Hitze. Bewegung und Dynamik sind die Folge. Diese bilden die Voraussetzungen, um eine Einatmung auszulösen, die in dem Moment gewährleistet wird, wo die Anziehungskraft einem gleichstarken Partner gegenübertritt.

So ähnlich wie es momentan auf Io zugeht, ging es zu Beginn der Erdgeschichte auch auf der Erde zu. Es brodelte, es kochte – die Urformen der irdischen Lebendigkeit. Sie konnte erst in eine atmende Lebendigkeit übergehen, als der Mond seine dominante Wirkung auf die Erde zugunsten einer symbiotischen Wirkung mit den Kräften der Sonne verlor. Es fing an zu atmen, als sich der Mond in seiner Umlaufbahn von der Erde so weit entfernt hatte, dass das Verhältnis zwischen Zug und Druck die entsprechende Relation aufwies.

Wenn bis hierhin von Sonne und Mond die Rede war (und auch in dieser Reihenfolge), dann nur deshalb, um Ihr gewohntes Weltbild nicht ohne Erklärung zu erschüttern. Biologisch sinnvoller wäre es, die Reihenfolge umzudrehen, denn so – durch Mond und Sonne – wird atmendes Leben auf der Erde erzeugt.

Dass diese beiden Himmelskörper seit Anbeginn der Menschwerdung kulturellen Deutungen unterworfen sind, zeigt die ihnen zugewiesene Bedeutung. Bestimmte Interpretationsmuster, die Mond und Sonne betreffen, werden in vielen Überlieferungen offenbar. Auch frühere Kulturen orientierten sich dabei an dem Wissen um die beiden Seiten und wussten seit jeher um die Synthese von Intuition und Ratio, um die Mischung aus Qualität und Quantität.

In den meisten Deutungen werden die Kräfte des Mondes mit der Intuition und der Qualität und mit dem Weiblichen assoziiert, mit dem Dunklen, mit Gefühlen, Bildern und der Kreativität. Das Element des Mondes ist das Wasser, das in diesen Begriffen einen bildlichen Ausdruck finden kann. Die weibliche Brust als Symbol für Weiblichkeit mit der ihr innewohnenden Fähigkeit zu nähren sowie die Gebärmutter als Fortpflanzungsorgan wurden in vielen Kulturen in direkte Verbindung mit dem Mondprinzip gebracht. Das Besondere: Der Zusammenhang zwischen dem Mond und den Körperflüssigkeiten ergibt sich nicht nur als reine Analogie, sondern aus der direkten Beziehung der Anziehungskraft des Mondes und seiner Auswirkungen auf die Flüssigkeiten auf der Erde.

Auf der anderen Seite stehen die männlichen, messbaren und rationalen Energien der Sonne, das fassbare Bewusstsein und das Helle. Diese wurden mit Verstand, Realismus, Analyse oder Objektivität in Verbindung gebracht und sind auch in dieser Deutung mit naturwissenschaftlichen Begebenheiten zu erklären. Etwas, das Sie analysieren möchten, müssen Sie zunächst erkennen können. Sie brauchen einen Überblick, um intellektuelle Operationen vorzunehmen. Im Dunkeln bekommen Sie keinen Überblick, sondern nur intuitive Ahnungen. Auch wenn Sie mit geschlossenen Augen denken können, brauchen Sie dafür Bilder, die im Hellen erzeugt wurden. Im Sonnenlicht offenbaren sich die Wirklichkeiten der Rationalität, die Grundlagen der objektiven Welt.

Es ist nicht erstaunlich, dass sich der Großteil der Interpretationen von Mond und Sonne an diesen Erfahrungswerten orientiert. Sie berichten auf einer biologischen Ebene von den notwendigen ur-ersten Reaktionen auf die umgebenden Kräfte und ihre Auswirkungen. Dabei brachten die meisten Kulturen deutlich lebhaftere und nachvollziehbare Mythen hervor, als dies in einer beschreibenden Erklärung wie der obigen möglich ist. Die religiösen Lehren im alten Ägypten bringen, wie viele andere Überlieferungen, über das grundsätzliche Verständnis hinaus die beiden über den Atem erfahrbaren Körperseiten in die richtige Position. Im Mythos des Gottes Horus muss das linke Auge geheilt werden, damit ein höheres Bewusstsein erreicht werden kann. Dieses linke Auge wird auch als lunares oder Mondauge bezeichnet und steht in direkter Beziehung zur rechten Körperseite. Ohne dass hier ein direkter Bezug zu den Atemformen hergestellt wird, dringt man tief in das Analogiegebilde jenes Weltverständnisses ein. Es wird kein rationaler und näher erklärter Ansatz, sondern ein intuitiver und emotional geweihter gewählt, den man so auch in den Yogaquellen wiederfindet.

Auch ethnologische Untersuchungen bestätigen häufig die vom Atem vorgegebene Form der beiden Seiten. So war es in vielen russischen Gemeinden üblich, dass die Männer die rechte Seite eines Hauses oder Dorfes bewohnten und die Frauen die linke. Viele Gräberfelder lassen im Rahmen von Bestattungsritualen vermuten, dass bewusst bestimmte Beigaben zur linken und zur rechten Seite des Toten gelegt worden sind. Ebenso wurden Männer und Frauen zu verschiedenen Seiten gedreht, nämlich Frauen zur linken und Männer zur rechten.

Ein eindrucksvolles, archäologisches Beispiel ist die Venus von Laussel, eine 25.000 Jahre alte, weibliche Tonfigur, die in einer Hand einen Halbmond trägt, der dreizehn Einkerbungen aufweist, stellvertretend für die annähernd dreizehn Mondzyklen eines Jahres.[21]

Eine absolute Regel der vom Atem repräsentierten Zusammenhänge ist in der menschlichen Geschichte aber nicht bekannt. Zwar werden der Mond in vielen Deutungen als weiblich und die Sonne als männlich verstanden, aber nicht immer. Es gibt viele Mondgöttinnen, wie die römische

Göttin Luna, die griechische Selene oder die Mutter Mond der Inka; es gibt aber auch männliche Vertreter, wie den Gott Mani in der nordischen Mythologie oder den Mondgott Anningan der Inuit.

Es gibt also keine Belege für eine generelle Deutung. Nur die proportionale Häufigkeit der Deutungen Mond = Frau und Sonne = Mann lässt eine mögliche Entsprechung zu den Atemformen zu. Mit Sicherheit kann man sagen, dass die menschliche Fähigkeit, Kraft unterschiedlich wahrzunehmen, besonders ausgeprägt ist. Unter diesem Gesichtspunkt ist es durchaus möglich, dass das Vertauschen der natürlichen Prinzipien (oder eine völlig andere Interpretation der beiden Körper Mond und Sonne) den besonderen Eigenschaften bestimmter Kulturen geschuldet ist.

Diejenigen, die in der Mondkraft eine männliche Energie sehen, interpretieren womöglich von einem anderen Standpunkt aus. Dieser ist vergleichbar mit dem in der Psychologie genutzten Begriffs des Schattens, der die schwächere oder nicht gelebte Energie des eigenen Wesens repräsentiert. Es ist die passive Phase des Atemrhythmus, die statt der aktiven bevorzugt wird.

Im menschlichen Sexualverhalten spiegelt sich dieses Phänomen wider. Dann, wenn man nicht den offensichtlich von der Natur bevorzugten Sexualpartner wählt (Heterosexualität), sondern den ebenfalls von der Natur offenbarten anderen (Homosexualität). Weder solch ein Verhalten noch die oben genannten paradoxen Deutungen der Himmelskörper sind besser oder schlechter an die Natur angepasst; sie operieren nur von einer anderen, der unterrepräsentierten Seite ihres Wesens aus und erzeugen somit ein anderes Bild der Wirklichkeit. Die Natur selbst zeigt sich gerade in diesen andersartigen Möglichkeiten, wie die Vertauschung der Seiten bei jedem 10.000sten Individuum oder in der Existenz doppelt-geschlechtlicher Lebewesen. In Abbildung 25 sehen Sie einen Schmetterling, dessen rechte Seite aus männlichen und dessen linke Seite aus weiblichen Erbinformationen besteht.

Diese kulturelle Umpolung kann besonders auf der sehr spät entwickelten Ebene der Sprache bestimmter Gesellschaften nachvollzogen werden. Die meisten Sprachen der Welt, wenn sie Geschlechtswörter haben, setzen Mond und Sonne in die vom Atem erfahrbare Form. Die deutsche Sprache ist eine von sehr wenigen Ausnahmen, die diese Verhältnisse umkehrt. Dies hat seinen Ursprung in der Mythologie der Germanen, in der eine

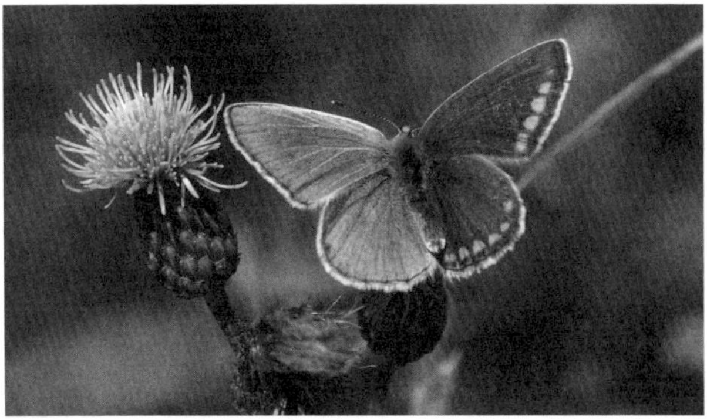

Abb. 25: **Zwitter eines Hauhechelbläulings**
(Weitere, farbige Beispiele finden Sie, wenn Sie im Internet das Suchwort »Gynander« eingeben und sich die dazugehörigen Bilder anzeigen lassen.)

Frau namens Sol (Sunna) den Sonnenwagen lenkt und ihr Bruder Mani das Mondgefährt. Für viele Menschen, die die deutsche Sprache erlernen und ursprünglich aus einem anderen Kulturkreis stammen, kann dies schwer zu begreifen sein. Ein spanischer Professor berichtete, wie betroffen es ihn machte, dass der Mond im Deutschen vermännlicht wird. Aus seiner Sicht ist der Mond der Inbegriff des Weiblichen und wird als solcher auch oft in seiner Heimat besungen. Jener Professor erfährt in der Versprachlichung das Göttliche und begreift nicht, wie man meinen könnte, von neutralen Objekten zu reden.

Will man die menschlichen Deutungen der Himmelskörper wissenschaftlich erklären, genügt der Blick zu Mond und Sonne. In das Wesen des Mondes lässt sich nicht nur tief schauen, sondern man wird physikalisch auch von ihm angezogen. Der Mond repräsentiert nicht nur auf einer metaphorischen, sondern auch auf einer messbaren Ebene das Prinzip einer nach innen gekehrten Energie, die ins Zentrum seines Wesens führt. Diese Energie zieht an und nimmt auf, so dass sie sich schließlich auf einer subatomaren Ebene als kreisförmige, punktuelle und immer wiederkehrende Kraft offenbart, mit der Sie keine linearen oder logischen Formulierungen tätigen und keine klaren Analysen vornehmen können. Auf einer astronomischen Ebene entspricht die Mondenergie einem schwarzen Loch, das alles um sich herum Bestehende in sich aufsaugt und die Grenzen der materiellen Physik übersteigt.

Die Energie der Sonne ist gänzlich anders. Die Lichtphotonen gelangen als messbare Strahlungen in die Umwelt, mit denen man nicht nur die Zeit, sondern auch die Lebensenergie messen kann. Sie eignet sich hervorragend für logische und analytische Prozesse und ermöglicht lineare, aufeinander aufbauende Operationen. Auf einer astronomischen Ebene entspricht die Sonnenenergie einer Supernova, die ihren Staub nach außen ins Universum schleudert, aus dem sich neue Lebensformen bilden können.

Beide zusammen erlauben dem Menschen die Erfahrung von Dunkel und Hell, von Zug und Druck, von Nehmen und Geben. Sie können diese Energieformen auf die Eigenarten tierischer Körper übertragen, so wie diese sich bei der Erschaffung neuen Lebens verhalten. Weibliche Energie besitzt ein Aufnahmeorgan, in dessen Tiefe die männliche Energie mit ihrem Aussendungsorgan eindringt. Wer glaubt, dass man die Geschlechter nicht an Mond und Sonne verorten kann, schaue die Geschlechtsorgane der Tiere und alle dazugehörigen Balz- und Werbeprozesse an und betrachte sie unter dem Gesichtspunkt von Aufnahme und Abgabe. Die Sonne schleudert ihre Energien hinaus, diese haben aber ohne die Aufnahme und tiefgreifende Verwandlung des Mondes keine Wirkung auf der Erde. Ohne die gebärende Kraft des Weiblichen existiert Leben nicht.

Die Zuordnung dieser beiden symbiotischen Energien zur linken und rechten Seite ist hingegen der momentanen Begebenheit geschuldet, die sich in der Entwicklung des Nervensystems ausgebildet und im tierischen Körper ihre Form gefunden hat. Sie bestehen aus einer Mondseite und einer Sonnenseite, die durch die Atemformen zwei gegengleiche Muster von Führen und Folgen ausbilden. Lateralität im Körper ist der notwendige Beleg für die Existenzsicherung durch zwei unterschiedliche und doch miteinander harmonisierende Kräfte. Diejenige dieser beiden Kräfte, die beim ersten Atemzug führend ist, bestimmt für den weiteren Verlauf des Lebens die Gewichtung der beiden Anteile innerhalb eines Lebewesens. Dass sich diese ursprüngliche Dominanz beim modernen Menschen nicht den Vorgaben folgend ausbilden kann, ist ein Zeichen für den großen Einfluss kultureller Manipulation. Moderne Menschen sind wie keine anderen Lebewesen in der Lage, den biologischen Voraussetzungen zuwiderzuhandeln, was sich am deutlichsten in der Art und Weise widerspiegelt, wie Atem, Nerven, Muskulatur und Organe als Bestandteile einer physischen Maschine verstanden und gebraucht werden.

Atemformen und Naturwissenschaften

Besonders in den Wissenschaften, denen in der Moderne die Eignung zugesprochen wird, über die Vorgänge der Natur zu unterrichten, gibt es eine Vielzahl von interessanten Fragestellungen und Überlegungen, die mit den Atemformen und ihren Ursprüngen in Zusammenhang gebracht werden können. So wird in den meisten Lehrbüchern der Biologie die Bedeutung und Entwicklung des Großhirns und der sich darin ausgebildeten Überkreuzverschaltung hervorgehoben, obwohl bei Reflexen und grundlegenden Lebensfunktionen, wie dem Atmen, die Aufgaben des Rückenmarks sowie die einseitige Verschaltung von primärer Bedeutung sind. Die Entwicklung findet von unten nach oben und von einseitig zu über kreuz statt und greift im weiteren Verlauf des Lebens jederzeit auf diese Grundlagen zurück. Welche wissenschaftliche Motivation liegt der überproportionalen Betonung des Neuhirns zu Grunde? Was ist am Denken wichtiger als am Fühlen?

Das vegetative Nervensystem (Sympathikus und Parasympathikus), das im Rückenmark verortet wird und Ausdruck des ur-ersten tierischen Bewusstseins ist, wird häufig als autonomes Nervensystem bezeichnet. Es wird damit in den Bereich einer Ungewissheit verlegt, weil man sich im Rahmen der eigenen nervlichen Ansteuerung ausschließlich in der Lage sieht, vom Großhirn her operieren zu können. In einer erdachten Theorie besteht diese Möglichkeit, doch auf körperlicher Ebene ist der Fluss der Energie jederzeit den Grundlagen entsprechend – auch wenn man diese anders beschreibt. So strömt Ihre Energie von den Füßen ausgehend durch den ganzen Körper bis zum Kopf und von dort wieder zurück. Dieser Kreislauf folgt der ursprünglichen Organisation des Nervensystems, das am unteren Ende der Keimscheibe seinen Ausgang genommen hat und von dort nach oben wanderte. Bis zum Tod ändert sich an dieser Flussrichtung nichts. Der Nervenstrom im menschlichen Körper läuft zunächst von unten nach oben und nicht umgekehrt. Wer sich in bestimmten Situationen sammeln oder neu ausrichten möchte, tut meist gut daran, zunächst das Denken sein zu lassen und stattdessen lieber eine Runde spazieren zu gehen.

In der Chemie ist das Prinzip der Lateralität unter einem speziellen Gesichtspunkt bereits bekannt. Wenn man im Labor mit Hilfe intensiver maschineller Hilfe die wichtigsten Bausteine der Lebendigkeit herstellt –

Aminosäuren und Zucker –, entstehen bei diesen Prozessen gleich viele linksdrehende wie rechtsdrehende Moleküle. Für den Bau der lebenden Zellen können jedoch fast nur linksdrehende Moleküle verwendet werden. Aminosäuren, die Bausteine von Eiweißen, bevorzugen die Drehung nach links, weil sie sich, so die Erklärung der Chemiker, unter den Bedingungen der frühen Erde besser durchgesetzt haben als die rechtsdrehenden. Mit Ausnahme weniger Bakterien, die aus rechtsdrehenden Aminosäuren aufgebaut sind, wird die Erde von den linksdrehenden Varianten dominiert, wenn es um den Bau des substantiellen Körpers geht. Die rechtsdrehenden Moleküle unterstützen die Lebendigkeit, indem sie die messbare Energie bereitstellen. Zuckerformen, die Boten der Informationen, sind in der Regel aus rechtsdrehenden Arten von Molekülen hergestellt.

Auch in der Chemie wird deutlich, dass die Linksdrehung die notwendige ur-erste Bewegung irdischer Lebendigkeit ist. Man kann nämlich linksdrehende Aminosäuren manipulieren, so dass rechtsdrehende Arten von Zucker entstehen, aber nicht umgekehrt. So wie die linke Seite der Keimscheibe das Zweiseitenprinzip als erstes aktiviert, so sind linksdrehende Moleküle für den Bau der Lebensformen als erste notwendig. Die rechtsdrehenden sind nicht weniger wichtig und ergänzen die chemische Vorgabe, indem sie die notwendigen Informationen der Energie in Form von Zuckermolekülen ausbilden. Die Moleküle verhalten sich den Voraussetzungen entsprechend, so wie sich ein Einatmer aufgrund seiner atmenden Vorgabe bevorzugt nach links und ein Ausatmer bevorzugt nach rechts dreht.

Diese Bevorzugung stimmt beim modernen Menschen aufgrund der kulturellen Einflüsse nur bedingt mit den natürlichen Vorgaben überein. Mit folgender Übung haben Sie eine Gelegenheit, den körperlichen Abläufen ein wenig näherzukommen. Auch wenn man mit dieser Übung keinen sicheren Beleg für den eigenen Atemtyp findet, ist es eine gute Gelegenheit, das Prinzip der Links- und Rechtsdrehung körperlich zu erfahren.

Stellen Sie sich aufrecht hin und drehen Sie sich spontan nach hinten um. Welche Seite wählen Sie für Ihre Drehung?

Strecken Sie die Arme zu den Seiten aus und drehen sich anschließend mit Ihrem Rumpf zu den Seiten hin und her, so als ob Sie sich für eine Sport- oder Gymnastikstunde aufwärmen wollten. Zu welcher Seite drehen Sie sich zuerst?

Dann beginnen Sie im Raum umherzugehen und stellen sich vor, Sie erinnern sich an etwas, das Sie vergessen haben, so dass Sie auf Ihrem Weg umkehren müssen. Es ist keine lebensnotwendige Angelegenheit, sondern eine nebensächliche Sache, die aber getan werden muss. Sie überlegen kurz und drehen sich dann in aller Ruhe beim Gehen um. Welche Seite bevorzugen Sie für die Drehung?

Machen Sie diese Umkehrung nun auf folgende Art und Weise. Setzen Sie zunächst den letzten Schritt in die bisherige Richtung mit dem rechten Fuß nach vorne und verlagern Sie daraufhin Ihr Gewicht verstärkt auf den rechten Fuß. Dadurch wird der linke Fuß leichter, so dass er für die folgende Bewegung bei Bedarf von der Ferse her angehoben werden kann.

Drehen Sie sich anschließend nach links und verharren Sie in dieser Position. Halten Sie das Gewicht auf dem rechten Vorfuß kombiniert mit einer sanften Drehung nach links.

Wie fühlt sich das an?

Machen Sie das gleiche, indem Sie den letzten Schritt auf dem linken Fuß ausklingen lassen, das Gewicht darauf verlagern, sich dann nach rechts wenden und in der Position verharren.

Ist die Drehung oder das Verharren im Vergleich zur anderen Seite weicher oder härter? Können Sie die Unterschiede in den Nacken-, Brust- oder Bauchmuskeln spüren, die je nach Drehrichtung mal stärker, mal weniger stark spannen oder ziehen?

Wenn Sie die Effekte dieser Übung noch etwas deutlicher haben wollen, schließen Sie, nachdem Sie das linke oder rechte Bein vorne aufgesetzt und das Gewicht dorthin verlagert haben, die Augen und probieren Sie in dieser unsicheren Haltung die Drehung. Ihr Körperempfinden ist jetzt stärker ausgeprägt und wird Ihnen deutlicher sagen können, welche Drehrichtung Sie bevorzugen.

Moleküldrehungen sind wie alle Bewegungsformen des Lebendigen bilateral. Sie kennen links und rechts und dabei die Bevorzugung einer der beiden Seiten. Atmende Wesen auf der Erde vollziehen das gleiche Prinzip mit der in ihrem Körper verankerten Lateralität. Die linke Seite ist der Ursprung ihres Nervensystems, die linksdrehenden Moleküle die Bausteine ihrer körperlichen Substanz. Die rechte Seite ergänzt die Funktionen der linken Seite, und die rechtsdrehenden Moleküle liefern die notwendige Energie. Das Zusammenspiel beider ermöglicht Lebendigkeit.

Die Besonderheit dieser Lebendigkeit besteht in einer Bilateralität, der sich im Nervensystem ausbildenden Überkreuzverschaltung. Sie macht den Blick frei für die eigene Doppelnatur. Ab dem zweiten Hirnnerv, der für die Augen und das Sehen zuständig ist, öffnet sich das Fenster, um in das komplexe Wesen seiner selbst zu blicken. In wissenschaftlichen Experimenten wird seit langem versucht, diesen Blickwinkel auf das auszuweiten, was für die Augen unsichtbar zu sein scheint. Viele wichtige Fragen können nur mikroskopisch oder makroskopisch angegangen werden. Sind die tiefsten Essenzen des Lebens nicht über die Augen erfahrbar?

Kraft Ihres Bewusstseins sind Sie in der Lage sogar eine zweifache Doppelnatur in Ihrem Wesen zu erkennen. Einerseits können Sie zwischen dem Substantiellen (dem Körperlichen) und dem Mentalen unterscheiden. Sie können Ihre Arme, Ihre Hände oder Ihre Lippen spüren und gleichzeitig mit ihnen Handlungen ausführen, die Sie beobachten und kontrollieren können. Dieses Bewusstsein über Ihre Handlungen, welches Ihrer Natur zu eigen ist, kennt keine körperliche Form, und die daraus resultierende Doppelnatur ist in der Moderne maßgeblich bekannt. Sie wird in der Regel als das Zusammenspiel von Körper und Geist bezeichnet. In der Entwicklung des Menschen ist sie die spätere der beiden in ihm zum Tragen kommenden Doppelnaturen.

Die erste Doppelnatur des Menschen sind seine zwei Seiten, die linke und die rechte. Lange bevor ein komplexes Bewusstsein auftaucht, mit der Sie in der Lage sind, die Doppelnatur von Körper und Geist zu begreifen, bilden sich in der Keimscheibe die zwei Seiten aus, die zunächst ausschließlich einseitig arbeiten. Erst später erreichen Sie mit Hilfe der Überkreuzverschaltung einen höheren Bewusstseinszustand; jenen, der Sie dazu befähigt, sich selbst zu beobachten, und der es Ihnen ermöglicht zu erkennen, dass Sie zwei Doppelnaturen besitzen. Sie bestehen einerseits aus zwei Seiten und andererseits aus messbaren, materiellen Energien und aus nicht messbaren, immateriellen Energien.

Dies hat für die Physik, wenn sie versucht, die messbare Materie der substantiellen Welt zu beschreiben, elementare Folgen. Um die Naturerscheinungen zu erklären, berechnen Physiker die Einflüsse der drei größten Körper – die Kräfte von Erde, Mond und Sonne – und darauf aufbauend die anderen Sonnensysteme und Nachbargalaxien, die Menschen am Himmel noch mit ihrem bloßen Auge wahrnehmen können. Forschen Wissenschaftler über diese sinnlich erfahrbaren Grenzen hinaus und untersuchen ganze Galaxiensysteme, schwarze Löcher oder die universelle Hintergrundstrahlung, halten sie häufig nicht nur wegen der unendlich scheinenden Weite des Alls inne, sondern auch wegen der zum Teil unerklärlichen Zusammenhänge. Physiker sind in der Lage, die meisten Zeit- und Raumwerte im Weltall zu berechnen; aber ab einem gewissen Punkt wird es früher oder später unmöglich, sämtliche Vorgänge mathematisch exakt zu erklären.

Seit über einhundert Jahren kennt auch die Physik ihre Doppelnatur, indem sie die klassische, lineare Physik mit einer relativen, ganzheitlichen Theorie zu vereinen sucht. Nicht wenige Physiker beschäftigen sich seitdem damit, diese physikalische Doppelnatur zu beschreiben. Eine der am meisten zitierten Theorien besagt, dass Elementarteilchen von den umgebenden Bedingungen abhängig sind und dass sie dabei in zweifacher Version existieren können: entweder als einzelne Teilchen oder als Welle, als messbare und wahrnehmbare Kraft oder als messbare Energieform, die man mit den Prinzipien der Wahrnehmung nicht in Einklang bringen kann.

In einem Doppelspaltexperiment kann man nachweisen, dass Lichtphotonen Verbindungen miteinander eingehen, die den klassischen Prinzipien der Physik widersprechen. Dabei bilden sich Wellen der Interaktion – Interferenzen –, die indirekt sichtbar gemacht werden können. Dazu wird reines (kohärentes) Licht, das vor allen Dingen in der Lasertechnik zum Tragen kommt, durch eine Wand mit zwei spaltförmigen Öffnungen

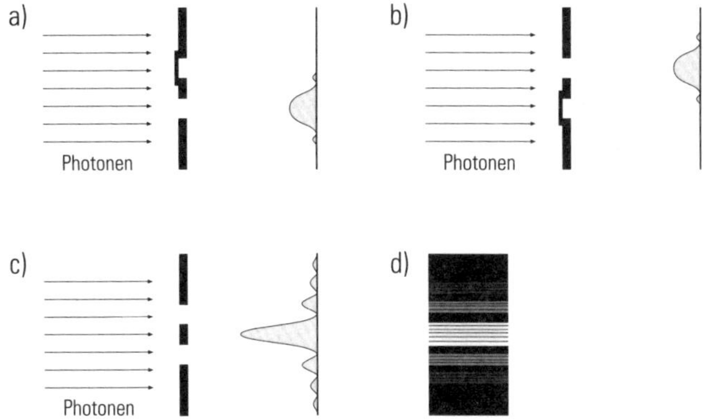

Abb. 26: **Das Doppelspaltexperiment**: Bei einem offenen Spalt (a + b) folgt eine lineare Reaktion. Sind beide Spalte offen (c) folgt eine wellenförmige Ausbreitung der Lichtenergie, eine nicht-lineare Interferenz, deren Muster (d) der klassischen Physik widerspricht.

auf eine Projektionsfläche geworfen. Schließt man jeweils eines der Löcher, zeigt sich auf der Projektionsfläche hinter dem jeweiligen offenen Spalt ein sich ausdehnender Kegel Lichtes, ganz so wie man es vermuten würde. Lässt man beide Löcher offen, wird ein Muster sichtbar, das den linearen Vorstellungen widerspricht und von dem aus man auf eine Wellenfunktion schließen kann, die dieses Muster erzeugt hat. Anstatt – wie man der Logik nach annehmen müsste – zwei sich ausdehnende und geringfügig in der Mitte treffende Lichtkegel, sieht man mehrere, schmalere Lichtstreifen, die durch Felder absoluter Dunkelheit voneinander getrennt sind. Es zeigt sich ein Muster von dunklen und hellen Flächen, deren Lichtmaxima nicht direkt hinter den Öffnungen liegen, sondern im Schnittpunkt beider. Man blickt in ein nicht den gewohnten Bedingungen der Teilchen entsprechendes Muster. Die zwei Öffnungen erlauben eine über das lineare Maß hinausgehende Verbindung an Lichtenergie, sie formen ein undefinierbares Neues.

Da reine Lichtphotonen in der Sie umgebenden Natur nicht vorkommen, können Sie diesen Effekt auch nicht durch natürliche Beobachtungen bestätigen. Nur in einem künstlich erzeugten Experiment hat man die Möglichkeit, das zu begreifen, was sich im Wellencharakter des Atems und der Qualität eines empfänglichen Wesens jederzeit ausdrückt. Wenn man tief in das Wesen des Lichtes schaut, wird für einen Moment der verbindende Charakter des Lebens sichtbar. Ein wellenförmiges Muster, das eine bilaterale Asymmetrie widerspiegelt und das auch in den Atemformen seinen Widerhall findet. Die Atemwelle, als Produkt von Sonnen- und Mondteilchen, können Sie nicht sehen, aber ihre aus den wellenförmigen Energien gebildete Einzigartigkeit sein.

Jede Beschreibung eines Teilchens ist physikalisch betrachtet nur eine grobe Annäherung an das Wellenprinzip – eine Erkenntnis, die für die moderne Physik elementare Bedeutung und in der Quantenmechanik eine grundlegende Theorie gefunden hat. Je mehr Teilchen vorhanden sind, um so näher kommt die Beschreibung eines quantenmechanischen Sachverhaltes der gewohnten Wahrnehmung. Die Objekte in Ihrer Umgebung sind in der Regel die Manifestation großer Massen von Teilchen, die sich dem Wellencharakter nur dadurch entziehen, dass sie mittels ihrer großen Anzahl die Wahrscheinlichkeit einer nicht der gewohnten Wahrnehmung entsprechenden Wirklichkeit reduzieren. Klingt kompliziert, ist aber aus physikalischer Sicht seit über einhundert Jahren die notwendige Erklärung für die Beschreibung von Wellen. Im Doppelspaltexperiment zeigen sie sich als das notwendige Verbindungsglied zwischen einer Teilchenform – den ausgesandten Lichtphotonen – und dem messbaren Endprodukt – den auf der Projektionsfläche dargestellten Mustern. Auch wenn man in diesen Mustern Wellen als Ursache beschreiben kann, werden diese, sobald man sie mit den Augen sieht, als Teilchen interpretiert und nach den linearen Prinzipien bemessen. Die eigentlichen Wellen bleiben für das Auge unsichtbar.

Im Rahmen der Clusterforschung, jenem Zweig der Physik, der sich mit den aus Atomen hervorgehenden ersten Verbindungen – der Miniaturmaterie (Nanomaterie) – beschäftigt, offenbart sich die Bedeutung der Welle. Je kleiner die Anhäufung von Atomen ist, um so eher wird der Charakter der Welle erkennbar. Auch bei einer größeren zusammenhängenden Anzahl von Atomen geht der Wellencharakter nicht verloren, nur die Erkenntnisfähigkeit wird reduziert. So kann man erklären, warum die Wahrscheinlichkeit, ob sich eine Erscheinungsform als Teilchen oder Welle interpretieren lässt, mit ihrer Größe zusammenhängt.

Haben Sie in letzter Zeit elektronische Daten mittels eines USB-Sticks, eines Datei-Downloads oder -versandes übertragen?

Haben Sie in letzter Zeit mit Ihren Fingern auf ein Display oder eine Tastatur gedrückt und damit auditive und/oder visuelle Erfahrungen ermöglicht?

Stellen Sie sich diese Kommunikation, den Austausch von digitalen, elektronischen Signalen, als eine Kombination von Zahlencodes vor. Als Übertragung von einer unendlich erscheinenden Anzahl von Zahlen, die schließlich von Sender und Empfänger als das entsprechende Bild oder der entsprechende Text verstanden werden können.

Sind Sie sicher, dass diese Zahlencodes in dem Moment, wo sie die Operation ausführen, in der richtigen Kombination weitergegeben werden? Wie sonst auch sollten alle Wünsche, die Sie mit dem Druck auf den Knopf, das Display oder die Maus verbinden, in Erfüllung gehen?

Die Computertechnologie dominiert die moderne Kommunikationsgesellschaft, weil sie in der Lage ist, auf kleinstem Raum eine große Anzahl von Daten zu vermitteln. Aufgrund der mikroskopisch kleinen Organisation der Computerchips tritt dabei automatisch ein Quantumteilchen –

ein kleinstes mögliches Etwas – verstärkt in Kraft, so dass die komplexen Routinen der modernen Technologien bewusst an den Prinzipien der Welle orientiert sind. Allerdings nicht, indem sie derart programmiert sind, dass sie auf Wellenimpulse reagieren oder diese eliminieren können, sondern nur dadurch, dass sie automatische Absicherungsprozesse der linearen Operationen ablaufen lassen. Dateiinformationen werden beim Empfänger auf ihre Plausibilität hin geprüft und unterliegen – ohne dass der Benutzer es merkt – einer möglichen Fehlerkorrektur, um die Informationen gegebenenfalls noch ein oder mehrere Male zu übertragen. So erhöht sich die Wahrscheinlichkeit, dass sich das Ergebnis nach Ihren Wünschen und somit nach den Bedingungen des Teilchenprinzips gestaltet. Dass moderne technische Geräte zwar meistens, aber eben nicht immer funktionieren, hängt nur zu einem gewissen Grad von Ihrem eventuellem Unvermögen ab, den Anforderungen der Maschine gerecht zu werden. Ein gewisser Prozentsatz von Abstürzen, nicht erhaltenen Nachrichten oder anderen nicht erklärbaren Ärgernissen ist dem Wellencharakter geschuldet, den Sie, sobald Sie auf dieser technischen Mikroebene operieren, in besonderem Maße auslösen.

Zusammenfassend und vereinfacht lässt sich sagen: Das, was man sehen kann, sind Teilchen; das, was man nicht sehen kann, sind Wellen. Sie können Wellen mit den Augen indirekt erfahren (die Lichtwellen der Sonne, im TV, auf dem Display), werden Sie aber in dem Moment der Visualisierung als Teilchenform interpretieren. In auffälliger Art und Weise wird mit dieser physikalischen Theorie das Prinzip der Lateralität bestätigt und die Existenz der zwei vom Menschen wahrnehmbaren Energieformen erklärt.

Sie können erblicken, erkennen, die Ansicht verändern. Was können Sie sonst noch mit Ihren Augen machen?

Haben Sie noch vor Augen, dass die Überkreuzverschaltung im Gehirn anatomisch ab dem Sehnerv beginnt?

Probieren Sie folgende zwei unterschiedliche Seharten langsam aus: Sehen Sie zunächst materielle Formen als dreidimensionale Bilder in einheitlichen, linearen Strukturen, in Zuordnungen und Beschreibungen, in Einklang mit Ihren anderen Sinnen. Sehen Sie so, wie Sie es immer tun, und stellen sich dabei vor, dass dieser Ihnen bekannte Prozess der Visualisierung und Zuordnung als spiegelbildliches Überkreuzmuster in Ihrem Sehzentrum im Gehirn sichtbar wird.

Nach eine Weile erleben Sie den Sehvorgang mit Ihren Augen als Organen. Lange bevor eine Überkreuzverschaltung eintritt, sind Ihre Augen in Kontakt mit den äußeren Bedingungen, geleitet von den einseitigen Verbindungen Ihres Körpers, geführt von Ihrer ursprünglichen Lateralität. Ihre organischen Augen erfahren etwas, das nicht mit dem identisch ist, was Ihre Augen im Rahmen der Überkreuzverschaltung sehen.

Welcher von beiden Seharten, welcher der beiden Blickrichtungen vertrauen Sie?

Welche von beiden können Sie beschreiben?

Welche von beiden Möglichkeiten dürfte auf keinen Fall ausfallen, damit man weiterhin sehen kann?

Was ist die Grundlage Ihres Sehens?

Welcher Doppelnatur Ihres Daseins ist zuerst da? Die zwei Seiten des Körpers oder die Betrachtungsmöglichkeit von Körper und Geist?

Was ist die erste Form jeder Atmung? Ein oder Aus?

In der Atemwelle erkennt man die beiden ursprünglichen Kräfte als individuelle Einheiten, die auf gegensätzliche Art und Weise eine Ganzheit prägen. Teilchen und Welle sind das Abbild von gleichzeitigen Sonnen- und Mondeinflüssen. Sie als Mensch bestehen aus physischen Teilchen, die Grenzen haben, und werden gleichzeitig durch Wellen geformt, die als mentale oder emotionale Muster die physischen Grenzen erweitern. Diese über die Grenzen der Teilchenphysik hinausgehenden Möglichkeiten basieren nicht auf Glaubenssätzen, sondern den Erfahrungen der menschlichen Wahrnehmung. Sie können mit wissenschaftlichen Parametern nicht messen, was in Ihrem Körper passiert, wenn Sie erfahren, dass ein Mensch, den Sie sehr gerne haben, gestorben ist oder wenn Sie sich gerade neu verlieben. Es mag biochemische und biophysikalische Möglichkeiten geben, den Verlauf der eingehenden Informationen über Ihre Sinne zu Ihrem Nervensystem nachzuweisen, aber wenn es darum geht, das Gefühl zu vermessen, das sich in solch eindringlichen Momenten in Ihrem ganzen Wesen ausbreitet, wird man wissenschaftlich keine befriedigende und mathematisch nachvollziehbare Gleichung aufstellen können.

Da die Atemform sich aus der Atemwelle bildet, stößt man mit physikalischen Messungen, die dem Prinzip der Form folgen, an die Grenzen der Beobachtung. Man kann die Atemwelle mathematisch zwar erfassen, aber sie besteht grundsätzlich aus einer anderen Energie als die Atemform. Man kann daher nicht gleichzeitig mit beiden in einem Messsystem operieren, da es eine einheitliche Betrachtungsoption und darin gültige Formeln geben muss. Es ist nicht möglich, logische Rechnungen durchzuführen, in denen die Summe von eins und eins zugleich zwei (eine vereinfachte mathematische Darstellung des linearen Teilchenprinzips) und drei (Wellenprinzip der Interferenz) ergibt. Beide Formeln ergänzen sich und ergeben zusammen ein Ganzes, aber bleiben ihrer Art nach immer verschieden.

Goldmund: »Auf diesem Wege kommen wir einander nicht näher.«

Narziß: »Wir kommen auf keinem Wege einander näher.«

Goldmund: »Sprich nicht so!«

Narziß: »Es ist mein Ernst. Es ist nicht unsere Aufgabe, einander näherzukommen, sowenig wie Sonne und Mond zueinander kommen oder Meer und Land. Wir zwei, lieber Freund, sind Sonne und Mond, sind Meer und Land. Unser Ziel ist nicht, ineinander überzugehen, sondern einander zu erkennen und einer im andern das sehen und ehren zu lernen, was er ist: des andern Gegenstück und Ergänzung.«

Versucht man die Bipolarität ausschließlich auf die Form zu übertragen, wird man scheitern. Ein existentielles Beispiel dieser Vetracktheit bietet die sogenannte Urknalltheorie, die eine Erklärung für sehr viele Phänomene im Weltall liefert, aber ausgerechnet die Sekundenbruchteile nach dem Urknall nicht erklären kann. Wie kann es sein, so fragen sich Physiker, dass sich aus einem symmetrischen Gebilde asymmetrische Lebensformen entwickelt haben?

Der Urknall repräsentiert die höchste Stufe des linearen Prinzips, das dabei mit seiner eigenen Messbarkeit an Grenzen stößt. Der Urknall besagt, dass das Universum aus einer Singularität entstanden ist, aus einem minimalsten Punkt mit unglaublich hoher Dichte. Dieser Punkt enthielt die gesamte Materie und Energie des heute bekannten Universums. Bei extrem hoher Temperatur begann vor rund 13,7 Milliarden Jahren aus diesem Punkt heraus eine Expansion. Doch die Sekundenbruchteile danach, der Urknall selbst und das, was vermeintlich vorher gewesen ist, können die Anhänger des Urknalls nicht beschreiben. Andere Physiker versuchen deshalb, das Prinzip der linearen Beschreibung zu erweitern, indem sie das berechenbare Universum als nur eine von vielen Möglichkeiten ansehen, um substantiell wirksam zu sein. Das Multiversum ist ein von manchen Physikern formulierter Begriff, der nicht nur realistisch, sondern notwendig ist, um das bisherige lineare Denken nicht komplett aufgeben zu müssen. Was wäre, wenn die Erzeugung des Urknalls nicht auf einer Energieform, sondern auf zwei gegensätzlichen beruht? Kann man das Prinzip von Mond und Sonne bei der Entstehung des Lebens auf der Erde auch auf andere kosmische Fragen ausweiten?

Mit der Theorie zweier gegensätzlicher Kräfte kann man nicht nur die lineare Ausdehnung, die Sekundenbruchteile nach den Knall einsetzt, beschreiben, sondern auch eine zweite Form von Energie, die dafür sorgt, dass die Hintergrundstrahlung, die als Produkt jenes Urknalls angesehen wird, keiner symmetrischen und berechenbaren Energie folgt. Ebenso wenig wie den Wellencharakter des Lichtes können Sie die kosmische Hintergrundstrahlung unter den für Sie bekannten Bedingungen erfahren, denn Sie leben in einer Welt der Teilchen und messbaren Beobachtungen.

Was geschieht, wenn Sie sich vorstellen, dass Sie aus Wellen geformt sind und diese sich aus Ihnen heraus in die Umgebung ausbreiten?

Was löst die Vorstellung in Ihnen aus, unsichtbare Wellen gelangen von der Außenwelt zu Ihnen?

Was wäre, wenn Wellen die Qualität und Teilchen die Quantität Ihrer gewohnten Weltbeschreibung darstellen?

Wellenmuster sind Informationen, die auch im für Sie Unsichtbaren gesendet werden und nicht an die Gesetze einer linearen Beschreibung gebunden sind. Der Urknall ist das Abbild eines Vorgangs, der unter anderem auch im Doppelspaltexperiment begreifbar gemacht werden kann. Der sichtbare Anteil der Energie ist die Ergänzung für einen zweiten, nicht sichtbaren Anteil. So gesehen ist der Urknall ein Widerhall, ein Echo auf sich ergänzende und gegensätzliche Energieformen und ein deutlicher Hinweis darauf, dass es neben der dem Menschen bekannten Welt weitere Universen geben muss. Einer der Pioniere einer jüngeren, experimentellen Erforschung von Paralleluniversen, der deutsche Physiker Hermann Nicolai, fasst seine Erkenntnisse dazu wie folgt zusammen: »Das schlägt jede Vorstellungskraft! Schon der nächste Fixstern, der von uns vier oder fünf Lichtjahre entfernt ist, ist für unsere Raumschiffe nicht erreichbar. Und das ist noch ganz nah dran. Das sichtbare Weltall hat einen Durchmesser von ungefähr 13,7 Milliarden Lichtjahren. Das ist eine gigantische Entfernung. Das Universum ist riesig. Und nun kommt die Aussage hinzu:

So riesig es auch ist, es ist doch nur ein winziger Teil von etwas noch viel Größerem.«

Eine Erklärung liefert Nicolai gleich mit. Es könnte ein Universum geben, das genau spiegelbildlich zu unserem bekannten aufgebaut sei. Dort wäre der Druck und nicht der Zug für die ur-erste Lebensbedingung notwendig. Es wäre ein Universum, das nicht in den gebärenden Tiefen der Anziehung beginnt, sondern mit Manipulation und Beeinflussung. Es wäre die Welt einer andersherum gerichteten Kraft, in der, aus irdischer Sicht verstanden, die passive Phase der Atmung führend ist.

Eine jüngere Theorie hat diesen Faden aufgegriffen und konsequenterweise ein weiteres Doppelsystem – das der Zeit – hinzugefügt, so dass insgesamt vier denkbare Welten möglich sind. Der erste Parameter, die Kraft, schafft zwei spiegelbildliche Paralleluniversen. Anziehung wirkt dort entweder anziehend oder – für die dem Menschen bekannte Wahrnehmung unrealistisch – abstoßend. In dem vierteiligen Multiversum kommen zwei Existenzformen des Lichtes für jede der beiden Kraftmöglichkeiten hinzu. Eine davon besagt, dass die Lichtgeschwindigkeit die maximale aller Geschwindigkeiten ist – so wie es im bekannten Universum funktioniert – und die andere besagt, dass die Lichtgeschwindigkeit die minimale aller Geschwindigkeiten ist.

Die Theorie dieses vierteiligen Multiversums entspricht der Logik der Atemformen, da sie das bipolare System von Mond- und Sonnenwirkung beinhaltet. Die Wahrnehmung von Anziehungskraft und Licht – nämlich anziehend und maximal schnell – ist demzufolge nur eine von vier Möglichkeiten, mit diesen beiden elementaren Wesenheiten umzugehen. Die Theorie der vier Welten entspricht nicht nur den bipolaren Prinzipien der physiologischen Atmung, sondern ihrer durch Sie belebten, zweifachen Doppelnatur. Die Theorie der vier Welten passt sich den Bedingungen an, die atmende Wesen auf der Erde begreifen.

Können Sie diese vier Welten auch körperlich erfahren? Nehmen Sie sich Zeit und spielen Sie die folgenden Möglichkeiten durch.

Sie leben in einer Welt, in der Anziehung anzieht und Licht maximal schnell ist.

Wie wäre es, wenn das Licht die langsamste aller Geschwindigkeiten dieser Welt wäre?

Wie fühlt es sich an, wenn die Anziehungskraft eines Mondes nicht zu ihm hin, sondern von ihm weg führte? Wie erleben Sie negativen Druck?

Und wie wäre es, wenn Sie diese beiden, für Ihre bekannte Welt gegensätzlichen Voraussetzungen, zusammen erleben? Eine Welt mit abstoßender Anziehung und der Lichtgeschwindigkeit als geringstem Tempo?

In den Vorstellungen und Empfindungen der obigen vier Welten werden Sie früher oder später spüren, was es bedeutet, in einer eindeutigen Welt zu leben. Sie kennen die Kraft der Anziehung und die Geschwindigkeit des Lichtes und können darüber nachdenken, was eine Umkehr dieser beiden Variablen bedeuten würde. Jeder dominante Atmer kann die Eigenarten der anderen Atemform theoretisch begreifen. Aber wie kann er sie körperlich erfahren? Kann man andere Welten mit anderen Gesetzen nicht nur beschreiben, sondern auch tatsächlich empfinden?

Sie leben – notwendigerweise – in einer eindeutigen Welt, und Sie atmen dominant in einer Form. Doch diese Eindeutigkeit schließt von vorneherein – im Atem wie in Ihrer Weltbeschreibung – die Andersartigkeit mit ein. Durch Nachempfinden können Sie spüren, dass es nicht nur einen Atem und nicht nur eine Welt gibt – und somit auch keine eindeutige Weltformel. Auch die vier oben beschriebenen Welten sind verloren in einem unendlichen Raum, in einer unerfahrbaren Weite. Für den Menschen bilden sie jedoch ein erfahrbares Abbild der Atemformen. Er kann in ihnen nicht nur den Atem und seine Formen erkennen, sondern auch die immer wiederkehrenden Zyklen der Lebendigkeit. Jene zyklische Lebendigkeit bildet die Grundlage einer weiteren Multiversumstheorie. Im sogenannten Blasenuniversum kommen Ereignisse wie der Urknall beständig vor und sorgen, wie in einem brodelnden, unendlichen Teich, mal hier, mal dort für die Ausstülpung einer Blase, für die Ausstülpung eines einzelnen Universums.[22]

Aus einer zyklischen Sicht ist der Urknall der Umschwung von der einen zur anderen Phase, der Übergang von der Kontraktion zur Expansion. Ein Vorgang, wie er im Weltall ständig vorkommt und der nicht an die lineare Abfolge einer Lichtmessung gebunden ist, sondern vom Dunkel ins Helle und wieder ins Dunkle übergeht, der von der Erfahrung der Welle zur Erfahrung der Teilchen und wieder zur Erfahrung der Welle reicht.

Die Beschreibung anderer Universen hilft auch, wenn es um die Fragen nach den Bestandteilen des dem Menschen bekannten Universums geht. Die sogenannte dunkle Energie, aus denen das bekannte Universum zu über zwei Dritteln zu bestehen scheint, übt einen nicht eindeutig erklärbaren Einfluss aus, denn sie läuft – auch in diesem Universum – den bekannten

Gesetzen zuwider. Jene dunkle Energie repräsentiert die Form einer anders gearteten Welt, denn ihre Anziehung ist abstoßend. Es ist eine Energieform, die den bekannten Prinzipien widerspricht und ein Hinweis auf eine mögliche Parallelwelt, die Nicolai beschrieben hat.

Wenn Sie in den Nachthimmel schauen und bei guten Bedingungen viele Sterne sehen, versuchen Sie, das Sternenlicht an einem beliebigen Ort zu summieren und der Dunkelheit gegenüberzustellen.

Häufen Sie in Ihrer Vorstellung alle Lichter auf einen Fleck und beobachten Sie, wie viel Dunkelheit übrig bleibt. Eher 66 Prozent (zwei Drittel) oder 97 Prozent?

Im Standardmodell der Kosmologie kommt man auf ungefähr 97 Prozent der Universalenergie, die dunkel ist. Die drei Prozent Energie, die beobachtet und gemessen werden können, werden als sichtbare Materie bezeichnet.[23] Wenn Sie gestutzt haben: Die Dunkelheit besteht nur zu zwei Dritteln aus dunkler Energie, die den größten, aber nicht den alleinigen Anspruch auf das Dunkle hat. Sie wird ergänzt von der sogenannten dunklen Materie. Diese unterschiedet sich für den Betrachter am Nachthimmel nicht von der dunklen Energie, für den Physiker aber sehr wohl. Dunkle Energie ist abstoßend, dunkle Materie hingegen – den Vorgaben des Sonne-Mond-Systems folgend – anziehend. Nur mit den Bedingungen der dunklen Materie können die Bewegungen der sichtbaren Materie erklärt werden, um so den Auswirkungen von Zug und Druck zu entsprechen.

Die Erklärungen zur dunklen Materie beruhen aber nicht auf messbaren Gesetzmäßigkeiten, sondern hypothetischen Formulierungen, da sie an Beobachtungen gebunden sind, nicht aber an Empfindungen. Die dunkle Materie ist eine Rechenoperation, die das lineare Gleichgewicht annähernd ermöglicht. Es entsteht ein Modell – die Koexistenz von dunkler und sichtbarer Materie –, das den Prinzipien von Mondenergie und Sonnenenergie, links und rechts, Welle und Teilchen, Gefühl und Verstand oder Qualität und Quantität entspricht. Beide Anteile gehören zusammen und machen, überträgt man dieses Modell auf die Materieverteilung im All, doch nur weniger als die Hälfte der gesamten Energie aus. Größer als beide anderen Pole zusammen ist eine dritte, unbeschreibliche Kraft: die dunkle Energie.

Überträgt man die Beschreibung der Materieverteilung im Universum auf die menschliche Wahrnehmung, erkennt man eine psychologisch ähnliche Dreiteilung. Die Wahrnehmung ist gegründet auf das Unbewusste – die dunkle Energie – und wird erfahrbar gemacht im Unterbewusstsein (dunkle Materie) und Bewusstsein (sichtbare Materie). Der unbewusste Anteil bleibt unerkannt, die beiden anderen hingegen können bewusstgemacht werden. Dies erkennt man gut an den Begriffen Urhirn und Neuhirn, die das Unterbewusstsein und das Bewusstsein repräsentieren. Beide sind auf ihre Art Konroll- und Steuerorgane, nur haben sich im Laufe der persönlichen Entwicklung die Zugangsmöglichkeiten zu ihnen verschoben. Vegetative, im Rückenmark begründete Steuerungen, sind die ursprünglicheren Bewusstseinsfunktionen des Körpers, die im Erwachsenenalter unterbewusst verankert sind und ehedem die erste Form der Auseinandersetzung mit der Welt waren. Sie sind nicht messbar, sondern spürbar. Sie erkennen Mundwinkel, die von entsprechenden Muskeln nach oben oder unten in Stellung gebracht werden, und Sie fühlen die unterbewussten Reize, erfahren Stimmungen und Bindungen. Sie benötigen beides, um in einer Gemeinschaft funktionieren zu können, so wie beide Materieformen (dunkle und sichtbare Materie) im Standardmodell der Kosmologie zur Aufrechterhaltung des physikalischen Gleichgewichtes benötigt werden. Die dritte Kraft bleibt unerklärlich und unbewusst.

Eindringlich wird dieser Zusammenhang auch von einer berühmten Untersuchung beschrieben, die sich mit den menschlichen Kommunikationsmustern beschäftigt. Die 1971 veröffentlichte Mehrabian-Studie ist eine bis heute gültige Referenz für die Bedeutung nicht-sprachlicher Ausdrucksformen. Da sie auf mathematischen Prinzipien der Naturwissenschaft fußt, wird sie als 7-38-55-Regel bezeichnet. Sie beschreibt die Wirkung einer Mitteilung auf das eigene emotionale Empfinden und legt dar, welche Kommunikationsanteile des Sprechers in welcher Wichtigkeit beim Zuhörer wahrgenommen werden. Sieben Prozent fallen dabei auf den Inhalt der Wörter, 38 auf die emotionale Untermalung (Tonfall) und 55 auf die Körpersprache. Diese mathematische Vorgehensweise entspricht in ihrer arithmetischen Grundlage der Materieverteilung des Universums. Dabei wird nicht nur eine ähnliche Verteilung erkennbar (ein sehr kleiner Anteil, ein deutlich größerer Anteil und ein mehr als die Hälfte großer Anteil), sondern auch die psychologische Übereinstimmung.

Der verbale Kommunikationsanteil, die Inhalte der Wörter, ist im alltäglichen Bewusstsein fest verankert und wird von vielen beim Sprechen wie auch beim Zuhören als oberste oder auch einzige Sinn- und Ausdrucksebene registriert. Dass die Mehrabian-Studie, die eine biologische Notwendigkeit beschreibt, nicht von allen Menschen akzeptiert werden will, liegt daran, dass sich diese Verteilung im Alltag nicht zu erkennen geben muss. Wenn alle Ebenen des Ausdrucks kongruent sind, ergibt das Gesprochene ein klares Bild und bestenfalls eine Verfeinerung und Verdeutlichung des Sachverhaltes. In diesem Fall ist es nicht notwendig, Tonfall oder Körpersprache dominant in die Wahrnehmung mit einzubeziehen. Sobald aber ein Missverhältnis zwischen den Ausdrucksebenen auftaucht, wird die Wahrnehmung alarmiert. Das gilt insbesondere für das Verhältnis von dem Was und dem Wie, also dem Zusammenhang von Wörtern und Gefühlen. Wenn die Möglichkeiten, mit der Stimme dem Gesagten Ausdruck zu verleihen, sich gegen die ausgesprochene Bedeutung richten, wird die Diskrepanz von Unterbewusstsein und Bewusstsein offenbart. Dennoch bleibt der Inhalt der Wörter die von vielen Menschen bevorzugte Ebene der Wahrnehmung, auch wenn das Was nicht dem Wie entspricht. Wer antwortet auf die Frage, was ursächlicher für das Leben ist – Sonne oder Mond –, mit Mond?

Die Quantität – der messbare Inhalt der Wörter – wird angeführt von der Qualität – der gefühlsmäßigen Färbung der Stimme. Es ist das weinende, offene, verschlossene, verletzte, empathische Herz, das neben dem anatomischen auf den Urgrund des Lebens verweist. Je nachdem, wie deutlich der Sprecher in seiner Mitteilung im Tonfall vom Inhalt der Wörter abweicht, wird der Empfänger diesem widersprüchlichen Gefühl nachspüren. Wer erzählt, dass es ihm gut oder schlecht geht, und diese Aussage mit einem gegenteiligen Tonfall moduliert, wird auf Widerspruch stoßen. Als Zuhörer kann man sich zwar innerlich sagen, dass die verbale Mitteilung die echte oder wichtigere Ebene des Ausdrucks ist, aber auf der eigenen Gefühlsebene wird man so oder so mit dem Gefühl des Sprechers in Resonanz treten. Welcher der beiden Ebenen dabei die Führung überlassen wird, ob der Emotion oder dem Verstand, hängt von der persönlichen Konditionierung ab. Welche der beiden Ebenen die ursächliche ist, sagt der Körper.

Die Sprache des Körpers repräsentiert in der Mehrabian-Studie, verglichen mit der Materieverteilung im All, die dunkle Energie: eine Kraft, die außerhalb der menschlichen Erkenntnisfähigkeit liegt, so wie es in der körpersprachlichen Komplexität deutlich wird. Sind es auf Inhaltsebene semantische Regeln, auf Gefühlsebene grundlegende Emotionsmuster, so sind es in der Körpersprache zunächst gut 600 Muskeln, die gut 200 Knochen in eine unüberschaubare Anzahl von Stellungen bringen und die sich ihrerseits in unterschiedlichsten Intensitäten ausbilden. Diese genauen Zusammenhänge kann keine Wissenschaft ausrechnen. Es gibt die Philologie (Inhaltsebene) und die Psychologie (Gefühlsebene), aber die Körpersprache als Wissenschaft gibt es nicht.[24] Es gibt viele Methoden der Annäherung, aber keine umfassende Betrachtung. Wie will man die Muskeln und Knochen, die Nervenimpulse, die Organe, das Bindegewebe, die ganze unerschöpfliche Bandbreite menschlicher Anatomie in einem einzigen Ausdruck erfassen? Obwohl es gerade die Muskeln sind, die als einer der wenigen Anteile des Menschen bewusst angesteuert werden können, bleiben sie in ihrer Gesamtheit – als Organ Muskulatur – undurchdringbar.

Gute Schauspieler verinnerlichen die Fähigkeiten der Körpersprache automatisch dadurch, dass sie zunächst das Gefühl und dann die Wörter verinnerlichen. Sie sind erfolgreich – das gilt auch für andere Menschen, die in ihren alltäglichen Mitteillungen mit Hilfe eines manipulierten Gefühlsausdrucks in der Lage sind, gut zu schauspielern – und werden ernst genommen: eine Grundvoraussetzung der Kommunikation. Die Inhalts- und Gefühlsebene können manipuliert werden, die Körpersprache ist entweder Abbild oder Urgrund, aber keine bewusste Entscheidung.

Sie können Ihrer Einatmung mehr Raum geben und Sie können Ihren Rücken aufrichten.

Sie können Ihre Einatmung kommen lassen, Sie können die Spannung Ihrer Knie durch Beugen lösen.

Sie können die Arme ausbreiten oder verschließen, die Mundwinkel nach oben und unten verstellen, den Kopf heben oder senken.

Können Sie dadurch Körpersprache?

Oder ist – Mundwinkel oben oder unten – nur eine Beschreibung auf der Inhaltsebene?

Tun Sie jetzt so, als ob Sie fröhlich sind und danach so, als ob Sie traurig sind.

Können Sie jetzt Körpersprache?

Sie können mit Ihrem Körper Gefühle und Beschreibungen verwirklichen, die Sprache aber spricht Ihr Körper selbst. Fokussiert man sich beim

Kommunizieren vollständig oder zu großen Teilen auf die Inhalte der Wörter, heißt das nicht, dass man nicht kommunizieren oder kooperieren kann – je nach Partner sogar sehr gut –, sondern nur, dass man die gefühlsmäßigen und körpersprachlichen Anteile nicht wahrnimmt. Erst wenn diese nicht in Resonanz zu den Wörtern stehen, kann es zu internen oder externen Kommunikationsstörungen kommen. Dabei bleiben die körpersprachlichen Impulse unbewusst, die Gefühle und Gedanken – der Tonfall und die Wörter – die bewegungsfähigen Felder.

Sie können Qualität erfahren und Quantität messen. Aber wie steht es mit der größeren Kraft?

Wollen Sie über dieses Problem nachdenken?

Wollen Sie diesen Sachverhalt intuitiv begreifen?

Oder spüren Sie, dass es etwas Größeres gibt?

Etwas Größeres als Mond und Sonne, als Ein und Aus?

Was passiert, wenn Sie in den Nachthimmel schauen und Ihren Blick in die Dunkelheit richten?

Sie sehen peripher ein wenig Licht – Sterne – und wissen um die sichtbare Erkenntnis des Lichtes, die Vermessung und das Bewusstsein der hellen Sonne.

Im Zentrum Ihres Blickes liegt die Dunkelheit, von der Sie wissen, dass ein Teil davon für die linearen Prinzipien des Lichtes notwendig ist. Die dunkle Materie repräsentiert Mondenergie, den symbiotischen und führenden Partner der Sonne – und Ihrer Lebendigkeit.

Was können Sie dann für den anderen, den größeren Teil der Dunkelheit empfinden? Wenn alle Lebendigkeit – wenn Ein- und Ausatmung – bereits erklärbar ist und die Macht der dunklen Energie – mehr als zwei Drittel der gesamten Materie – vor Ihren Augen liegt?

In der ungewöhnlichen Trennung einer konstanten Energieform (der Dunkelheit) in zwei Anteile, zeigt sich, wie eng dunkle Materie und dunkle Energie zusammenhängen. Es ist eine theoretische Unterscheidung, die für Mathematiker von Bedeutung und für wahrnehmende Wesen ein Hinweis auf die Ursprünge der Lebendigkeit sein kann. Die dunkle Energie formt einen unbeschreiblichen und unberechenbaren Urgrund, mit dem die dunkle Materie direkt verbunden ist. Diese ist der nach irdischen Maßstäben notwendige Partner, um sichtbare Materie zu gewährleisten; ein Prinzip, dem alle weiteren Prinzipien folgen. Ohne dunkle Materie keine sichtbare Materie, ohne Gefühlsebene keine Inhaltsebene, ohne Einatmung keine Ausatmung, ohne Linksdrehung keine Rechtsdrehung, ohne weibliche Kraft kein Leben auf der Erde.

Dies gilt aus Sicht der Biologen auch auf zellulärer Ebene. Zu Beginn einer menschlichen Schwangerschaft zeigen Embryonen noch keine geschlechtsspezifischen Unterschiede. Sie entwickeln identisch aussehende Geschlechtshöcker und -falten als Vorstufe ihrer Geschlechtsorgane, die dazu dienen, dass sich die Anlagen in die weibliche Richtung entwickeln. Der weibliche Organismus stellt die Grundform des tierischen Körpers dar und für die Entwicklung eines männlichen Erscheinungsbildes sind zusätzliche genetische Informationen notwendig. Fehlen diese Informationen, entwickelt sich der Embryo automatisch zum weiblichen Organismus. Es bedarf einer Zusatzinformation, um das männliche Prinzip zu manifestieren. Das Weibliche ist als ursächliche Energie bereits vorhanden und die erste Bedingung des Lebendigen.

Unabhängig vom Geschlecht sind auch im ausgereiften Zustand nach wie vor beide Möglichkeiten in den Genen angelegt. Im eigenen Körper hat man jederzeit die Möglichkeit, diese ureigene Doppelnatur zu erfahren. Man kann erleben, was es bedeutet, androgyn veranlagt zu sein, zu gleichen, aber nicht gleich ausgebildeten Teilen aus Mond und Sonne, aus Ein- und Ausatmung, aus Links und Rechts, aus Weiblich und Männlich und aus Dunkel und Hell zu bestehen. Der Mond als Repräsentant der Nacht, des Dunklen und des intuitiven Bewusstseins steht dabei vor der Sonne, dem Licht des Tages und des rationalen Bewusstseins.

Sie können im Sommer das Tageslicht messen und die daraus resultierende Energie für die Lebewesen quantifizieren, aber Sie können bei einem bestimmten Mondstand nicht in gleicher Weise die Energien messen. Und doch können Sie den Mondrhythmus spüren, die dunkle Materie begreifen oder die linke Seite empfinden: Ihr Körper hat auf alle biologischen Anforderungen eine Antwort und Reaktion. Dass diese nicht gleich oder vorhersehbar sind, bedingt die Wellenform der Unendlichkeit. Dass diese dennoch einzigartig und konstant sind, bedingt die Form der Teilchen. Mit letzteren messen Sie den Sonnenstand, mit ersterem spüren Sie den Mondrhythmus.

In den meisten Kulturen werden zunächst die spürbaren Eigenschaften der beiden Himmelskörper verehrt; nicht, weil die messbaren Eigenschaften so schwer zu erkennen oder beschreiben wären, sondern weil sie zunächst gar nicht beschrieben oder gemessen werden müssen, um die Auswirkungen für den Menschen begreifbar zu machen. Eine der einschneidensten Errungenschaften moderner Biologie ist die quantitative Beschreibung des weiblichen Zyklus; desjenigen, der vielen Tieren die Formung des Lebens ermöglicht und dessen fruchtbare Zellen sich füllen und wieder entleeren. Jener weibliche Zyklus, der in einem flüssigen Milieu die chemische Lebensgrundlage erzeugt und der aus ehrfurchtgebietenden Gründen das Dasein ermöglicht, jener Zyklus der Fülle und Leere, der beim Menschen im Durchschnitt knapp 30 Tage dauert, hat im Rahmen der modernen Biologie nichts mit dem Mondlauf um die Erde zu tun, der ebenfalls knapp 30 Tage dauert.

Wie kommt solch eine Beschreibung, die elementaren Krafteinflüssen zuwiderläuft, zustande? Sie beruht auf dem Glauben, der weibliche Zyklus müsse, wenn eine Verbindung bestünde, in einer messbaren Exaktheit dem Mondzyklus entsprechen. Dass dies nicht möglich sein kann, offenbart sich im Charakter des Mondes, in seinem wellenförmigen Prinzip, welches den mathematischen Ansprüchen nicht gerecht werden kann.

Mit dem ursächlichen Wesen der Welle kann man nicht rechnen, sehr wohl aber mit den wellenförmigen Erscheinungsformen des Alltags umgehen. Handywellen werden mit Laserlicht erzeugt und genutzt, um Informationen zu verschicken. Sie sind in einem messbaren Teilchensinne real, allerdings nur aufgrund der geringen Wahrscheinlichkeit, dass sich zwei Handywellen, die die gleiche Schwingung und Informationen aufweisen, treffen. Sollte das passieren – zwei kohärente Handywellen –, wäre das Ergebnis ähnlich umwandelnd wie die Erscheinungsform des Lichtes im Doppelspaltexperiment. Doch so wenig wie es kohärentes Licht in der Sie umgebenden Natur gibt, so wenig gibt es vom Menschen eingesetzte, kohärente Handywellen – der eigentliche Wellencharakter bleibt unsichtbar. Er kann nur erfahren werden.

Zunächst in der Kraft des Mondes – und als Folge dessen im weiblichen Zyklus. In diesem Zyklus der Wellen geht es um das Undefinierbare, das sich dem Grundsätzlichen annähert. Moderne Naturwissenschaften benötigen aber Grundsätzlichkeiten und klammern bewusst die qualitativen Energien aus, da man sich ihnen nicht mit den bekannten mathematischen Formeln annähern kann. Können auch Sie diese Qualitäten ausblenden?

Fällt es Ihnen leicht zu erfahren, dass es am letzten 15. November soundsoviele Stunden Sonnenlicht gab und bestimmte Wetterphänomene auftraten? Können Sie darüber hinaus auch bestätigen, dass es am letzten 15. November die dem 15. November typische Qualität der Sonnenenergie gegeben hat? Nicht in der Anzahl von Photonen oder der Form von Lichtstunden, sondern in den Reaktionen der natürlichen Kreaturen, in Farben und Schattierungen, in Stoffwechsel und Erkennungsmerkmalen, in Stimmungen und Empfindungen. Wenn Sie neben der Quantität auch die Qualität eines Tages erleben, begreifen Sie die Welt astronomisch und astrologisch zugleich. Dies ist der Erfahrungshorizont atmender Wesen, die Vereinigung der beiden Kräfte in einem vollständigen Atemzug.

Wie haben Sie bislang die Begriffe Astronomie und Astrologie verstanden?

Was ist Ihr Gefühl, wenn Sie an einem sonnigen Frühlingstag alle Arbeiten erledigt haben und in der warmen Sonne sitzen, die genau jene Temperatur hat, die Ihnen gut bekommt? Wenn Sie auf die bunten Blüten der Pflanzen und das leuchtende Grün der Gräser schauen, wenn die Luft voll Duft- und Botenstoffe ist? Wenn Sie in einen blauen Himmel schauen und dort den Mond sehen?

Bleiben Sie bei allen oben genannten Beschreibungen nur bei Ihren Gefühlen. Was bewirkt die Wärme, was die Farbenpracht, was der Duft? Was können Sie annähernd beschreiben, aber nicht wirklich?

Nach einer Pause versuchen Sie, die Beschreibungen zu verstehen und einzuordnen. Geben Sie ihnen Erläuterungen! Präzisieren Sie die Tageszeit, beziffern Sie die Temperatur, benennen Sie die Pflanzen und Farben, erklären Sie die Ursache der Düfte und beschreiben Sie, welche Seite des Mondes mehr leuchtet und wie viel mehr sie leuchtet.

Erfahren Sie beide Beschreibungen in Ihrem Bewusstsein als unterschiedliche Wesenheiten. Erleben Sie den Unterschied in Ihrem Körper zwischen Fühlen und Denken.

Was genau fühlen Sie, wenn Sie den Mond sehen?

Die Qualitäten der Sonnenenergie, die Gefühle und Stimmungen, können von vielen Menschen wahrgenommen werden, auch wenn sie sich dessen nicht bewusst sind oder ihnen keine besondere Bedeutung beimessen. Ihrem Ursprung nach repräsentieren die qualitativen Energien die passive Kraft der Sonne. Ihr Licht in Form der Teilchen, welches Klarheit und Wirklichkeit schenkt, hat eine größere Auswirkung auf die menschliche

Wahrnehmung. Das heißt nicht, dass die qualitativen Aspekte eines Tages unbedeutend sind, sondern nur, dass sie die Schattenseite der Doppelnatur der Sonne darstellen.

Ganz anders die qualitative Energie beim Mond. Dort stellt die wahrnehmbare, quantitative Bedeutung in Form der Gezeiten die passive Phase der Doppelnatur dar, während die Erfahrung der Qualität im Vordergrund steht. Es ist das urtümliche Wesen einer annähernden Beschreibung wie es dem unberechenbaren, weiblichen Zyklus entspricht, das dem Mond folgt. Warum wird die offensichtliche, prägnante und lebensnotwendige Beziehung zwischen dem weiblichen Körper und dem Mond häufig übersehen? Was ist an der Gefühlsqualität des Mondes schwerer zu erfahren als an der der Sonne?

Können Sie spüren, wie sich ein heißer Tag Anfang August anfühlt?

Können Sie verstehen, warum manche Menschen den Sonnenstand am Himmel dieser Zeit dem Prinzip des Löwen zuordnen, als Symbol für die größte Hitze des Jahres?

Wissen Sie, dass dieser Ort am Himmel vom Mond in jedem Mondumlauf einmal besetzt wird? Dass er gut zwölf Mal innerhalb eines Jahres das Prinzip des Löwen in seiner Position erfahrbar macht?

Und dass er zumeist an einem anderen Tag die Lichtmenge, mit der die Sonne die Löwenenergie symbolisiert, in Form seiner Phase zur Erde sendet?

Ist Ihnen bewusst, dass der Mond im Gegensatz zur Sonne zwei Wirkweisen variabel miteinander kombiniert; dass sich beim Mond die Phasen und Orte beständig vermischen und so die schwierige Berechenbarkeit einer allgemein gültigen Formel physikalisch bezeugen?

Die Phase der Sonne repräsentiert zugleich auch deren Ort am Himmel, denn der Tag im Jahr definiert eine konstante Größe, die nur abhängig ist vom Betrachtungspunkt auf der Erde. Auf der Südhalbkugel kehren sich die oben genannten Voraussetzungen für alle qualitativen wie quantitativen Eigenschaften um. Wenn auf der Nordhalbkugel die Lichtmenge (die Sonnenphase) im Sommer größer ist und dadurch eine entsprechende Sommerqualität (das Sonnenzeichen) erzeugt wird, bedeutet dies, dass zur gleichen Zeit Quantität und Qualität – Sonnenphase und Sonnenzeichen – auf der Südhalbkugel entgegengesetzt wirken. Wer astronomisch wie astrologisch denkt oder empfindet, wird dies berücksichtigen und seine Beschreibung dem Ort auf der Erde anpassen.[25]

Das gilt beim Mond nur für einen seiner beiden Zyklen. Der Ort, an dem der Mond am Himmel steht (das Mondzeichen), ist an den Betrachtungspunkt auf der Erde gebunden. Der Mond – wie auch die Planeten des Sonnensystems – repräsentieren in einer bestimmten Stellung am Himmel die von der Sonne vorgegebene Ordnung.[26] Steht der Mond im Zeichen des Löwen, setzt er sich an einen von der Sonne definierten Platz einer für die Erde repräsentativen Energieform. Die Orientierung an einem von der Sonne vorgegebenen Ort am Himmel ist beim Menschen an die Sonne selbst und der damit verbundenen Erfahrung der Jahreszeiten gebunden. Sie erfahren die Quantität der Photonen und die Qualität des Lichtes und beschreiben diese in Annäherung an die natürlichen Offenbarungen. Sie definieren das Prinzip des Sonnenzeichens, das Sie nicht am Himmel, sondern auf der Erde wahrnehmen. Das himmlische Bild des Löwen wird Anfang August von der Sonne überstrahlt, nur das Prinzip des Löwen wird in der irdischen Lebendigkeit erfahrbar.

Will man diesen Moment verbildlichen, muss man den Ort am Nachthimmel zu einem anderen Zeitpunkt wiederfinden. Auch hier gilt: Die Verbildlichung, das Sehen, kommt nach der Erfahrung, dem Spüren. Regulus, den auffälligen Hauptstern im Bild des Löwen, sehen Sie um so besser und länger in einer Nacht, je weiter die Sonne sich von ihm aus Sicht der Erde entfernt. Das Sonnenzeichen bildet eine erkennbare Größe der natürlichen Rhythmen und ist zugleich gebunden an den unsichtbaren Raum, den die Sonne am Himmel einnimmt.

Tritt der Mond am Nachthimmel in das Bild des Löwen, steht er wie die Sonne in diesem Zeichen, macht das Bild aber im Gegensatz zu ihr nicht unsichtbar.[27] Vergleicht man Sonnen- und Mondzeichen miteinander, nimmt man zugleich die unterschiedlichen und gemeinsamen Wirkungen von Sonne und Mond wahr. Die Gemeinsamkeit liegt in der Verwirklichung des Prinzips des Löwen, der Unterschied in der Jahreszeit, in der diese Qualität wahrgenommen wird. Außer bei dem nicht nachts sichtbaren Neumond wird das Mondzeichen in einer anderen Jahreszeit als das Sonnenzeichen erfahren, was dem ursprünglichen Prinzip entgegenläuft, nämlich die umgebende Natur zu symbolisieren. Dafür zeigt der Mond, dass der von der Sonne definierte Raum qualitativ wirksam ist – auch ohne dass die Sonne diesen Raum besetzt. Der Mond schafft eine reale Verbindung, in dem er nicht nur in diesen Raum eintritt, sondern auch das Licht der Sonne zur Erde reflektiert.

In diesem Fall ist die Sonne der erste Beweger dieser räumlichen Qualität oder anders formuliert: Ohne das Sonnenzeichen gäbe es das Mondzeichen nicht. Die Grundordnung der Himmelskörper wird dadurch aber nicht aufgehoben. Das Mondzeichen ist zwar die Folge des Sonnenzeichens, dieses aber wiederum die Folge des Mondes selbst. Mit seinem Einschlag auf der Erde und der damit verursachten Neigung des Erdkörpers wurden die wahrnehmbaren Unterschiede der Sonne erst ermöglicht. Ein hypothetische Erde, die ohne eine Neigung ihrer Achse um eine Sonne kreiste, kennt keine oder nicht ausgeprägte Jahreszeiten und keine entsprechenden Unterschiede der Qualitäten. Das hieße nicht, dass es dort gar keine Qualitäten der Sonnen- und Mondenergie in Bezug auf den Ort, von dem aus sie wahrgenommen werden, gäbe, aber sie wären nicht in dem Maße erfahrbar, wie Sie es kennen.

Was beständig erfahren werden kann, auch in dem obigen Modell einer geraden Erde, ist der zweite Zyklus des Mondes: seine Phase. Sie ist die einzige Konstante auf der Erde, die jederzeit und überall gleich wirkt. Egal ob die Erde geneigt ist oder nicht, egal ob man auf der Nord- oder Südhalbkugel steht, egal ob es Sommer oder Winter, Tag oder Nacht ist; die Phase des Mondes gilt in jedem Moment und an jedem Ort. Man erkennt diese elementare Bedeutung nicht zuletzt bei der Berechnung des Atemtyps. Der Ort auf der Erde (Nord- oder Südhalbkugel) ist für den Sonnenanteil (das Sonnenzeichen) relevant, nicht aber für den Mondanteil (die Mondphase). Die Sonnenphase, das Sonnenzeichen und das Mondzeichen sind vom Erdbetrachter abhängig, die Mondphase nicht. Sie übt den verbindenden Einfluss auf alle Lebewesen aus.

Man kann diese vier fundamentalen Zyklen von Mond und Sonne entsprechend der Atemformen begreifen. Die ur-erste Dynamik bildet die Mondphase, die Manifestation der Anziehung und der Expansion – sie repräsentiert die aktive Einatmung. Die Sonnenphase ist die Manifestation des Lichtes, die Sendung der Strahlen zur Erde – sie repräsentiert die aktive Ausatmung. Das Sonnenzeichen formt die Qualität der Sonne, den

Ort, den sie in ihrem Lauf einnimmt. Dabei ist es unerheblich, wie hell es ist, denn an jedem Ort der Nord- oder Südhalbkugel wirkt die gleiche Kraft, mit der die Sonne von dieser Position aus an der Erde zieht. Das Sonnenzeichen repräsentiert, gebunden an die passive Kraft der Sonne – deren Anziehung –, die passive Einatmung. Das Mondzeichen reflektiert den von der Sonne vorgegebenen Raum, die Sendung von Licht, das unabhängig von der Mondphase wirkt. Das Mondzeichen, gebunden an die passive Kraft des Mondes – die Sendung des Lichts –, repräsentiert die passive Ausatmung.

Dass im modernen Bewusstsein die Wirkungen des Mondes – vor allen Dingen die der Mondphase, die der Ausgangspunkt der Lebensdynamik ist – ausgeklammert werden, ist in dieser Form nur mit materieller Hilfe, mit massiver Manipulation durch künstliches Licht möglich. Es ist die Reproduktion der Sonnenenergie, die linear, sichtbar und analysierbar ist und die in Form von Lampen, Laternen und Bildschirmen in den Bereichen der Welt besonders offensichtlich ist, in der sich Erleuchtung mit einer steigenden mathematischen Exaktheit trifft. Die dunkle, gebärende, weibliche Kraft wirkt weiterhin, aber der annähernd erfahrbare Rhythmus, der in Einklang mit dem Mond wahrzunehmen ist, kann so deutlich gestört werden, dass ein Teil der ursprünglichen Kraft unwirksam bleibt.

Was in den meisten Kulturen selbstverständlich ist, hat man vor einigen Jahrzehnten in einer messbaren Welt nachweisen wollen. Man isolierte Frauen in den dunklen Stunden der Nacht in einem häuslich eingerichteten Bereich ohne Kunstlicht, damit sie dort während der Nachtstunden von der jeweils natürlichen Stärke des Mondlichtes beschienen wurden. Die Einregulierung eines an dieses Licht angepassten, individuellen, nicht hundertprozentig sicheren, aber stets verlässlichen Zyklus war bei den meisten Frauen die Folge.

Der Auslöser des weiblichen Zyklus ist eine Drüse im Gehirn (Epiphyse), die aufgrund ihrer gänzlich anderen Organform, ihrer Beziehung zu Rhythmen und Licht und ihrer sehr zentralen gelegenen Stelle eine Sonderrolle im Gehirn einnimmt. Unter anderem empfängt sie die Lichtimpulse, die den weiblichen Zyklus regulieren. Wenn viele andere Lichter die Nächte unterschiedlich hell werden lassen, bringt das den Zyklus durcheinander.

Wenn Sie eine Frau sind, spüren Sie den Zyklus körperlich. Empfinden Sie den Kreislauf und den Rhythmus, die Wellenform und den Fluss.

Ist er unnahbar, geheimnisvoll oder unberechenbar?

Vergleichen Sie ihn mit dem Mondrhythmus. Schauen Sie in den Himmel. Wenn Sie keinen Mond sehen, visualisieren Sie ihn. Sehen Sie seine Phasen, die knapp dreißig Tage benötigen, um leer und voll und wieder leer zu werden, um aufzunehmen und abzugeben – um Leben zu spenden.

Wenn Sie ein Mann sind, lesen Sie sich den obigen Absatz noch einmal durch und verstehen Sie den Rhythmus als mathematische Annäherung für den Austausch von Gasen mit Ihrer Umwelt.

Egal, welches Geschlecht Sie haben, nähern Sie sich dem Zyklus, indem Sie einen ganzen Atemzug nehmen. Erfahren Sie das Prinzip von voll und leer in Ihrem Atem.

Erfahren Sie den Mond und seine Phasen als Symbol der Atmung und die Sonne und ihr Steigen und Fallen als Symbol der Luft.

Machen Sie eine Pause und wiederholen es noch einmal.

Erfahren Sie den Mond als Symbol der Atmung und die Sonne als Symbol der Luft.

Der Mond und die Atmung kennen vier Phasen, die Sonne und die Luft steigen und fallen. Indem Sie den Atem erfahren, nehmen Sie Kontakt zu Ihrem intuitiven Gefühl auf. Wenn Sie die Beschaffenheit der Luft betrachten, aktivieren Sie Ihren messbaren Verstand. Wenn Sie ein fünf Liter großes Luftvolumen der Lunge Ihr eigen nennen, nehmen Sie Kontakt zu Ihrem Sonnenanteil auf. Wenn Sie die Atemphasen als Welle erfahren, nehmen Sie Kontakt zu Ihrem Mondanteil auf. Wenn Sie versuchen, beide Anteile in einer einzigen mathematischen Formel zu beschreiben, wird Ihnen das nicht gelingen – eine Erfahrung, die seit Jahrzehnten theoretische Physiker machen, wenn Sie versuchen, die elementaren Kräfte, die auf der Erde wirken, zu beschreiben.

Die Erklärung für die vier sogenannten Grundkräfte der Physik ist eines der größten Anliegen moderner Wissenschaftler. Wie beeinflussen sich diese Kräfte gegenseitig, in welcher Beziehung stehen sie zueinander? Das erklärte Ziel ist es, jene vier fundamentalen Kräfte in einer einheitlichen Theorie zu vereinen. Diese vier wechselwirksamen Kräfte, durch die sich physikalische Objekte gegenseitig beeinflussen können, sind die Gravitation und der Elektromagnetismus sowie die schwache und die starke

Wechselwirkung. Einzeln oder in Kombination sind sie verantwortlich für sämtliche bekannten physikalischen Prozesse, für die Welten der Teilchen und die der Wellen, für das Sichtbare und Unsichtbare in kleinem wie in großem Ausmaß, sei es auf der Erde, in Sternen oder im Universum. Wenn es gelänge, alle Grundkräfte oder Wechselwirkungen in einem vereinheitlichten Gesamtkonzept zu beschreiben, könnten die Forscher alle bekannten Kräfte auf eine einzige Grundkraft zurückführen. Aus Sicht der Erfahrungen mit der Atemwelle entfaltet sich das gleiche Problem wie bei der Urknalltheorie: die Unmöglichkeit, eine Formel zu finden, die alles unter einen Hut bringt. Mit Hilfe der bipolaren Auswirkungen der Atemwelle kann man die vier physikalischen Grundkräfte theoretisch zuordnen; eine mathematische Formel wird aufgrund der unterschiedlichen Energieformen nicht möglich sein.

Die vier Urkräfte entsprechen in ihrem Grundcharakter den vier Phasen der Atmung, den bilateralen Kräften von Mond und Sonne. Zwei der vier Kräfte repräsentieren die linearen Strukturen der Sonne, zwei die wellenförmigen des Mondes. Die Paare sind unterteilt in einen dominanten Anteil, der ihrer Form entspricht, und einen kleineren Anteil, der die gegensätzliche Energie aufweist. Auch die vier Grundkräfte der Physik entsprechen in ihrer Logik dem Symbol von Yin und Yang (vergleiche die Tabelle S. 328).

Die Gravitation und die elektromagnetische Kraft offenbaren die linearen Prinzipien, da sie jederzeit wahrnehmbar und in gewisser Weise auch manipulierbar sind. In ihnen werden die beiden Grundenergien der menschlichen Weltwahrnehmung offenkundig. Die Anziehungskraft (Gravitation) und die Manipulationskraft (Elektromagnetismus) repräsentieren das bekannte Wechselspiel von Zug und Druck, was sich in jeder Atem- und Lebensform offenbart. Physikalisch betrachtet, besitzen beide Kräfte die Möglichkeit der Anziehung und der Manipulation, aber – ähnlich den Kräften von Mond und Sonne – mit einem dominanten und einem folgenden Anteil.

Die Gravitation entspricht innerhalb des linearen Systems der Mond- oder Wellenenergie. Dies zeigt sich zunächst in der Anziehungskraft selbst, als Fähigkeit mit Masse andere Körper in eine Richtung zu bewegen. Zum anderen wirkt Gravitation isoliert, das heißt aus einem sich selbst wirksamen Prozess, der in der Lage ist, ohne die Hilfe eines Partners seine Kraft zu erzeugen. In der Sie umgebenden Natur finden Sie jene Kraft bei Lebewesen, die nicht auf das Zusammenwirken von weiblicher und männlicher Energie angewiesen sind, sondern wo ausschließlich die selbstwirksame Kraft des Weiblichen neue Lebendigkeit erschafft. Im Gegensatz zum Elektromagnetismus, der darauf angewiesen ist, mindestens zwei Komponenten – nämlich Plus und Minus oder positiv und negativ geladene Ionen – zu beinhalten, die sich gegenseitig beeinflussen, um dadurch die manipulativen Kräfte zu erzeugen, genügt der Gravitation ihre isolierte Kraft. Es ist jene Kraft, die auch im schwarzen Loch wirksam ist und die tief und punktuell in ein Zentrum neuer Bewegungen führt. Es ist die Kraft der aktiven Einatmung, der dynamische Auslöser der Atemwelle.

Eine nachvollziehbare Beschreibung hat es vor einigen Jahren in spektakulärer Weise im Rahmen der experimentellen Physik gegeben. Das sogenannte Higgs-Boson wurde als dasjenige Elementarteilchen nachgewiesen, welches die Gravitation verursacht. Im Gegensatz zum Elektromagnetismus, deren Ursache man anhand der Lichtphotonen leichter erklären kann, fehlte den Wissenschaftlern bislang der Beweis, warum es die Gravitation überhaupt gibt und warum sie so funktioniert, wie sie funktioniert. Mit Hilfe des Higgs-Bosons ist man zu einer vermeintlich nachweislichen Erklärung gelangt. Das spannende daran: ein Boson, egal welcher Art, dient in der Physik als theoretische Erklärung für Zusammenhänge, die den logischen und linearen Voraussetzungen der bekannten Materie widersprechen. Es ist – übertragen auf das Prinzip von Teilchen und Welle – ein wellenförmiges Verhalten, welches Bosone auszeichnet und welche sie für Menschen schwierig oder unwirklich erscheinen lässt. Es ist naheliegend, dass die Gravitation als Repräsentant der Mond- und Wellenenergie ein »unlogisches« Boson benötigt, um trotz ihrer offensichtlichen Wirkung im linearen System genau erklärt werden zu können.

Bosone als Erklärung sind auch notwendig, wenn man die anderen beiden Grundkräfte beschreiben will, die schwache und starke Wechselwirkung, die beiden Energieformen des wellenförmigen Systems. Sie können nicht sichtbar gemacht werden, müssen aber als theoretische Modelle die vorhandenen Beschreibungen stützen, damit diese funktionieren. Vereinfacht formuliert, geht es bei diesen beiden Kräften darum, warum Atome das tun, was sie tun, warum sie nicht beständig auseinanderfallen, sondern Strukturen bilden.

Innerhalb des wellenförmigen Systems repräsentiert die schwache Wechselwirkung den linearen Sonnenanteil. Sie hat entscheidenden Anteil an den Fusionsprozessen im Inneren der Sonne und bietet eine mathematische Beschreibung, warum Teilchen nur bei bestimmten Kräfteverhältnissen zerfallen. Sie ist der berechenbare Anteil im Rahmen des wellenförmigen Systems und kann auf komplizierte Art und Weise mit dem Elektromagnetismus in einer Formel vereinigt werden. Diese gemeinsame mathematische Konstante, die zwei dieser vier Grundkräfte ineinander verwebt, ist nachvollziehbar – es treffen sich die linearen Anteile beider Systeme. Der Elektromagnetismus als dominanter Anteil des linearen Systems und die schwache Wechselwirkung als gegensätzlicher Anteil im wellenförmigen System.

Die mathematische Integration der beiden wellenförmigen Anteile ist bislang nicht möglich, was sich deutlich bei der starken Wechselwirkung zeigt, die den dominanten Anteil des wellenförmigen Systems repräsentiert. In ihr drückt sich das Höchstmaß nicht sichtbarer Energieform auf elementare Weise aus. Die starke Wechselwirkung wurde früher als Kernkraft bezeichnet, da man sie in den nuklearen Bestandteilen der Atome vermutete. Mittlerweile sind noch kleinere Bestandteile entdeckt worden, die dafür verantwortlich gemacht werden, dass die starke Wechselwirkung vor der Kernkraft einsetzt, um diese zu ermöglichen. Die kleineren Bestandteile sind unter anderem die bereits erwähnten Bosone, aber auch sogenannte Quarks, die sich nicht nur in ihrer Bekanntheit von Begriffen wie Atomen oder Molekülen unterscheiden, sondern vor allen Dingen in ihrer Größe und dem damit verbundenen ungewöhnlichen Verhalten. Wie sich der Versuch anhören kann, die starke Wechselwirkung – die dominante Kraft des wellenförmigen Systems – linear zu beschreiben, zeigt folgender Abschnitt aus einem Internetlexikon.

Lesen Sie dieses Zitat zunächst unvoreingenommen, dass heißt, akzeptieren Sie bei Wörtern oder Zusammenhängen, die Ihnen nicht bekannt sind, diese Tatsache. Lesen Sie den Text und realisieren Sie, falls dies passieren sollte, dass Sie es nicht verstehen.

»Mit noch größerem Abstand voneinander gelangen die Nukleonen in den anziehenden Teil der starken Wechselwirkung. Hierbei spielt weniger der Quark-Quark-Austausch (zwei Quarks sind gleichzeitig beiden beteiligten Nukleonen zugeordnet), den man in Analogie zur kovalenten Bindung erwartet, eine Rolle, als vielmehr der von farbneutralen Quark-Antiquark-Paaren (Mesonen) aus dem Seequark-Anteil der Nukleonwellenfunktion in der Quantenchromodynamik. Eine vollständige Beschreibung der Kernkraft aus der Quantenchromodynamik ist jedoch bisher nicht möglich.«

Jetzt lesen Sie den Text bitte noch einmal und stellen sich vor, dass der Autor auf seine Art und Weise zu erklären versucht, dass eine mathematische Beschreibung der starken Wechselwirkung nicht möglich ist und dass man sich ihr am ehesten annähern kann, wenn man mit wellenförmigen Prinzipien arbeitet.

Gleiches gilt für den folgenden Abschnitt aus einer anderen Definition.

»Interessant ist noch die Tatsache, dass die starke Wechselwirkung mit dem Abstand zwischen zwei Quarks immer größer wird. Versucht man also eine Zweierkombination aus Quark und Antiquark zu trennen, damit man ein Quark alleine beobachten kann, so ›zerreißt‹ das Gluon (ein Boson), und es bilden sich zwei Quark-Antiquark-Paare. Diese Anschauung macht auch deutlich, dass man Quarks, Antiquarks und Gluonen nie alleine beobachten kann, was auch noch nie geschehen ist.«

Wie auf makroskopischer Ebene (Urknall, schwarzes Loch) ist es für Physiker auch auf mikroskopischer Ebene nicht möglich, die wellenförmigen Energien verständlich zu betrachten. Sie sind das Abbild der Mondenergie, die erfahrbar, aber nicht mit den Augen klassifizierbar ist. Bei der starken Wechselwirkung tritt dieses Prinzip seiner Natur nach besonders augenscheinlich hervor. Ähnlich wie die dunkle Materie, ist auch die starke Wechselwirkung unfassbar, da sich ihr Wesen für den Betrachter nicht körperlich manifestiert.

Alle vier Kräfte sind physikalisch in ihren Einzelheiten hoch komplexe und komplizierte Abläufe, die selten gemeinsam von einem einzigen Wissenschaftler in ihrer Gänze durchdrungen oder beschrieben werden können. Als Abbild der Atemwelle können sie jedoch in das erfahrbare System integriert werden. Dabei formen sie nicht nur die beiden bipolaren Wesenheiten des Universums, sondern offenbaren in ihrer Dynamik auch die dahinterliegenden Geheimnisse. Vergleicht man die vier physikalischen Kräfte anhand ihrer Fähigkeiten von Intensität und Reichweite, so ergibt sich ein einfaches mathematisches Muster: je größer die Reichweite, um so geringer die Kraft; je geringer die Reichweite, um so größer die Kraft.

Die Gravitation ist, verglichen mit den anderen drei Kräften, die schwächste Kraft und hat dementsprechend die größte Reichweite. Darauf folgen der Elektromagnetismus und die schwache Wechselwirkung, die im zunehmenden Maße eine stärkere Kraft, aber auch eine geringere Reichweite aufweisen. Die starke Wechselwirkung trägt ihrem Namen nach die größte Kraft mit der geringsten Reichweite. Das Auffällige dieses Musters liegt darin, dass an den jeweiligen Ursprungs- und Endpunkten von Reichweite und Intensität die zwei Anteile des Gesamtsystems liegen, die an den Mond und den wellenförmigen Charakter gebunden sind. Die Gravitation bildet den Eingangspunkt der Dynamik, die starke Wechselwirkung den Ausgangspunkt der Dynamik – oder umgekehrt, je nachdem, ob man es aus Sicht der Reichweite oder Intensität betrachtet. In beiden Betrachtungsszenarien bilden sich dazwischen in den linearen Strukturen der Elektromagnetismus und die schwache Wechselwirkung als Eingangs- und Ausgangspunkte der statischen Form. Anders formuliert: Im Rahmen der Atemwelle bildet sich die Atemform.[28]

Die vier fundamentalen Kräfte der Physik repräsentieren die zwei wahrnehmbaren Energieformen in einer für die Atemform typischen Art und Weise (zwei bipolare Anteile), lassen sich aber genau so wenig wie Sonnen- und Mondenergie oder Teilchen und Welle in einer einzigen gültigen mathematischen Formel beschreiben, da sie zwei gegensätzlichen und sich ergänzenden Energieformen folgen. Dennoch ist es möglich, diese zwei Prinzipien zu vereinen, sie als Gemeinsamkeit zu akzeptieren und mit ihnen – nicht mathematisch, aber lebenswirklich – zu rechnen. Was passiert in den Momenten, in denen sich Sonnen- und Mondanteile ihren Vorgaben nach ausgleichen?

Man kann einen Blick auf Kulturen in früherer Zeit werfen, die so gesehen fortschrittlicher und bewusster als die heutigen waren. Abgesehen von dem Wissen um die Lateralität, die sich in der Begrifflichkeit des Atems ausdrückt, wird deutlich, dass in alten Yogaquellen der Atemtyp auf mancher Ebene überwunden scheint: nicht, weil er nicht anerkannt, sondern vielmehr weil er jahrhundertelang integriert und verstanden worden ist. Es ist erfahrbar, dass Menschen in früherer Zeit deutlich höhere Stufen des Bewusstseins gehabt haben. Dazu muss man nicht an untergegangene

Kontinente glauben, die erstaunlichen architektonischen Begebenheiten des Pyramidenbaus zu Rate ziehen oder die astronomischen Kenntnisse der Maya anerkennen, sondern die körperlichen Verhaltensweisen moderner Menschen anschauen.

Als Pablo Picasso zum ersten Mal die berühmte Bilderhöhle von Lascaux besuchte, in der er Zehntausende Jahre alte Darstellungen vom menschlichen Verständnis natürlicher Kräfte betrachtete, soll er tief bewegt gesagt haben: »Wir haben nichts dazugelernt.« Dies gilt nicht nur für die Kunst, sondern auch für den Atem. Ist die Menschheit nicht, wie besonders in religiösen und wissenschaftlichen Deutungen häufig behauptet wird, eine lineare Fortschrittsgeschichte, sondern – wie der Wellenrhythmus des Atems – ein Auf und Ab, wobei der momentane Staus Quo dem eines bewusstseinsarmen Tals gleicht? Was müsste man tun, um sich solchen Fragen zu widmen?

Die Vernunft ist nicht das Selbst

Die Grundannahme eines natürlichen Verhaltens, wie es der Atemtyp repräsentiert, wird in der modernen Wissenschaft keinen Abgleich finden. Dort wird eine körperliche Begebenheit erst dann zur Normalität, wenn sie beständig reproduzierbar ist, wenn Teilchen gemessen werden können. Das ist beim Atem nicht möglich, denn er ist jederzeit einzigartig. Wo es um lineare Gesetze, Regeln und Strukturen geht, ist der Atmende mit seiner Persönlichkeit und seinem spürenden Körper nicht so aufgehoben, wie er es bräuchte. Selbst die typologische Beschreibung ist nur das Kennzeichen einer Annäherung an die Qualität, die im Inneren des Lebewesens vonstatten geht und unbeschreiblich bleibt.

Da sich die Atemtypologie, so wie sie momentan in den Quellen verstanden wird, am ehesten der Medizin zuordnen lässt, sind jene Unbeschreiblichkeit der Qualität, jene individuelle Form und jener nichtlineare Betrachtungswinkel grundsätzliche Hindernisse gegenüber den biochemischen Vorgaben. Wie die meisten alternativmedizinischen Ansätze werden sie mit den modernen Standards der Überprüfbarkeit nur teilweise oder gar nicht verstanden.

Manche Ansätze wie die Homöopathie, die Akupunktur oder die Fußreflexzonenmassage haben es trotz ihrer Ablehnung durch die Wissenschaft soweit gebracht, dass sich mit ihnen ernsthaft auseinandergesetzt wird. Warum ist dies beim Atemtyp nicht geschehen?

Das liegt zum einen daran, dass die oben genannten Ansätze eine ältere Tradition als die Schulmedizin selbst besitzen, und zum anderen daran, dass die Atemtypen zunächst keine Therapie, sondern nur eine Beschreibung anbieten. Diese Beschreibung ist nicht nur auf eine, sondern auf die beiden Kräfte der Atmung bezogen. Damit kann sie für die moderne Welt unwirklich erscheinen. Das ist zwar erstaunlich, aber verständlich.

Versetzen Sie sich in eine Zeit oder an einen Ort, an dem die Natur noch Wunder und Macht ist. An dem alles um Sie herum nicht erklärbar, berechenbar oder messbar ist, sondern kraftvoll, mächtig und beeindruckend.

Es ist eine Welt, in der Menschen nach Energie jagen und sie ansammeln, in der die Naturempfindungen den Menschen überrollen und zerstören. Eine Welt, in der Kräfte des Universums Sie auffordern zu handeln. In der nicht Sie die Welt, sondern die Welt Sie manipuliert.

Wie fühlt sich das an?

Hilflos oder wunderbar?

Die Mechanismen und Glaubenssätze der modernen Welt haben diese Erfahrungsmöglichkeit verändert, denn die Erfolge einer daraus hervorgegangenen linearen, analytischen Weltbeschreibung sind immens. Die physiologischen und sozialen Massenversicherungen gegen Hunger, Schlafmangel, Wärme, Kälte und Isolation sind so einschneidend gewesen, dass sie dazu geführt haben, die Weltsicht hinter diesen Erfolgen als einzig mögliche anzusehen.

Während die modernen Methoden die Lebenserwartung messbar erhöhen, sorgen sie zugleich für einen spürbaren Verlust des eigenen Instinktes. Man vertraut Maschinen, die funktionieren, Fabriken, die produzieren, Wissenschaftlern, die als Autoritäten angesehen, und Glaubenssätzen, die als Wahrheit verstanden werden. Das wichtigste Prinzip dabei ist das vermeintlich höchste Gut: die Vernunft. Es ist keine natürliche Veranlagung, sondern die Folge einer kulturellen Entwicklung, dass der Zwang, alles mit der Vernunft begründen zu müssen, momentan vorherrscht. Dass Menschen auch instinktive, hilflose, animalische Wesen sind, stimmt nicht mit den Vernunftsprinzipien überein. Diese empfehlen das planmäßige

Training eines überstrapazierten Körpers, Regeln für die Atemarbeit und Vorgaben, um die Sexualität erfüllender und effektiver gestalten zu können. Je mehr gesundheitsfördernde Praktiken auf dem Markt sind, um so deutlicher wird die körperliche Entfremdung. Je mehr Angebote es gibt, die Ihren Körper und Ihren Geist zugleich fördern wollen, um so deutlicher wird die Trennung von Körper und Geist.

Menschen wissen, wie der Atemvorgang funktioniert, welche chemischen Bedingungen dafür notwendig sind und wie viel Liter Luft pro Minute von den Lungen aufgenommen wird. Sie wissen fast alles über das Leben – aber nur noch wenig von Lebendigkeit. Lebendigkeit ist das Wesen eines ursprünglichen, einheitlichen Selbst, wie es auch heute noch kleine Kinder ausdrücken. Dieses ursprüngliche Selbst ruht auf intuitiver Kraft, auf der gebärenden und unberechenbaren Seele des Weltraums. Sie wird nicht von der Vernunft angeführt oder gemaßregelt, sondern unterstützt, so dass man die elementaren Bestandteile des Lebens zu unterscheiden, nicht aber zu trennen weiß.

Was empfinden Sie, wenn Sie hören, dass der Mond weiblicher Natur und die Sonne männlicher Natur sein sollen?

Welche Assoziationen verbinden Sie mit Mond und Sonne?

Welche Informationen bieten die Medien über Mond und Sonne an, für welche interessieren Sie sich? Unterhalten Sie sich mit Ihrem Nachbarn über die Mondphase und das Mondzeichen oder über das aktuelle Wetter (Sonnenphase) in Bezug auf die Jahreszeit (Sonnenzeichen)?

Können Sie Mond und Sonne körperlich wahrnehmen – als Kräfte, die auf Sie wirken?

Können Sie das Wesen der beiden Körper, die maßgeblich an der Erde ziehen und sie beleuchten, empfinden und fühlen? Vielleicht sogar mit ihnen kommunizieren? Oder kommunizieren Sie nur mit Wesen, die vernünftig sind?

Spüren Sie die Anziehungskraft des Bodens? Die Anziehungskräfte der Gegenstände und Personen in Ihrer Nähe? Die Anziehungskraft von Mond und Sonne?

Können Sie Ihren Biorhythmus wahrnehmen, der von äußeren Energien beeinflusst und manipuliert wird? Spüren Sie, wie Licht Sie verwandelt und belebt? Empfangen Sie die Photonen von Sonne und Mond?

Realisieren Sie, wie Ihr Kreislauf, Ihr Hormonspiegel, Ihr Nervensystem an beide Körper gebunden sind?

Spüren Sie den Zug an Ihrem Körperwasser und die innere Manipulation durch Lichtphotonen oder kennen Sie nur die vagen Gefühle, wenn Sie zum Mond oder zur Sonne schauen?

Erleben Sie, dass Ihr Körper eine andere Sprache spricht als Ihre Vernunft?

Wie unterscheidet sich die Betrachtung von Mond und Sonne, wenn man sie einmal aus Sicht eines modernen Vernunftwesens betrachtet, ein anderes Mal aus Sicht eines kleinen Kindes, eines ursprünglichen Selbst, das sich im Körper manifestiert?

Kann man behaupten, die Wirkweise der Sonne oder des Mondes begriffen zu haben? Man kann nur sagen, dass Kräfte wirken. Das genaue, reproduzierbare Wie-das-Funktioniert ist weit außerhalb der Sphäre menschlicher Erkenntnis. Was erfahren werden kann, sind Einheiten von Lebenszyklen, in denen sich zuerst Wellen bilden und dann Teilchen formen, in denen das Wesen der Kraft zunächst qualitativ und dann quantitativ erfahren wird, in dem die Atemwelle dem Atem seine Form schenkt.

Die Verwandlung des menschlichen Körpers, der aus Gefühl und Vernunft zugleich operierte, hin zu einem dominanten Vernunftwesen ist die Grundlage dafür, dass man in der Mitte des 20. Jahrhunderts das Wissen um die Atemformen wieder entdecken konnte. Dass dieses nicht integriert wird, ist zunächst erstaunlich, da es zahlreiche vernünftige und gewinnbringende Möglichkeiten im Rahmen von Pädagogik, Medizin und vor allem beim Sport gäbe. Die primären anatomischen und physiologischen Auswirkungen der Atemformen sind rational nachvollziehbar und in der Praxis leicht zu bestätigen. Es ist nicht die fehlende praktische Erfahrung, die Menschen davon abhält, ihre Atemform und Selbstverwirklichung zu erleben, sondern die theoretische Beschreibung der Welt.

Mond und Sonne werden so oder so wirken, als Gegensätze, die sich ergänzen und die gelebt werden wollen, so wie Dynamik und Statik oder Gefühl und Vernunft. Verbunden werden sie durch das, was atmet. Im Indogermanischen, wo das Wort Atem seinen Ursprung hat, bedeutet *Atman* die Seele – das ungeteilte Selbst.

Anmerkungen

01 Viele grundlegende Inspirationen zur ganzheitlichen Bedeutung der Atmung finden sich bei Leonard Orr: »Das Rebirthingbuch – Die Kunst des Atmens«

02 Auch Tiere und natürlich atmende Menschen (in der Regel Kinder) halten in gewissen Situationen die Atmung an. Dies dient als biomechanische Kraftstütze, Vorbereitung auf die kommende Handlung oder notwendige Reaktion auf die umgebenden Ereignisse. Dieses Atemanhalten unterscheidet sich deutlich vom traumatischen oder unbewussten Anhalten der Atmung, wie man es beim erwachsenen Menschen feststellen kann. Atmen Sie in den Situationen mit, in denen Sie das Atemanhalten beobachten, und fühlen Sie sich in die Atemqualität ein, um die feinen Unterschiede zwischen einem notwendigen und willkürlich ausgelösten Atemanhalten zu erfahren.

03 In den meisten medizinischen Fachbeschreibungen wird die eigentliche Unterscheidung zwischen dem Rippenanteil (*costal*) und dem Rumpfanteil (*abdominal*) getroffen. Die deutsche Übersetzung – Brust- und Bauchatmung – ist demzufolge unkorrekt, richtiger wäre hier: Rippen- und Bauchatmung. Oder man ginge dazu über, der Natur Folge zu leisten und die beiden grundlegenden Atemformen auch im medizinischen Terminus einheitlich als solche zu beschreiben. Dann müssten Brust- und Bauchatmung als *sternale* und *abdominale* Atmung bezeichnet werden.

04 Sämtliche Bezeichnungen (egal ob Einatmer/Ausatmer oder dominanter Einatmer/Ausatmer) beschreiben ein mechanisches Konstrukt, welches bei Lebewesen nicht gerechtfertigt ist. Diese sind viel mehr als nur Ein- oder Ausatmer. Für diese Untersuchung vereinfacht die Bezeichnung die Schreibweise, im Hinterkopf sollten Sie aber immer die unermessliche Variabilität des einzelnen haben.

05 Aufgrund der klaren Beschreibungen der Asanas sowie der deutlichen biomechanischen Veränderungen bei der Ausführung, bieten sich diese Körperstellungen an, um sie den Atemformen zuzuordnen. Sie sind in ihrer Kategorisierung nicht gut oder schlecht für den Praktizierenden, sondern tendenziell leichter oder schwerer auszuführen oder umzusetzen, was sich auch in einem Gefühl des Wohl- oder Unwohlseins widerspiegeln kann. Vorwärtsbeugen, die in die Länge streben (Rumpfbeugen im Sitzen oder Stehen, Beinübungen mit intensiver Streckung), Gleichgewichtshaltungen (Baum, Standwaage, Kopfstand), Rückwärtsbeugen, die den Hals öffnen (Fisch, Kamel) oder Seitwärtsbeugen und -drehungen (Dreieck, Schmetterling) sind dem Einatmer leichter zugänglich; Rückwärtsbeugen gegen die Schwerkraft (Kobra, Heuschrecke), Stütz- und Spannhaltungen (Brett, Hund, Krieger),

Übungen, die intensiv den Nacken beanspruchen (Schulterstand) oder Drehungen mit arretierten Gelenken dem Ausatmer. Als physiologische Präferenzen können diese Tendenzen häufig beobachtet werden; eine generelle Einteilung ist hingegen mit Vorsicht zu genießen.

06 Die Faszienforschung ist ein typisches Beispiel für eine moderne »Entdeckung«. Das Fasziengewebe ist Teil des Bindegewebes und gehört somit zum ältesten Gewebe des tierischen Körpers. Es ist nicht erstaunlich, sondern biologisch, dass sich hier eine Vielzahl von körperlichen und seelischen Störungen manifestieren und mit der entsprechenden Manual- und Bewegungstherapie erkannt, integriert und eventuell auch behoben werden können. Mit Hilfe moderner Vermessung und Sensationsbeschreibung wird häufig der Eindruck erweckt, mit den Faszien eine neue Formel begriffen zu haben, die ihrem Wesen nach aber weder neu noch eine Formel ist. Die Faszien sind Teil des tieferliegenden, ursprünglichen Wesens des Menschen und erinnern an die Verwobenheit aller Teile. Werden sie funktionell und leistungsorientiert angesprochen, wie das Training der Muskulatur oder die Schulung motorischer Fähigkeiten, verlieren Sie ihre eigentliche Bewegungsabsicht – den Ausdruck des tieferliegenden Wesens.

07 Das Mondwissen (oder genauer: die Mondastrologie) ist für Leser moderner Literatur zu diesem Themas ein zwiespältiges Verfahren. Dass Bücher und Kalender, die das Wissen um Rhythmen und Qualitäten des Mondes transportieren, eine Renaissance erfahren, ist natürlich berechtigt. Die Inhalte sind für Menschen, die naturbezogen empfinden und begreifen wollen, lohnenswert. Die Methodik hingegen ist aufgrund ihrer Dogmatik und unreflektierten Herangehensweise kontraproduktiv. Es liegt in der Instinktsicherheit des einzelnen zu begreifen, dass moderne Autoren derlei Wissen nicht entdeckt, von Einzelpersonen persönlich überliefert bekommen oder vollständig begriffen haben, sondern eher kompiliert.

Häufig entsteht dabei ein streng reglementierter, personen- oder wertebezogener Glaube, der die Trennung des Objektes von der Wahrnehmung nicht verhindert, sondern vergrößert, und der jeder Art esoterischer Literatur innewohnen kann. Bei dem ältesten und naheliegendsten Wissen, nämlich dem vom Mond, ist dies um so bedeutungsvoller – und verhängnisvoller, wie sich in den deutlichen Unterschieden zwischen den natürlichen Begebenheiten und modernen Erfahrungswelten zeigt.

08 Das heißt nicht, dass sie in einem freien Raum operieren, der bedingungslos auf das eine wie das andere zugreifen kann, sondern nur, dass sie bestimmte Phasen kennen, in denen das eine führend und das andere folgend ist. Die Atemform tritt in jedem Moment dominant auf; die Fragezeichentypen

besitzen die Fähigkeit, diese Dominanz im Laufe eines Tages oder aber auch über einen längeren Zeitraum in das Gegenteil umzukehren. In der konkreten Situation sind sie, wie alle anderen, eindeutig; in ihrem Verhalten aber sind sie – über das natürliche Maß hinaus – zweideutig.

09 Der Dank für diese Übung geht an den renommierten Rolfer Hans-Georg Brecklinghaus.

10 In den Naturwissenschaften gibt es wichtige Konstanten, die vor allen Dingen in der Mathematik (die Kreiszahl Pi, die Eulersche Zahl als Basis des Logarithmus usw.) und in der Physik (Absoluter Nullpunkt, Atomare Masseneinheit usw.) grundlegend sind. In der Regel können diese Konstanten, die zur Berechnung bestimmter Formeln und Sachverhalte gebraucht werden, mit den menschlichen Sinnesorganen nicht wahrgenommen oder begriffen werden, wie man besonders gut an der physikalischen Konstante der Lichtgeschwindigkeit erkennen kann. Deren Wert stellt eine unveränderliche wissenschaftliche Größe dar, doch die tatsächlichen Erscheinungsformen des Lichtes sind alles andere als unveränderlich.

Wie die meisten anderen mathematischen Beschreibungen natürlicher, vom Menschen wahrgenommener Rhythmen erlauben sie es nicht, die Welt mit festen Zahlen zu begreifen. Durch die einschneidenden Bewegungsprozesse des Universums (die Fixsterne sind nicht fix, sondern bewegen sich; der Mond entfernt sich beständig von der Erde; der Tag ist nicht 24 Stunden, sondern mal etwas mehr oder etwas weniger lang; Ihre Knochen bauen sich komplett ab und wieder neu auf usw.) sind Generalaussagen quasi unmöglich.

Trotzdem sind 29einhalb und gut 365 Tage mathematische Begrifflichkeiten, die man sich merken kann und mit denen man lebt, egal, ob man dies bewusst wahrnimmt oder nicht. Dennoch gilt für sie, wie für viele andere Beschreibungen: Sie bleiben annähernd. Das gilt insbesondere für die Zeit-, Masse-, Raum- und Ortsangaben in diesem Kapitel.

11 Berücksichtigt man bei dieser Beschreibung, dass sich die jährliche Entfernung des Mondes von der Erde (im Fachjargon: Drift-Rate) beständig vergrößert, müsste man die ungefähre Gleichstellung von Sonne und Mond am Himmel und somit den Beginn atmenden Lebens mehrere Millionenjahrzehnte vordatieren. Das wissenschaftliche Verständnis der Drift-Rate des Mondes ist allerdings längst nicht dergestalt gesichert, als dass man mit mathematischen Rechnungen naheliegende Datierungen vornehmen könnte.

Tatsächlich ist eher so, dass die sich vergrößernde Drift-Rate eine komplizierte und wissenschaftlich nach wie vor rätselhafte Angelegenheit ist. So wird vermutet, dass die Drift-Rate in den ersten Milliarden Jahren der

Erd-Mond-Geschichte unter 1,5 Zentimeter pro Jahr gelegen und dass vor etwa 650 Millionen Jahren ein großer Sprung stattgefunden habe, der die jährliche Drift-Rate stark ansteigen ließ.

Letztere Hypothese entspricht in etwa der in diesem Buch vorgeschlagenen Zeitberechnung, wenn es um den Beginn atmenden Lebens und die ungefähre Gleichstellung von Sonne und Mond am Himmel geht.

12 In Erich Wilks Originalschrift lautet das Zitat: »Wenn der freundliche Herr Ebbe und Flut verursacht, dann wird er wohl auch Einfluss auf die 80 Prozent Wasser in meinem Körper haben.« Dies liegt der Betrachtung zugrunde, wie Wasser definiert und in Bezug zu anderen Erscheinungsformen gesetzt wird. So werden in der Literatur derlei Zusammenhänge variabel zwischen zwei Dritteln (ca. 66%) oder Vier Fünfteln (80 Prozent) angegeben. Erich Wilk hat sich in seiner Beschreibung und Betrachtung für letztere Arithmetik entschieden; der Vereinfachung und dem Mittelweg folgend, haben wir die Bezeichnung drei Viertel gewählt und das Zitat, um den Lesefluss nicht zu stören, entsprechend verändert.

13 Diese Anregung stammt von Rosina Sonnenschmidt, die sich bei der Betrachtung der Atmung aufgrund ihrer intensiven asiatischen Kulturkenntnis von den anderen Quellen der Atemtypologie unterscheidet.

14 In diesem Abschnitt finden sich viele Zitate in freier deutscher Übersetzung vom britischen Wissenschaftler Philip Ball, die eine seiner Kultur eigentümliche Beschreibung akademischer Sachverhalte widerspiegelt. Er ist der dringliche Versuch, den Mythos mit dem Logos zu vereinen, das Bedürfnis, das Seelische mit dem Verstand in Einklang zu bringen.

15 Alle Fragezeichenmomente sind in der folgenden Erklärung zwar integriert, werden aber als solche nicht in den Beschreibungen erwähnt. Es wird nur von den Momenten der eindeutigen Zuordnung die Rede sein, um die Verständlichkeit zu vereinfachen.

16 Damit ist nicht nur das sichtbare und wirksame Licht des Mondes gemeint, sondern auch die Erfahrung der eigenen Raum-Zeit-Koordinaten. Den Mond kann man genauso wie die Sonne als Anzeiger verstehen. Kennt man die Himmelsrichtung, in der die Sonne steht, kann man damit die Tageszeit ermitteln, kennt man die Weite und Höhe des Sonnenlaufbogens, kann man daran die genaue Jahreszeit ablesen. Kennt man in der Nacht die Himmelsrichtungen, kann man an der Phase und Position des Mondes ebenfalls die Tages- und Jahreszeit erkennen.

Dass der Mond abgesehen von seinem eigenen Rhythmus die von der Sonne vorgegebenen Koordinaten (Tageszeit und Jahreszeit) am Nachthimmel sichtbar macht, ist ein besonderes Merkmal und darüber hinaus – im

Gegensatz zur Sonne, bei der man zur Erkenntnis der Jahreszeit das Wissen benötigt, ob die Tage gerade länger oder kürzer werden – jederzeit möglich. Die Sonne repräsentiert sich selbst, hilft aber nicht dabei, Mondphase oder Mondstand zu erkennen; der Mond wiederum repräsentiert sich selbst und dazu die Sonne, indem er Tages- und Jahreszeit für den Betrachter offenbart.

Wie man mit Hilfe des Mondes die Sonnenkoordinaten begreifen kann, sei Ihnen an dieser Stelle – da es ein einfaches und ursprüngliches Begreifen ist – selbst überlassen.

17 Für viele, vor allen Dingen (aber nicht nur) im Wasser lebende Tiere, sind die Rhythmen der Sonne nicht entscheidend, sondern die des Mondes. Sie werden zwar auch vom Sonnenlicht ernährt, sind aber in ihrer biologischen Notwendigkeit anderen Parametern verbunden und daher nachts oder zu unterschiedlichen Zeiten aktiv. Die Menschen und viele Verwandte seiner Art orientieren sich zunächst am Licht der Sonne, stellen dabei aber in der Gesamtheit des Tierreichs (der Großteil sind im Wasser lebende Tiere) eine Ausnahme dar.

18 Das dominante Auge ist in einem Zusammenspiel beider Seiten die Führung der einen Seite, meint aber keine vollständige Erfassung des Sichtfeldes. Bei dieser Übung wird das Prinzip der Führung aufgehoben und die Dominanz im Wechsel beiden Augen übergeben. Darüber hinaus sollten Sie sich bei Übungen, in denen die Lateralität der Augen (dominante Augen der Nah- und Fernwahrnehmung) eine Rolle spielen, nicht wundern, wenn die Ergebnisse nicht in Einklang mit Ihrer Atemform zu bringen sind. Auch die Lateralität der Augen ist im Gegensatz zum Prinzip des statischen und dynamischen Sehens manipulierbar und kann sich somit im Verlauf des Lebens verschieben und nicht mehr den bei der Geburt vorgegebenen physiologischen Voraussetzungen entsprechen.

19 Mircea Eliade gibt in seinem Referenzwerk »Yoga: Unsterblichkeit und Freiheit« einen eindringlichen Einblick in die selbstverständlich integrierte Bedeutung von Mond und Sonne in der yogischen Philosophie. Der Einfluss beider Körper gilt als ur-erster Lebensbeweger und bedarf dennoch nur sehr weniger, aber dafür umso herausragender Worte. Neben der unterschiedlichen Bedeutung der Nasenlöcher kennt man im Yoga auch die beiden Energiekanäle *Ida* und *Pingala*, die sich zur linken und zur rechten Seite der Wirbelsäule – oder des zentralen Energiekanals *Sushumna* – zum Kopf hinaufschlängeln. Die Mondseite, Ida, bewegt sich links, die Sonnenseite, Pingala, rechts.

20 Allozentrisch ist das Gegenteil von egozentrisch und bedeutet *zentriert im Außen sein*. Egozentriker orientieren sich an inneren Bedingungen: an sich selbst, an links und rechts. Allozentriker orientieren sich an äußeren Bedingungen: an Zeit und Raum, am Stand der Himmelskörper, an Himmelsrichtungen. Vereinfacht wird allozentrisch in der Literatur auch bisweilen mit »fremdartig« übersetzt, so als ob egozentrisches, nicht an den Himmelskörpern orientiertes Verhalten, naturgegebener sei.

21 Dass die Figur die verschriftlichte mathematische Annäherung an den Mond in der rechten Hand hält und mit der linken Hand auf ihren Schoß weist, ist eine über die starke Verbindung von Mondzyklus und Mens (weiblicher Zyklus) hinausreichende Kenntnis der lateralen Eigenschaften des Körpers.

22 Es gibt der Natur der Sache nach eine Vielzahl von Multiversumstheorien und Beschreibungen, die versuchen, andere physikalische oder biologische Gesetzmäßigkeiten damit in Einklang zu bringen. Aufgrund der unterschiedlichen Voraussetzungen – der Beschreiber operiert in einem Universum und versucht, ein Multiversum zu erklären – werden keine gültigen Formeln möglich sein, sondern nur erfahrbare Annäherungen.

23 Diese sichtbare Materie, aus der alle Sterne, Planeten und andere Himmelskörper bestehen, wird auch baryonische Materie genannt. Die Sichtbarkeit bezieht sich zunächst nicht auf die Leuchtkraft, sondern auf die Bestandteile jener Materie: die Atome. Diese können entweder aus sich selbst heraus sichtbar sein (wie die Sterne) oder aber erst durch Sonnenlicht sichtbar gemacht werden (wie die Lebewesen auf der Erde). Vereinfacht gesagt: Sichtbare Materie muss für Sie nicht immer sichtbar sein, was sich auch darin bemerkbar macht, dass ein Drittel der sichtbaren Materie wissenschaftlich noch gar nicht beschrieben werden kann.

Darüber hinaus ist die obige Übung nur eine sinnbildliche Annäherung, um die Energieanteile des Universums visuell wahrzunehmen. Eine tatsächliche Verifizierung der Bestandteile des Universums kann durch das Leuchten am Himmel nicht beschrieben werden. Es ist utopisch anzunehmen, dass Sie oder ein anderes Lebewesen den Blick auf das ganze Universum richten können, in dem sich die einzelnen Anteile zu erkennen geben, um sie anschließend berechnen zu können. Der Blick des Betrachters ist gebunden an die jeweiligen Lichtverhältnisse des Beobachtungspostens, die eigene Sehfähigkeit sowie den Winkel, von dem aus in den Himmel geblickt wird. Unterschiedliche Jahreszeiten oder Positionen auf der Erde erzeugen unterschiedliche Felder an sichtbarer Lichtenergie, jeder Ort und jeder Moment sind einzigartig.

Dennoch bietet die obige Übung eine direkte sinnliche Möglichkeit, die wissenschaftliche Erkenntnis anhand der naheliegenden Beobachtungsquellen zu bestätigen. Je nach Position und Zeit werden Sie eventuell sogar mehr oder deutlich weniger als drei Prozent Licht in Ihrem Blickfeld identifizieren können. Das, was Sie sehen, spiegelt nicht die tatsächlichen Verhältnisse wider, und ist dennoch in den meisten Fällen hilfreich, um ein grundlegendes Verständnis für die universelle Dominanz der dunklen Energien zu gewinnen.

24 Die Physiognomik ist eine aus der Antike stammende, vor allen Dingen vom 18. bis zum frühen 20. Jahrhundert gelehrte Wissenschaft, die versucht, sich der Sprache des Körpers anzunähern. Diese Sprache bezieht sich in der Regel auf eine zu analysierende, unveränderliche äußere Gestalt, mit besonderer Betonung des Gesichtes. Besonders Letzteres macht deutlich, dass man sich dabei nicht an den biologischen, sondern den vom Zeitalter bedingten psychologischen Vorstellungen orientiert. Urbiologische körpersprachliche Ausdrücke wie Muskelspannungen, Bindegewebsorganisation oder Organtätigkeiten fehlen in der klassischen Physiognomik genauso wie in vielen ähnlichen wissenschaftlichen oder pseudowissenschaftlichen Ansätzen. Eine messbare anatomische und emotional beschreibende Prosa ist keine Lehre der Sprache des Körpers, sondern die kulturelle Projektion des eigenen Körperbildes.

Ihrem Namen nach war die Physiologie die naheliegendste Bezeichnung, mit der man der Sprache des Körpers näherkommen konnte. In ihrer antiken Bedeutung verstand man die Physiologie als die *Lehre des Lebens,* während sie heute nur noch als Teilgebiet der Medizin verstanden wird, die den Zustand der Gesundheit bezeichnet, und die statt wie vorher im Einklang nun im Gegensatz zur Pathologie begriffen wird.

25 In der geläufigen pseudowissenschaftlichen wie populären Astrologie wird diese terrestrisch notwendige Bedeutung in der Regel außer acht gelassen. Während die Experten der Astronomie ihrer Tradition nach die exakte mathematische Vermessung den natürlichen Bedingungen anzupassen versuchen, hat sich in der modernen westlichen Astrologie eine dem Eurozentrismus des 16. Jahrhunderts folgende Einstellung durchgesetzt: die Gesetze der Nordhalbkugel – die Logik der westlichen Welt – gelten auf der ganzen Welt.

So werden die qualitativen Beschreibungen (die Bedeutung des Sonnenzeichens, des Mondzeichens sowie die der Planetenzeichen) der Südhalbkugel trotz astronomischer Gegensätzlichkeit häufig für die Zeitpunkte der Nordhalbkugel verstanden. Wenn zur Zeit des Sternzeichens Löwe auf der Nordhalbkugel der Hochsommer repräsentiert wird, herrscht auf der Südhalbkugel der tiefste Winter. Dennoch sollen die qualitativen Eigenschaften dieser Zeit (die hochsommerliche Hitze, die massive Frucht- und Lebensproduktion, ein Höchstmaß an Energie) auch für die Lebewesen gelten, die unter entgegengesetzten winterlichen Bedingungen leben. In Foren im

Internet spricht sich ein Großteil der Astrologiefreunde vehement gegen eine natürliche und notwendige Umkehrung aus, da man ja sämtliche Positionen auf der Südhalbkugel austauschen müsste. Nicht nur die Zeichen, sondern auch viele andere astrologische Spezifizierungen (Häuser, Himmelspunkte etc.) müsste man umkehren. Das wäre viel zu umständlich und kompliziert.

Da Astrologen wie Astronomen vom gleichen Sachverhalt (der Sonne und ihrem Jahreslauf) ausgehen, sollten Sie sich die Mehrzahl der Astronomen vorstellen, die darauf bestehen, dass der Sonnenscheinrhythmus im Jahresverlauf, den sie selbst an ihrem Ort wahrnehmen, für jeden Ort auf der Erde gültig sein muss, weil es zu kompliziert wäre, die tatsächliche Sonnenscheindauer, die Intensität der jahreszeitlichen Unterschiede und die sich daraus ergebenden biologischen und physikalischen Lebensprozesse für jeden einzelnen Ort auf dem Breitengrad anzuerkennen und neu zu berechnen.

In diesem Zusammenhang berichtete einmal ein brasilianischer Physiotherapeut davon, dass man sich in seiner Heimat nicht nach dem Alter, sondern nach dem Sternzeichen (Sonnenzeichen) erkunde. Selbstverständlich nutze man die für die nördliche Halbkugel geltenden Beschreibungen, und sie würden alle genauso gut funktionieren wie auf der Nordhalbkugel auch. Dies zeigt zweierlei: Einmal den Erfolg des oben angesprochenen eurozentrischen Denkens; zum anderen eine dem Menschen unbedingte Kraft: die des Glaubens. Der Glaube kann in der Selbstwahrnehmung außerordentlich ausgeprägt sein, ohne dabei auf die ursprüngliche Kraft Rücksicht nehmen zu müssen. In solchen Fällen wird die Astronomie nicht als notwendiger Partner der Astrologie verstanden, was übersetzt bedeuten würde, dass man die Ausatmung nicht als notwendigen Partner der Einatmung versteht.

Orientiert man sich an den kosmologischen Bedingungen (an Astronomie und Astrologie zusammen) stellt sich die Frage, wie es um die qualitativen Wirkungen am und in der Nähe des Äquators, wo die Jahreszeiten nur minimal ausgeprägt sind, bestellt ist? Wer selbst einmal in diesen Gegenden der Erde war oder es sich vorzustellen vermag, wird erkennen, dass die allerwenigsten Menschen direkt auf dem Äquator leben, sondern entweder darüber oder darunter. Den Vorgaben der Sonne folgend, werden sich die Menschen in der Nähe des Äquators diesen eindeutigen – wenn auch geringen – Unterschieden anpassen.

26 Diese Ordnung drückt sich am Himmel aus – dem Ort und nicht in dem Bild, das mittels der Sterne und ihrer Figuren sichtbar werden kann. Eine Folge der wie ein Ei kugelnden Erde – im Fachjargon als »Präzession« bezeichnet – ist ein Zyklus, der in annähernd 26.000 Jahren dafür sorgt, dass die Sternbilder, aus Sicht der Erde betrachtet, in diesem Zeitraum sämtliche

Positionen am Himmel durchlaufen. Dafür verantwortlich sind die Anziehungskräfte von Mond und Sonne, die versuchen, die Erdachse gegen ihre Neigung aufzurichten, was so zur eiförmigen Drehung der Erde führt. Im akademischen Fachjargon wird sie äußerst treffend als *Lunisolare Präzession* bezeichnet. Somit verschieben sich die zwölf Bilder des Tierkreises am Himmel gut alle 2000 Jahre um einen Platz, in knapp 13.000 Jahren werden die heutigen Sternbilder an der genau gegenüberliegenden Position zu finden sein. Die Sommersternbilder werden zu Wintersternbildern, die Wintersternbilder zu Sommersternbildern.

Um die Himmelsposition der Tierkreisbilder so zu erfahren, wie es bei Ihnen in 13.000 Jahren sein wird, könnten Sie genauso gut an einen Ort auf der Südhalbkugel reisen und sich beispielsweise im August bewusst machen, dass für die Lebewesen dort gerade Februar ist. Wenn Sie an einen Ort reisen, der den klimatischen Bedingungen Ihres Wohnortes auf der Nordhalbkugel entspricht, wird Ihnen das Gefühl dafür noch leichter fallen. So können Sie erfahren, dass die Bilder am Himmel nicht für die Qualität verantwortlich gemacht werden können. Ihren Erfahrungen des Februars auf der Nordhalbkugel ähneln diejenigen des Augusts auf der Südhalbkugel, obwohl dort genau die entgegengesetzten Sternbilder den Himmel markieren. Daraus folgt: der Moment der Qualität bezieht sich nicht auf die Bilder, sondern auf den von der Sonne vorgegebenen Raum.

Wenn in diesem Buch von den Sternbildern des babylonischen Tierkreises die Rede ist, dann unter Berücksichtigung, dass sie in dieser Form auf der Nordhalbkugel gültig sind und dass sie aufgrund der Präzession astronomisch um annähernd eine Position vorgerückt sind. Die tatsächliche Sternenkonstellation des Betrachters unterscheidet sich also von der sinnbildlichen Beschreibung der Qualität. Wenn die Sonne zum Zeitpunkt Ihrer Geburt in einem sinnbildlich beschreibenden Sinne im Zeichen des Löwen stand, bedeckte die Sonne astronomisch die Sterne des Krebses, was für die beschreibende Form unerheblich und für die räumliche Aktualität von elementarer Bedeutung ist.

Die Präzession des von den Babyloniern beschriebenen Tierkreises und ihre besondere Bedeutung für die Astrologie sind offensichtlich und seit der Antike bekannt; das darf aber nicht dazu führen, den Zeitpunkt der babylonischen Astrologie als Start eines eigentümlichen Rhythmus anzusehen. Wenn Sie den Begriff *Wassermannzeitalter* schon einmal gehört haben, kennen Sie die Präzession ihrer Form nach. Sie wird in diesem Fall jedoch willkürlich interpretiert, da sie voraussetzt, dass die babylonische Astrologie eine universale Berechtigung am Himmel markiert. Das astronomische

Sternbild Widder, das die Babylonier am Frühlingspunkt der Sonne erkannten, soll der tatsächliche Beginn einer Vermählung mit der astrologischen Bedeutung sein. Was für einen Grund gäbe es, dass zu jener Zeit ein Startpunkt gesetzt werden konnte? Keinen.

Jede Kultur und jede Zeit beschreibt ihre wahrgenommene Welt, was mit Hilfe der Sonne und ihrer unterschiedlichen Einflüsse recht schnell gelingen wird. Sie steigt und fällt innerhalb eines Jahres und präsentiert die diesen Zeiten des Jahres entsprechende Qualität, die man, so wie es die Babylonier getan haben, beschreiben kann. Da diese universal einsetzbar ist, kann man sie auch heute noch – unter Berücksichtigung der Präzession – verwenden. Dass die Sonne am Frühlingspunkt heutzutage im Bild der Fische steht und gegen Ende des 22. Jahrhunderts in das Bild des Wassermanns übertritt, heißt nicht, dass ein bestimmtes Zeitalter von gut 2000 Jahren von den Qualitäten dieser Bilder durchzogen ist. Ein Wassermannzeitalter ist ohne kosmologische Berechtigung – oder was sollte die Babylonier von allen anderen Wesen, die den Rhythmus der Sonne erfahren und beschreiben, unterscheiden?

27 Je nach Helligkeit der einzelnen Sterne des Bildes wird der Mond, je leuchtender er selber ist, einzelne Sterne dieser Konstellation verdecken oder überstrahlen. Das Gesamtbild und die Erkenntnis an welchem Ort vor dem Sternenhimmel sich der Mond aufhält, bleibt für den Betrachter aber deutlich erkennbar.

28 Wie alles andere, kann man auch die Atemformen in analogen Bezug zu andere Formen setzen. Wie jede andere analoge Zusammenstellung beruht sie nicht auf einer natürlichen Begebenheit, sondern auf einer für das menschliche Bewusstsein ansprechenden Form. Die umseitige Tabelle ist eine naheliegende Erweiterung der grundlegenden Formen und fasst die in diesem Buch vorgeschlagenen Beziehungen zusammen.

Zuordnung der Atemformen und ihrer Entsprechungen zu den Urprinzipien (Yin/Yang) und deren Urform (Quelle)

	Quelle	YIN		YANG	
Wahrnehmung	unbewusst	unterbewusst		bewusst	
Farbe	unsichtbar	dunkel		hell	
Erscheinung	Dunkle Energie	Dunkle Materie		sichtbare Materie	
Ausdruck	Körpersprache	Gefühlsebene		Inhaltsebene	
Informationsträger	Bindegewebe	Urhirn		Neuhirn	
Richtung	unten oben	links		rechts	
Geschlecht	neutral	weiblich		männlich	
Erfahrung	Leben	Welle		Teilchen	
Körper	Erde	Mond		Sonne	
Beschreibung	Natur	Astrologie		Astronomie	
Impuls	Einheit	Dynamik		Statik	
		Junges Yin	**Reifes Yin**	**Junges Yang**	**Reifes Yang**
Atemform		aktive Einatmung	passive Ausatmung	aktive Ausatmung	passive Einatmung
Atemphase		Einatmung	Atemfülle	Ausatmung	Atemleere
Gestirnswirkung		Mondphase	Mondzeichen	Sonnenphase	Sonnenzeichen
Mondphase		zunehmend	voll	abnehmend	leer
Welt		Anziehung anziehend, Licht schnell	Anziehung abstoßend, Licht langsam	Anziehung anziehend, Licht langsam	Anziehung abstoßend, Licht schnell
Grundkraft		Gravitation	Starke Wechselwirkung	Elektromagnetismus	Schwache Wechselwirkung
Stärken		Reichweite, Reichweite	Kraft, Kraft	Reichweite, Kraft	Kraft, Reichweite
Element		Wasser	Erde	Feuer	Luft

Quellen

Primärquelle

Wilk, Erich: *Typenlehre – Magnetismus, Charakter und Gesundheit*, 1949.

Sekundärquellen

Anders, Frieder: *Das innere Taijiquan, Einführung in den authentischen Yang-Stil für beide Atemtypen*, 2011.

Becker, Anne: *Rechnen lernen kann jedes Kind*, 2009.

Hagena, Charlotte; Hagena, Christian: *Konstitution und Bipolarität, Erfahrungen mit einer neuen Typenlehre*, 1995.

Hagena, Christian: *Grundlagen der Terlusollogie: Praktische Anwendung eines bipolaren Konstitutionsmodells*, 2000.

Hagena, Christian: *Terlusollogie – Durch typgerechtes Atmen zu mehr Körpergefühl und Gesundheit*, 2003.

Kia, Romeo Alavi; Schulze-Schindler, Renate: *Sonne, Mond und Stimme, Atemtypen in der Stimmentfaltung*, 1996.

Schaefer-Schulmeyer, A.: »Die Lateralitätsveranlagung beim Menschen als Naturgesetz und dessen phänomenale Auswirkungen durch einen hierdurch bewirkten individuellen Rhythmus«, in: *Erfahrungsheilkunde* 16, 1, 1977, S. 7-15.

Sedlá ková, Ianna: *Vorstudien zu einer Dissertation über menschliche Atemmuster*, unveröffentlicht, 2012, online unter: www.oegfmm.at/lib/exe/fetch.php/atemmuster-sedlackova-praesentation-15-05-2012.pdf

Sonnenschmidt, Rosina: *Das Praxisbuch der solaren und lunaren Atemenergetik*, 2001.

Seidler-Winkler, Brigitta: *Im Atemholen sind zweierlei Gnaden, Terlusollogie und Stimme*, 2004.

Trökes, Anna; Seyd, Margarete: *Yoga und Atemtypen: Fachbuch für eine individuelle Yogapraxis für Lehrende und Lernende*, 2008.

Literatur

Atmung, Bewegung

Bainbridge Cohen, Bonnie: *Sensing, Feeling and Action, The Experiential Anatomy of Body-Mind Centering*, 1993.

Beyer, Frederik: *Lunar? Solar? Kritisch-rationale Untersuchung der Terlusollogie und deren Konsequenzen für die gesangspädagogische Praxis*, 2011.

Brecklinghaus, Hans-Georg: *Rolfing-Movement, Die Praxis für den Alltag*, 2007.

Diamond, John: *Der Körper lügt nicht*, 6. Auflage, 1990.

Feldenkrais, Moshe: *Bewusstheit durch Bewegung, Der aufrechte Gang*, 1967.
Gerhards, Marco: *Die Studio-Bewegung – Wie der Mensch gesund und fit werden will, und woran er sich dabei orientieren kann*, 2011.
Grund, Wenzel und Marianne: »Die solare und lunare Atemenergetik in der künstlerischen Entfaltung«, in: *Schweizer Musikzeitung* 6, 2004, S.13-15.
Hartley, Linda: *Einführung in Body-Mind-Centering, Die Weisheit des Körpers in Bewegung*, 2012.
Hüter-Becker, Antje; Dölken, Mechthild: *Biomechanik, Bewegungslehre, Leistungsphysiologie, Trainingslehre*, 2004.
Jacobs, Dore: *Die menschliche Bewegung*, 1972.
Jacobs, Dore: *Bewegungsbildung – Menschenbildung*, 1978.
Keleman, Stanley: *Dein Körper formt dein Selbst*, 1980.
Knebel, Karl-Peter: *Funktionsgymnastik*, 1985.
Laban, Rudolf von: *Kunst der Bewegung*, 1950.
Lieto, Toni: »Mensch Neustädter«, in: *Kicker Sportmagazin* 64, 2015, S. 12-13.
Lowen, Alexander: *Der Verrat am Körper und wie er wieder gutzumachen ist*, 1988.
Marees, Horst de; Mester, Joachim: *Sportphysiologie*, 1981.
Martin, Dietrich; Carl, Klaus; Lehnertz, Klaus: *Handbuch Trainingslehre*, 1991.
Orr, Leonard; Halbig, Konrad: *Rebirthing. Die Kunst des Atmens*, 1996.
Pezenburg, Michael: »Terlusollogie – Naturgesetz oder Humbug?«, in: *Vox Humana*, 3, 2011, S.50-55.
Schaarschuch, Alice: *Der atmende Mensch, Lösungstherapie und Atemtherapie in Ruhe und Bewegung*, 1964.
Schnabel, Günter; Harre, Hans-Dietrich; Krug, Jürgen: *Trainingslehre – Trainingswissenschaft, Leistung-Training-Wettkampf*, 2009.
Svatmarama, Swami: *Hatha-Yoga Pradipika, Die Leuchte des Yoga*, 2004.
Unbekannter Autor: *Atmung*, online unter: www.passail.eu/krankenpflege/atmung.htm
Unbekannter Autor: »Bauchatmung«, in: *Lexikon, Datenbank des Wissens*, online unter: http://lexikon.ihdsl.de/2015/06/19/bauchatmung-wikipedia
Unbekannter Autor: »Atmung«, in: *Lexikon, Spektrum des Wissens*, online unter: www.spektrum.de/lexikon/biologie/atmung/5850
Unbekannter Autor: *Physiologie der Atmung*, online unter: https://mein.sanofi.de/Themen/Mensch-und-Gesundheit/Atem/Physiogie-der-Atmung
Winkler, Eugen: *Die Atmung*, online unter: www.wasseradern-erdstrahlung.de/Uberlegungen/3011-Atmung.pdf

Anthropologie, Biologie, Physik

Allman, William F.: *Mammutjäger in der Metro*, 1996.

Ball, Philip: *H2O: A Biography of Water*, 2000.

Bauer, Joachim: *Warum ich fühle was du fühlst – Intuitive Kommunikation und das Geheimnis der Spiegelneurone*, Hamburg 2005.

Bernstein, Peter: *Skizze der menschlichen Entwicklung: Embryologie, Phylologie, Molekularbiologie*, 2. Auflage, 2003.

Blum, Martin; Fischer, Anja: »Die Links-Rechts-Assymetrie der Wirbeltiere«, in: *BIOspektrum*, 4, 2003, S.356-359.

Bojowald, Martin: *Zurück vor den Urknall. Die ganze Geschichte des Universums*, 2009.

Bommers-Ebert, Ulrike: *Anatomie 1, Embryologie*, 2007.

Clarke, Paul (u.a.): »Asymmetric organocatalytic formation of protected and unprotected under potentially prebiotic conditions«, in: *Organic & Biomolecular Chemistry*, Nr. 8, 2012, S.1565-1570.

Springer, Sally; Deutsch, Georg: *Linkes Gehirn, rechtes Gehirn*, 4. Auflage, 1998.

Deiss, Bruno: *Erdabbremsung und »Mondflucht«*, online unter: www.planetenkunde.de/p012/p01206/p0120602001.htm

Dose, Klaus: »Präbiotische Evolution und der Ursprung des Lebens«, in: *Chemie Unserer Zeit*, 21, 1987, S.177-185.

Duve, Christian de: *Ursprung des Lebens. Präbiotische Evolution und die Entstehung der Zelle*, 1994.

Emoto, Masaru: *Die Botschaft des Wassers,* 1999.

Frisch, Karl von: *Du und das Leben, Einführung in die moderne Biologie*, 20. Auflage, 1988.

Gebser, Jean: *Abendländische Wandlung, Abriss der Ergebnisse moderner Forschung in Physik, Biologie und Psychologie, ihre Bedeutung für Gegenwart und Zukunft*, 1956.

Grammer, Karl: *Biologische Grundlagen des Sozialverhaltens, Dimensionen der modernen Biologie*, 1988.

Grupe; Christiansen; Schröder; Wittwer-Backofen: *Anthropologie, Ein einführendes Lehrbuch*, 2005.

Grolle, Johann: »Unser Universum, ein Sandkorn am Strand«, in: *Spiegel Online Wissenschaft*, online unter: www.spiegel.de/wissenschaft/mensch/kosmologie-und-universum-die-parallelwelten-von-max-tegmark-a-964609.html

Haeckel, Ernst: *Generelle Morphologie, I: Allgemeine Anatomie der Organismen, II: Allgemeine Entwicklungsgeschichte der Organismen*, 1866.

Haubrich, Richard (Hg.): *Klinische Röntgendiagnostik Innerer Krankheiten: I Thorax*, 2013.

Hendel, Barbara; Ferreira, Peter: *Wasser und Salz, Urquell des Lebens*, 2002.

Hüther, Gerald: *Biologie der Angst. Wie aus Stress Gefühle werden*, 1997.

Hürter, Tobias; Rauner, Max: »Paralleluniversen: Man lebt nur x-mal«, in: *Spektrum der Wissenschaften,* 09, 2008.

Kepler, Johannes: *Weltharmonik,* Unveränderter Nachdruck der Ausgabe von 1939 (Hrsg.: Max Casper), 7. Auflage, 2006 (1618).

König, Karl: *Die ersten drei Jahre des Kindes*, Stuttgart 1957.

Kramer, Katharina: »Warum viele an rechts und links scheitern«, in: *Bild der Wissenschaft*, 2010, online unter: www.wissenschaft.de/archiv/-/journal_content/56/12054/1566887/warum-viele-an-rechts-und-links-scheitern/

Kramer, Martin: *Kompendium der Allgemeinen Veterinärchirurgie*, 2004.

Kretschmer, Ernst: *Körperbau und Charakter, Untersuchungen zum Konstitutionsproblem und zur Lehre von den Temperamenten*, 1921.

Lehners, Jean-Luc: »Inflation und Zyklen im Multiversum«, in: *Forschungsbericht 2012 – Max-Planck-Institut für Gravitationsphysik*, Jahrbuch 2011/2012.

Levinson, Stephen: *Space in language and cognition, Explorations in cognitive diversity*, 2003.

Lewontin, Richard: *The Genetic Basis of Evolutionary Change*, 1974.

Lorenz, Konrad: *Über tierisches und menschliches Verhalten, Aus dem Werdegang der Verhaltenslehre, Gesammelte Abhandlungen aus den Jahren 1931-1963*, 1965.

Lorenz, Konrad: *Die Rückseite des Spiegels, Versuch einer Naturgeschichte des menschlichen Erkennens*, 1973.

Mayr, Ernst: *Die Entwicklung der biologischen Gedankenwelt*, 1982.

McClellan, Stephanie; Hamilton, Beth: *Frauen unter Strom: Termindruck – Mehrfachbelastung – Perfektionismus – So besiegen Sie den Stress!*, 2010.

Mehrabian, Albert: *Silent Messages. Implicit Communication of Emotions and Attitudes*, 1971.

Morris, Desmond: *Der nackte Affe*, 26. Auflage, 1995.

Selye, Hans: *Stress – Stress beherrscht unser Leben*, 1957.

Shubin, Neil: *Das Universum in Dir – Eine etwas andere Naturgeschichte*, 2014.

Spork, Peter: *Das Uhrwerk der Natur*, 2004.

Steinhardt, Paul; Turok, Neil: »Cosmic evolution in a cyclic universe«, in: *Physical Review* D 65, 2002.

Sternberg, Amiel: »Hot gas around the Galaxy«, in: *Nature* 421, 708, 2003.

Tegmark, Max: *Our Mathematical Universe. My Quest for the Ultimate Nature of Reality*, 2014.

Tegmark, Max: »Paralleluniversen«, in: *Spektrum der Wissenschaft*, Nr. 8, 2003, S. 34 ff.

Tomatis, Alfred: *Der Klang des Lebens*, 1998.
Unbekannter Autor: *Leben aus dem All: Chemiker simulieren Siegeszug linksdrehender Moleküle*, online unter: www.spiegel.de/wissenschaft/mensch/0,1518,545766,00.html
Unbekannter Autor: *Starke Wechselwirkung*, online unter: https://de.wikipedia.org/wiki/Starke_Wechselwirkung
Unbekannter Autor: *Was ist die starke Wechselwirkung?*, online unter: www.physik.uzh.ch/lectures/MC2008/cd/exercises/bonn1/de/ww_stark.htm
Vester, Frederic: *Phänomen Stress – Wo liegt sein Ursprung, warum ist er lebenswichtig, wodurch ist er entartet?*, 1976.
Vilenin, Alex: *Kosmische Doppelgänger: Wie es zum Urknall kam – Wie unzählige Universen entstehen*, 2007.
Wuketits, Franz M.: *Die Entdeckung des Verhaltens, Eine Geschichte der Verhaltensforschung*, 1995.
Zhou, Wen; Jiang, Yi; Chen, Denise: »Olfaction Modulates Visual Perception in Binocular Rivalry«, in: *Current Biology*, 20, 2010, S.1356-1358.

Geschichte, Psychologie, Esoterik

Addey, John M.: *Harmonics in astrology, an introductory text-book to the new understanding of an old science*, 1976.
Aveni, Anthony: *Rhythmen des Lebens, eine Kulturgeschichte der Zeit*, 1991.
Brunner, Bernd: *Mond – Die Geschichte einer Faszination*, 2011.
Classen, Norbert: »Ur-Religion oder Ur-Kult? Spuren des Schamanismus in der jüngeren Altsteinzeit«, in: *News Age*, 6, 2015, S.50-53.
Derendinger, Erika: *Die Beziehung des Menschen zum Übernatürlichen in bernischen Kalendern des 16. bis 20. Jahrhunderts*, 1985.
Eckart, Wolfgang Uwe; Jütte, Robert: *Medizingeschichte, Eine Einführung*, 2007.
Eliade, Mircea: *Yoga: Unsterblichkeit und Freiheit*, 1977.
Eliade, Mircea; Couliano, Ioan: *Handbuch der Religionen*, 1991.
Endres, Klaus-Peter; Schad, Wolfgang: *Biologie des Mondes, Mondperiodik und Lebensrhythmen*, 1997.
Grof, Stanislav: *Auf der Schwelle zum Leben, Die Geburt: Tor zur Transpersonalität und Spiritualität*, 1989.
Groschwitz, Helmut: *Mondzeiten, Zur Genese und Praxis moderner Mondkalender*, 2008.
Hageneder, Fred: *Der Geist der Bäume, Eine ganzheitliche Sicht ihres unerkannten Wesens*, 5. Auflage, 2014.
Haitzinger, Nicole: *Vergessene Traktate – Archive der Erinnerung: Zu Wirkungskonzepten im Tanz von der Renaissance bis zum Ende des 18. Jhs.*, 2009.

Hamel, Jürgen: *Geschichte der Astronomie, von den Anfängen bis zur Gegenwart*, 1998.

Hesse, Hermann: *Narziss und Goldmund*, 1930.

Hübner, Wolfgang: *Die Begriffe »Astrologie« und »Astronomie« in der Antike, Wortgeschichte und Wissenschaftssystematik, mit einer Hypothese zum Terminus »Quadrivium«*, in: Abhandlungen der Geistes- und Sozialwissenschaftlichen Klasse, 1990.

Jonas, E.: *Einblicke in die Kosmobiologie, natürliche Geburtenregelung*, 2. Aufl., 1982.

Jung, C.G.: *Typologie*, 1921.

Jung, C.G.: *Die Archetypen und das kollektive Unbewusste*, 1934.

Jung, C.G.: *Die Dynamik des Unbewußten*, 2. Auflage, 1976.

Jung, C.G.: *Grundwerk, Band 9, Mensch und Kultur*, 1985.

Kassner, Ilse; Lorenz, Susanne: *Trauer muss Aspasia tragen, die Geschichte der Vertreibung der Frau aus der Wissenschaft*, 1977.

Kepler, Johannes: *Tertius interveniens: Warnung an die Gegner der Astrologie*, 1971 (1610).

Koestler, Arthur: *Die Nachtwandler, das Bild des Universums im Wandel der Zeit*, 1959.

Lacey, Louise: *Lunaception – A Feminine Odyssey into Fertility and Contraception*, 1975.

Lorber, Jakob: *Naturgeheimnisse*, 1968.

Oppenheimer, Wolfgang: *Die Macht der Sterne, Astrologie und Geschichte*, 1994.

Patanjali: *Das Yogasutra: Von der Erkenntnis zur Befreiung*, übersetzt und herausgegeben von R. Sriram, 2009.

Paungger, J.; Poppe, T.: *Alles erlaubt!, Zum richtigen Zeitpunkt*, 1998.

Rüpke, Jörg: *Zeit und Fest, eine Kulturgeschichte des Kalenders*, 2006.

Stuckrad, Kocku von: *Geschichte der Astrologie, Von den Anfängen bis zur Gegenwart*, 2007.

Inspiration

Herzlichen Dank an die drei Sonnen, ohne die dieses Buch nicht fertig gestellt worden wäre:

Anni, Dam und Mize

Über den Autor

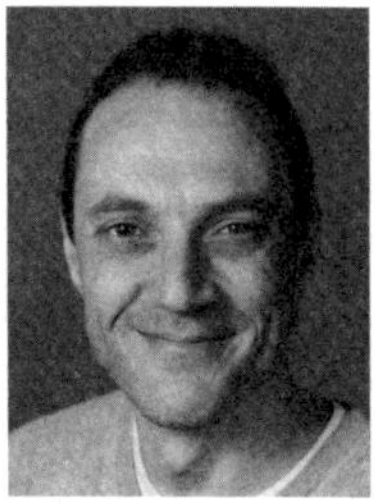

Marco Gerhards ist staatlich anerkannter Sport- und Gymnastiklehrer mit zahlreichen Zusatzausbildungen – u. a. in Feldenkrais, Massage und Tanzpädagogik – und hat ein abgeschlossenes Magisterstudium in biologischer Anthropologie, neuerer Geschichte und Medizingeschichte. Er arbeitet als Dozent in der Aus- und Fortbildung in den Bereichen Bewegungstherapie und -pädagogik, als Übungsleiter für Rückengesundheit, Yoga und Qi Gong sowie als selbständiger Körpertherapeut. Er lebt und arbeitet im Freiburger Raum.

Sie erreichen den Autor unter mond@atemformen.de und im Internet auf www.atemformen.de und www.koerperseminare.de

Bildnachweis

Abb. 1, 3–6, 10, 13, 15–19, 22, 23, 26: Dragon Design (5: nach Hagena, *Terlusollogie*, 6: nach www.ergo-online.de, 17, 19a, 19b: nach Bernstein, *Skizze der menschlichen Entwicklung*, 18: nach Blum, Fischer, *Die Links-Rechts-Assymetrie der Wirbeltiere*). 2, 7, 8: aus Matthias Groppe, *Yoga und Atemtypen*, mit freundlicher Genehmigung des Verlages Aurum, J.Kamphausen Mediengruppe. 9: aus Martin Tiefenthaler, *Sonne, Mond und Stimme*, mit freundlicher Genehmigung des Verlages Aurum, J.Kamphausen Mediengruppe. 11, 25: gemeinfrei; WikiMedia Commons.12: Marco Gerhards. 20: Karl Mayer. 21: blueringmedia/ iStock.com. 24: Robert Kneschke (oben), Asier Romero, beide shutterstock.com.

Sie finden unsere Bücher in Ihrer Buchhandlung oder im Internet unter www.neue-erde.de

Im deutschen Buchhandel gibt es mancherorts Lieferschwierigkeiten bei den Büchern von NEUE ERDE. Dann wird Ihnen gesagt, dieses oder jenes Buch sei vergriffen. Oft ist das gar nicht der Fall, sondern in der Buchhandlung wird nur im Katalog des Großhändlers nachgeschaut. Der führt aber allenfalls 50% aller lieferbaren Bücher.

Deshalb: Lassen Sie immer im VLB (Verzeichnis lieferbarer Bücher) nachsehen, im Internet unter **www.buchhandel.de**

Alle lieferbaren Titel des Verlags sind für den Buchhandel verfügbar.

Bitte fordern Sie unser Gesamtverzeichnis an unter

NEUE ERDE GmbH
Cecilienstr. 29 · 66111 Saarbrücken
Fax: 0681 390 41 02 · info@neue-erde.de
www.neue-erde.de

NEUE ERDE